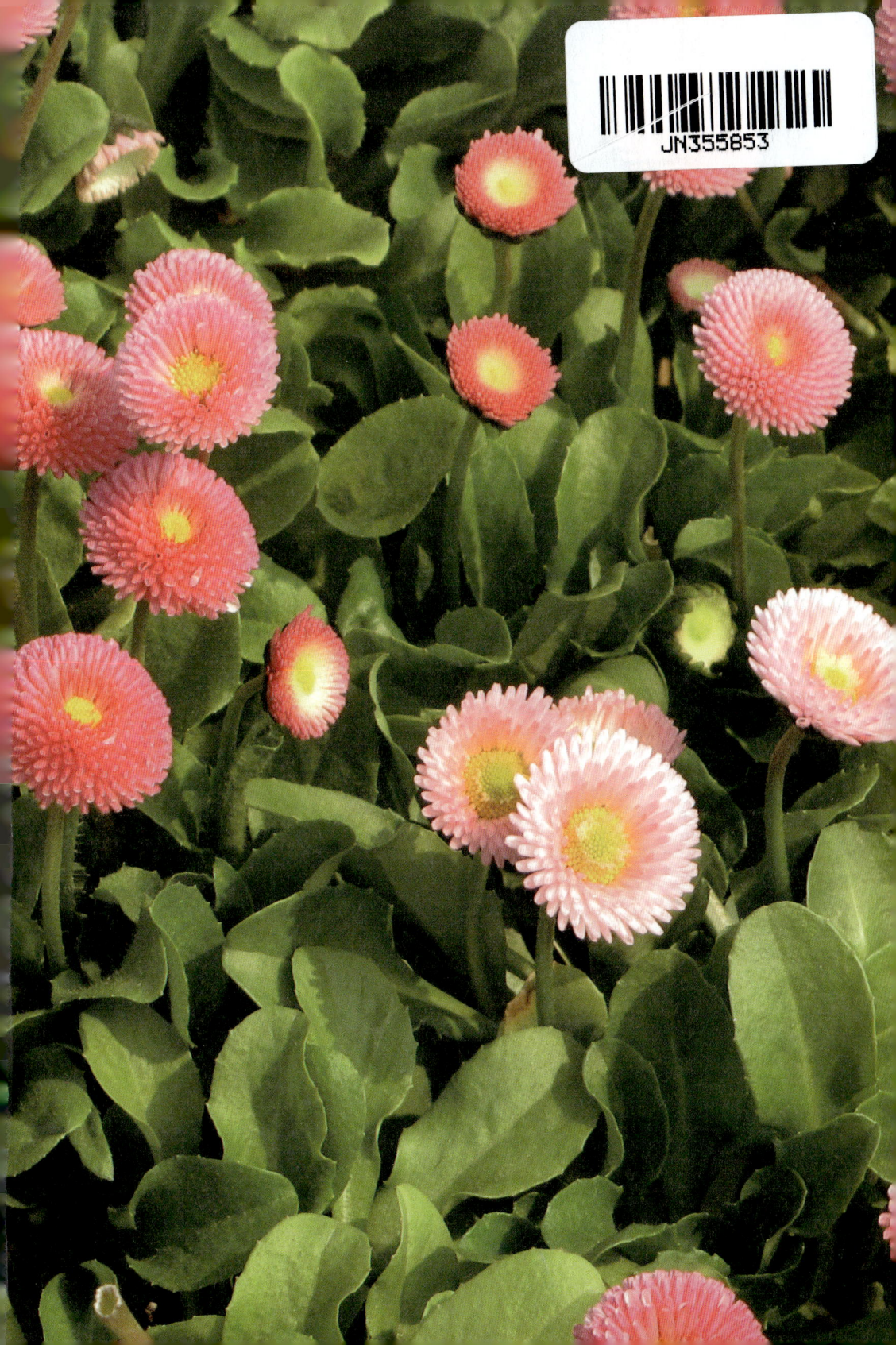

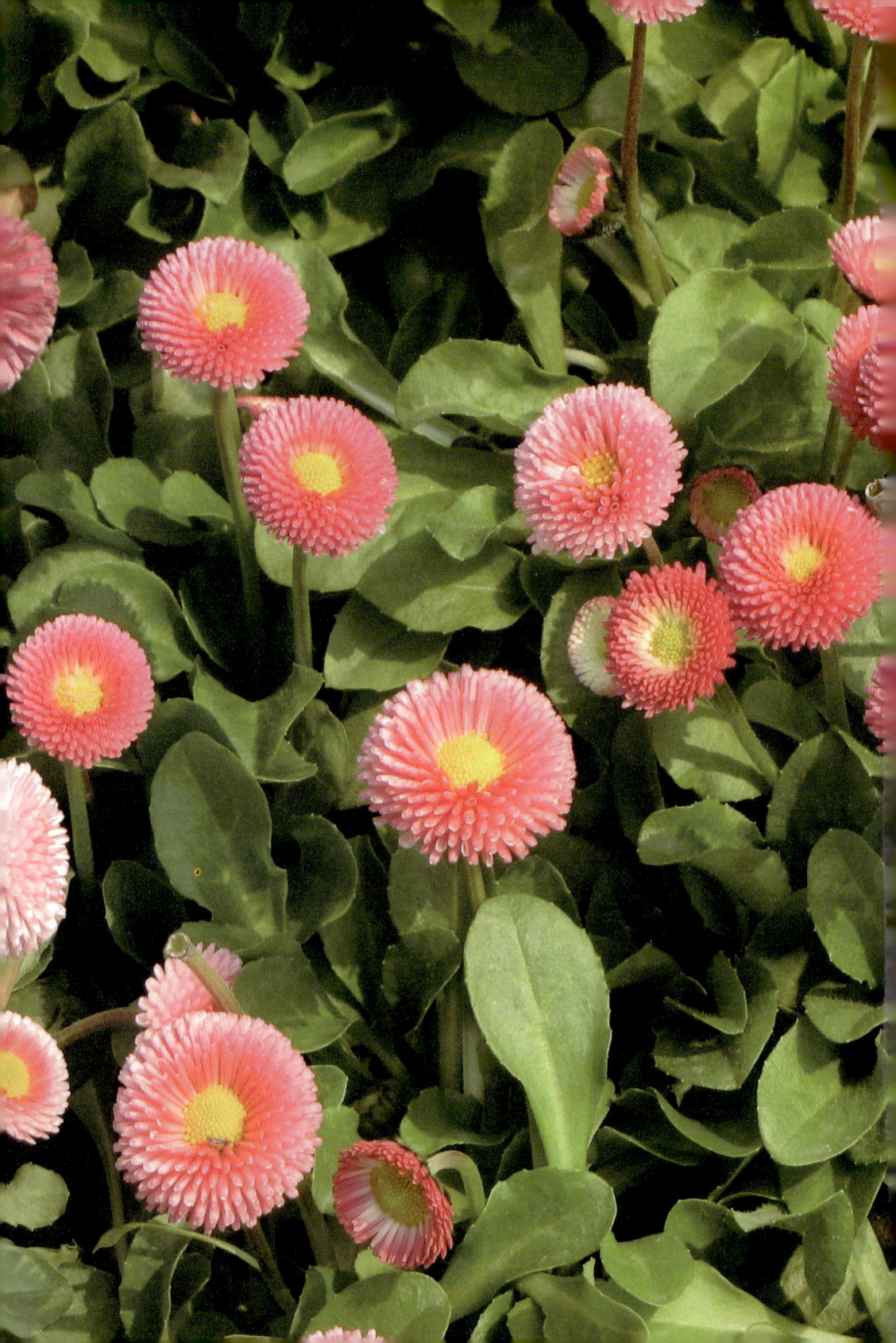

노화예방과 다이어트를 위한 허브티
365일 꽃차·잎차·과일차 만들기

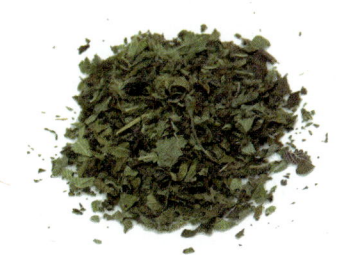

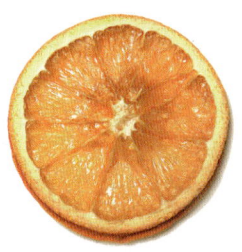

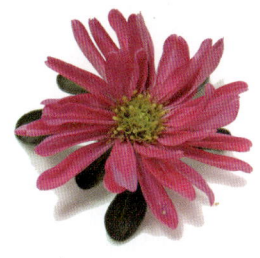

노화예방과 다이어트를 위한 허브티
365일 꽃차·잎차·과일차 만들기

지은이 | 남설악자연연구회
펴낸곳 | 지식서관
펴낸이 | 이홍식
디자인 | 지식서관 편집부
등록번호 | 1990. 11. 21 제96호
주소 | 경기도 고양시 덕양구 고양동 31-38
전화 | 031)969-9311(대)
팩스 | 031)969-9313

초판 1쇄 발행일 | 2022년 3월 10일

■ 이 책은 작가 및 출판사의 허락없이 무단으로 복제, 복사, 인용하는 것은 법으로 금지되어 있습니다.

■ 본문의 일부 글꼴은 나눔글꼴, 구글글꼴, 경기도체, 제주한라산체, 함초롬체를 사용했으며 글꼴저작권은 각 사와 각 자치단체에 있습니다.

머리말

　　날로 건강에 대한 관심이 많아지면서 예전에는 부유층이나 여유 있는 사람들의 전유물이었던 꽃차나 잎차, 과일차를 직접 만드는 사람들이 늘어나고 있다.

　　이런 DIY 차의 장점은 합성 감미료나 보존료 같은 방부제를 사용하지 않는 점에 있는데, 제철마다 재료를 찾아다니고 선별하는 동시에 채집하고 그것으로 차를 만드는 과정 또한 자연생활의 연장선이므로 건강은 물론 재미 또한 만만치 않다.

　　과연 꽃차를 만들려면 어떤 꽃이 필요하고 어떤 과정이 필요할까? 잎차는 또 어떤 방법으로, 과일차는 어떤 과일로 만드는 것일까? 그 과정을 초보자들도 알기 쉽게 정리한 책이 본서의 목적이다.

　　자가 차의 즐거움은 무엇보다 재료 번성부터 만드는 과정, 그리고 본인이 즐기는 것까지 즐거운 일이 연속된다는 점에 있다. 부디 꽃차와 과일차, 그리고 잎차로 즐거운 생활 되시길 기원드린다.

2022. 01. 05 남설악자연연구회

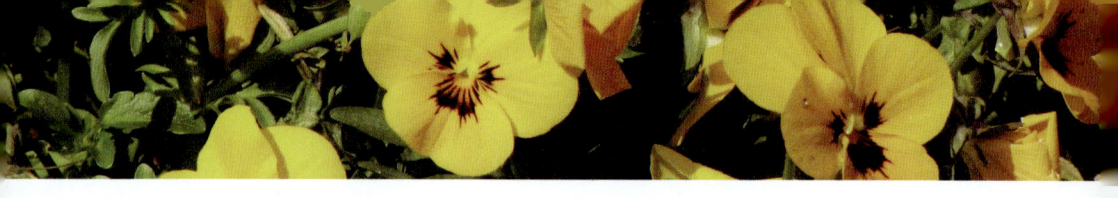

Part 1 꽃차·잎차·과일차 시작하기

초보자도 누구나 만들 수 있는
　꽃차 잎차 과일(열매)차　　　　　　　　　　　　　14

꽃차 이해하기
　꽃차란 무엇일까?　　　　　　　　　　　　　　16
　꽃차의 장점　　　　　　　　　　　　　　　　　18
　잎차와 허브티는 무엇일까?　　　　　　　　　　19

잎의 가공 방법에 따른 종류
　가공(발효) 단계에 따라 달라지는 찻잎　　　　　20

제철 과일을 오랫 동안 분말차로 먹기
　과일차란 무엇일까?　　　　　　　　　　　　　22

꽃차·잎차·과일차 만들기
　건조 방법의 선택　　　　　　　　　　　　　　25

꽃차·잎차·과일차 만들기
　식품건조기와 온도의 선택　　　　　　　　　　26

건조 시간의 선택
　얼마만큼 건조시켜야 할까?　　　　　　　　　　27

어떻게 보관해야 할까?
　꽃차·잎차·과일차의 관리 방법　　　　　　　　28
　저장 용기의 선택　　　　　　　　　　　　　　29

꽃차·잎차·과일차
　DIY 침출차의 보존 방법　　　　　　　　　　　30

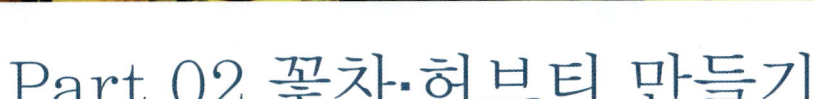

Part 02 꽃차·허브티 만들기

고혈압, 당뇨에 좋은 꽃차
　히비스커스 허브티(로젤 꽃차)　　　　　　　　34

관절염, 갱년기 증상을 위한
　달맞이꽃 꽃차　　　　　　　　　　　　　　37

서양 국화차의 왕
　캐모마일 허브티　　　　　　　　　　　　　40

동양 국화차의 왕
　국화차(감국차)　　　　　　　　　　　　　　43

혈액순환, 어혈에 좋은
　홍화(잇꽃) 꽃차　　　　　　　　　　　　　46

식용작물이었던 화초
　달리아 꽃차　　　　　　　　　　　　　　　49

북미 인디언의 민간 약초
　루드베키아(원추천인국) 꽃차　　　　　　　52

간에 좋은 꽃차
　과꽃차(과꽃 꽃차)　　　　　　　　　　　　55

타박상, 현기증에 좋은
　데이지 꽃차　　　　　　　　　　　　　　　58

요로결석의 효능이 있는
　해바라기차(해바라기 꽃차)　　　　　　　　61

인후통에 좋은 꽃차
　차이브 허브티(양파, 부추, 대파꽃차)　　　64

꽃차 잎차 과일차 시작하기　5

우울증, 정서안정을 위한
　라벤더 허브티(꽃차, 잎차)　　　　　　　　　67

깨꽃도 먹어 볼까?
　사루비아 꽃차　　　　　　　　　　　　　　70

사랑의 묘약
　팬지 꽃차　　　　　　　　　　　　　　　　73

시력에 도움이 되는
　갓 꽃차와 유채 꽃차　　　　　　　　　　　76

해열, 해독의 효능이 있는
　지칭개 꽃차　　　　　　　　　　　　　　　79

의외로 순하고 참 괜찮은 꽃차
　조뱅이 꽃차　　　　　　　　　　　　　　　82

지혈과 종기에 좋은
　엉겅퀴 꽃차　　　　　　　　　　　　　　　85

호흡기 질환에 효능이 있는
　벌개미취 꽃차　　　　　　　　　　　　　　88

간에 좋은
　씀바귀 꽃차　　　　　　　　　　　　　　　91

관절염에 좋은 차
　갈퀴나물 꽃차　　　　　　　　　　　　　　95

구수하고 참 맛있는 차
　맥문동 꽃차　　　　　　　　　　　　　　　98

기와 사지를 원활히 하는
　전호 꽃차　　　　　　　　　　　　　　　　101

뇌건강에 좋은 차
    당개지치 꽃차   **104**

하고초로 유명한
    꿀풀(하고초) 꽃차   **107**

진통, 해열에 약용하는
    벌깨덩굴 꽃차   **110**

구취와 가슴이 답답할 때는
    배초향(방아잎나물) 꽃차   **113**

진한 귤향기가 나는
    백선차(백선 꽃차)   **116**

기를 보하고 조루증에 좋은
    양지꽃 꽃차   **119**

혈액순환에 좋은
    뱀무 꽃차(큰뱀무 꽃차)   **122**

각종 항염에 좋은
    제비꽃 꽃차   **125**

제비꽃과 다른 팬지꽃을 닮은 맛
    노랑제비꽃 꽃차   **128**

생리불순에 좋은
    물레나물 꽃차   **131**

알코올독, 자양강장에 좋은
    원추리 꽃차   **134**

북미인디언들이 루머티즘 약으로 사용한
    꽃잔디(지면패랭이) 꽃차   **137**

노화예방, 정서안정에 좋은
　장미 꽃차　　　　　　　　　　　　　　　140

기를 뚫어주고 풀어주는
　해당화 꽃차　　　　　　　　　　　　　143

해독에 좋은 꽃차
　장딸기/멍덕딸기/산딸기 꽃차　　　　　146

알레르기성 비염에 좋은 차
　목련차(목련 꽃차)　　　　　　　　　　151

목련과 가까운 동생
　함박꽃나무 꽃차　　　　　　　　　　　154

강장의 효능이 있는
　고광나무 꽃차　　　　　　　　　　　　157

노화 예방에 좋은
　블루베리 꽃차　　　　　　　　　　　　160

지혈의 효능이 있는
　아까시 꽃차(아카시아나무 꽃차)　　　163

해독의 효능이 있는
　무궁화 꽃차　　　　　　　　　　　　　166

전립선 질환에 효능이 있는
　보리수나무/뜰보리수나무 꽃차　　　　169

도토리가 열리는 나무
　떡갈나무/상수리나무 꽃차　　　　　　172

눈이 아프거나 간염에 좋은 차
　모감주나무 꽃차　　　　　　　　　　　175

Part 3 잎차·뿌리차 만들기

레몬맛 침출차
　레몬그라스 허브티　　　　　　　　　　　180

허브티로 마시는 서양 당귀잎
　셀러리 허브티　　　　　　　　　　　　　183

소염의 효능이 있는
　오레가노차(잎차, 꽃차)　　　　　　　　　186

성인병 예방에 좋은
　딜차 (딜잎차)　　　　　　　　　　　　　189

근육통, 신경통에 좋은
　페퍼민트차　　　　　　　　　　　　　　　192

참 맛있는 박하 허브차
　레몬밤　　　　　　　　　　　　　　　　　195

시력 개선에 좋은
　이태리파슬리　　　　　　　　　　　　　　198

우울증에 좋은
　바질(잎차, 꽃차)　　　　　　　　　　　　201

구토, 해수에 좋은
　감나무 잎차　　　　　　　　　　　　　　204

기침, 소화에 좋은
　열무 잎차　　　　　　　　　　　　　　　209

기침, 산후어혈에 좋은
　파 뿌리차　　　　　　　　　　　　　　　212

꽃차 잎차 과일차 시작하기　9

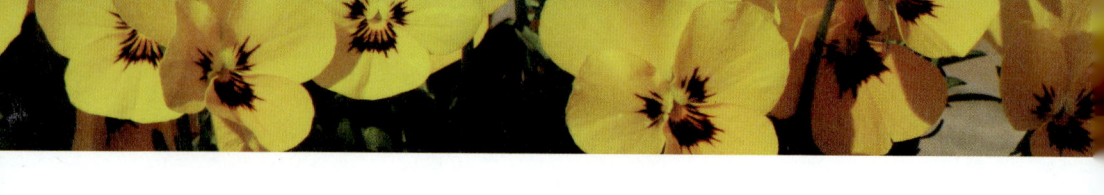

노화예방, 혈액순환에 좋은
　양파차　　　　　　　　　　　　　　　　　　215

Part 4 과일차·분말차 만들기

고지혈증에 좋은
　진피차(귤 껍질차)　　　　　　　　　　　　220

노화예방에 좋은
　귤차와 오렌지차　　　　　　　　　　　　　223

해독에 좋은
　레몬차(레몬 과일차)　　　　　　　　　　　225

피부미용에 좋은
　라임차(라임 과일차)　　　　　　　　　　　228

카리브해가 만든 맛있는 과일차
　자몽차(자몽 과일차)　　　　　　　　　　　231

몸이 쑤시고 아플 때는
　모과차(모과 건차)　　　　　　　　　　　　234

몸을 보신하는 차
　산딸기, 복분자 열매차　　　　　　　　　　237

노화예방, 혈액순환에 좋은
　사과차(사과 건과일차)　　　　　　　　　　240

당뇨에 좋은
　자두차 (자두 열매차)　　　　　　　　　　　243

고혈압 예방에 좋은
　살구차(살구 열매차)　　　　　　　　　　　246

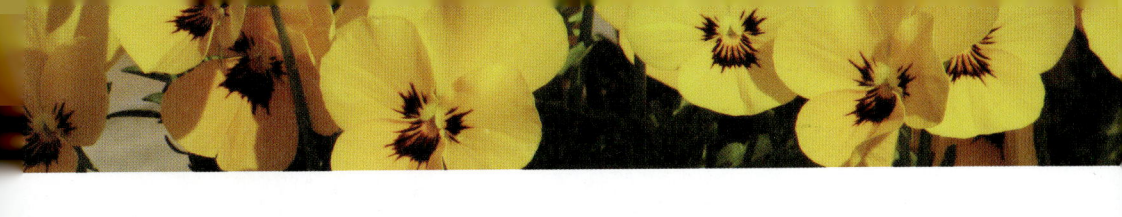

식욕부진에 좋은 청량음료
　매실차(건매실차)　　　　　　　　　　**249**

통조림으로 만드는 건과일차
　황도차(통조림 복숭아차)　　　　　　**252**

숙취와 중이염에 좋은
　석류차(석류 건과일차)　　　　　　　**255**

천연 이뇨제인
　수박차　　　　　　　　　　　　　　**258**

허약체질에 좋은
　포도차　　　　　　　　　　　　　　**261**

구수한 감맛 과일차
　감차　　　　　　　　　　　　　　　**264**

과일로도 먹고 차로도 먹는
　블루베리차　　　　　　　　　　　　**266**

과일의 왕
　파파야차　　　　　　　　　　　　　**268**

혈액순환에 좋은
　파인애플차　　　　　　　　　　　　**271**

노화예방에 좋은
　체리차　　　　　　　　　　　　　　**274**

노화예방, 강장에 좋은
　애플망고차　　　　　　　　　　　　**277**

당뇨, 혈액순환에 좋은
　여주차　　　　　　　　　　　　　　**280**

찾아보기　　　　　　　　　　　　　**284**

Part 1
꽃차·잎차·과일차 시작하기

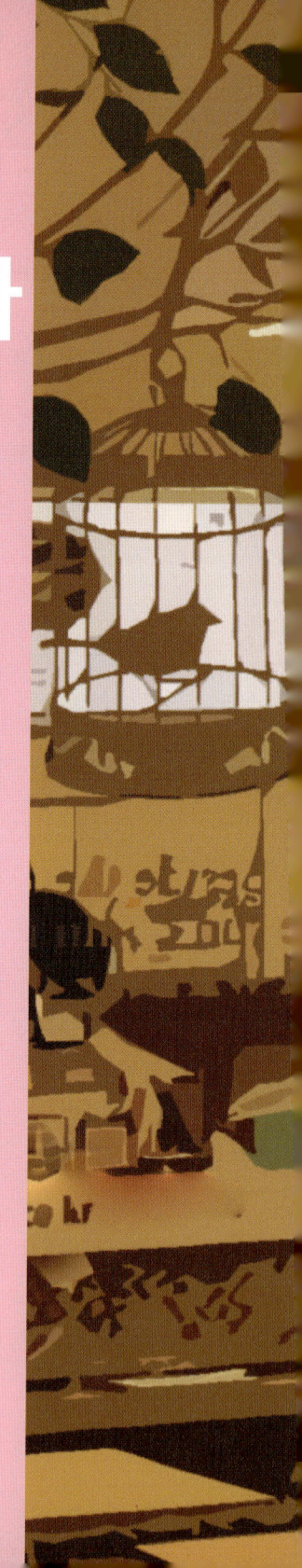

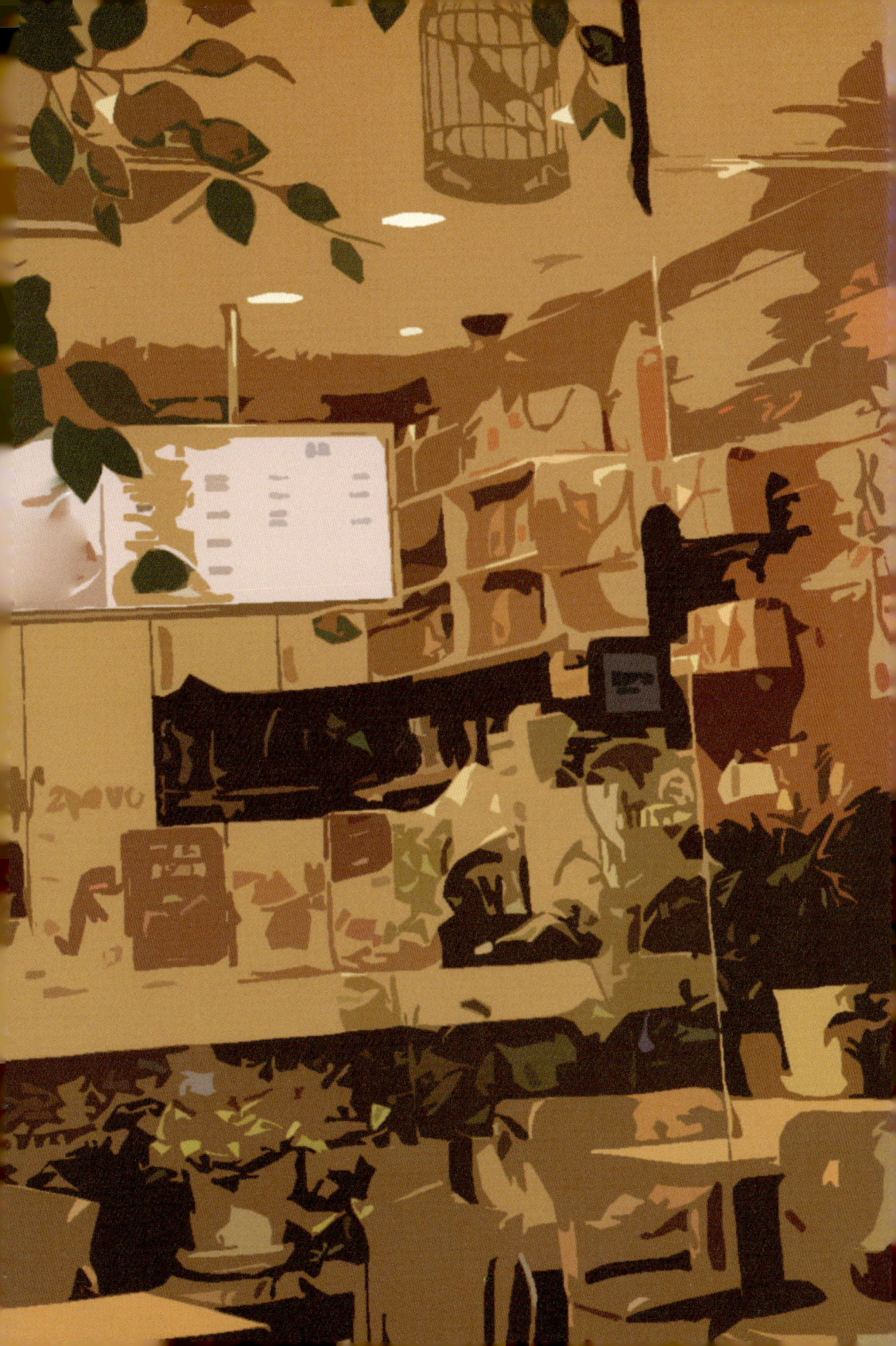

초보자도 누구나 만들 수 있는
꽃차·잎차·과일(열매)차

　꽃차·잎차·과일차는 재료를 건조시킨 후 뜨거운 물에 우려내는 침출 차 종류이다. 침출 차는 물에 침출시켜 우려내는 차를 말하므로 청으로 만든 차와는 많이 다르다.
　청으로 만든 차의 대표격인 모과차는 설탕이나 꿀로 재운 모과청을 뜨거운 물로 우려마시는 차이다. 꽃차도 개나리 꽃처럼 쓴 꽃은 설탕이나 꿀에 재워서 꽃차로 마실 수 있지만 이는 엄연하게 차가 아니라 청이다.
　전통적인 꽃차는 제조 과정에서 설탕을 가미하지 않고 건조시킨 꽃을 그대로 차로 우려마시는 침출 차이다. 꽃차는 꽃을 건조하는 행위만으로도 만들수 있기 때문에 무설탕, 무색소, 무방부제이다. 자연의 숨결을 오롯이 즐기는 차가 있다면 그건 아마도 꽃차일 것이다.

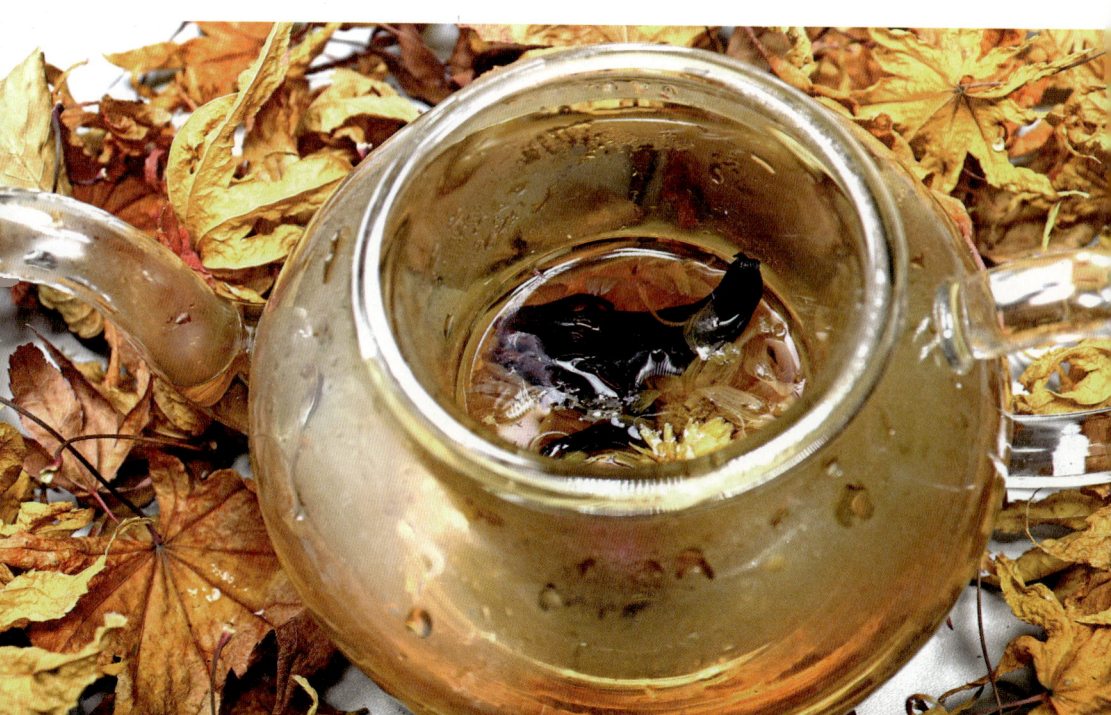

꽃차

꽃잎만 사용하는 차, 꽃받침을 포함한 꽃의 전체를 사용하는 차, 개화 전의 꽃봉오리를 사용하는 차가 있다.

꽃차는 대부분 무설탕 침출 차이지만 맛이 부족한 꽃은 녹차나 허브티와 섞은 혼합차 형태로 소비할 수 있다.

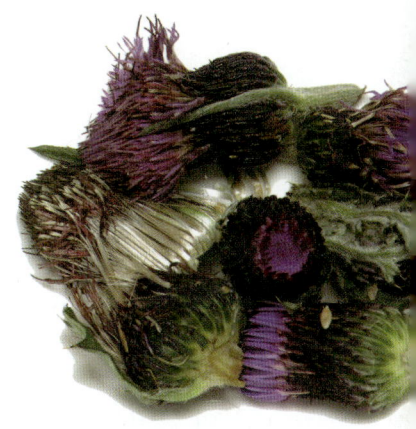

잎차

말린 나뭇잎, 야생화잎, 허브잎을 재료로 사용하는 침출 차를 잎차라고 한다. 대표적인 잎차는 차나무 잎이 재료인 녹차와 페퍼민트 잎이 재료인 페퍼민트차가 있다. 잎차 또한 무설탕 차의 하나로 잎 본연의 맛을 즐기는 차이지만 맛이 부족하면 혼합차로 소비한다.

과일(열매)차

과일차는 생과일차와 건과일차가 있다. 생과일차는 일반적으로 설탕을 가미한 주스 형태로 마시고 건과일차는 말린 과일을 분말로 가공하는 과정을 걸친 후 무설탕으로 즐기는 차이다.

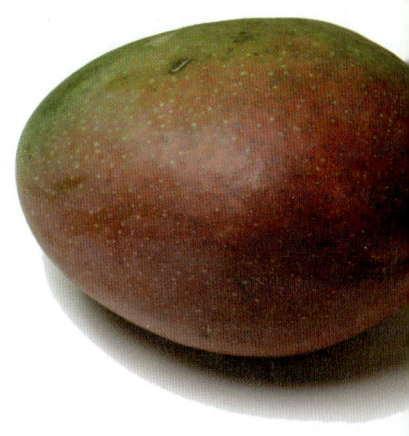

꽃차 이해하기
꽃차란 무엇일까?

　꽃차는 시각, 향기, 미각의 삼박자를 즐기는 침출 차이다. 꽃차는 말린 꽃 고유의 성분을 무설탕으로 즐기는 차이다. 그러나 맛이 부족한 꽃은 녹차나 꿀로 맛을 내고 꽃은 데코레이션으로 사용하기도 한다. 꽃차는 보통 유리 주전자에서 우려낸다. 꽃차를 마시는 사람은 말린 꽃이 뜨거운 물과 만나 유리 안에서 꽃을 피우는 모습을 볼 수 있다.

　사실 꽃차는 진정한 의미로 볼 때 차로 분류할 수 없다. 차는 차나무 잎으로 만든 차를 일컫는 말이기 때문이다. 이 때문에 허브잎으로 만든 차도 허브티라는 이름으로 불린다.

　꽃차에 사용하는 꽃은 두 종류가 있다. 꽃에 향이나 당분이 충분한 꽃이 있는데 이런 꽃들은 다른 첨가물 없이 꽃만으로도 맛있는 차를 만들 수 있다. 다른 하나는 향은 충분하지만 맛이 부족하기 때문에 녹차로 맛을 내고 꽃은 향이나 데코레이션 목적으로 사용하는 꽃들이다.

　장미, 메리골드, 히비스커스, 금잔화의 꽃은 단독으로도 맛을 낼 수 있는 꽃이고, 자스민은 녹차와 혼합해 사용하는 꽃이다.

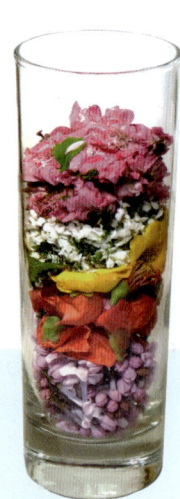
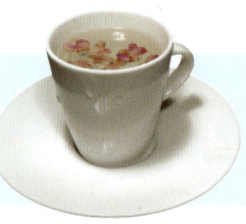
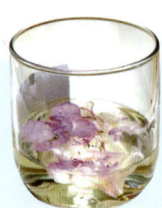

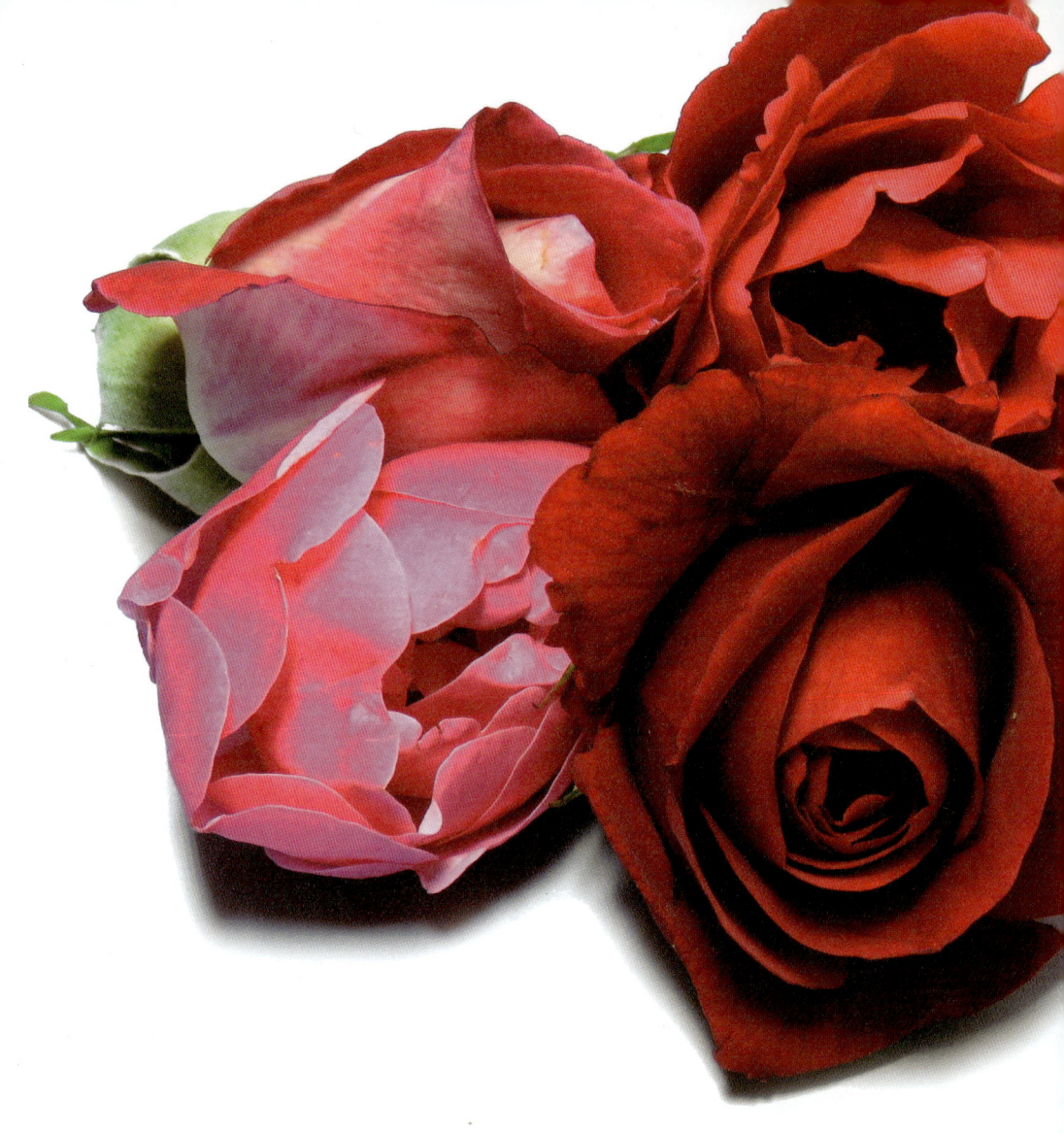

꽃차의 대명사인 장미꽃차는 아직 개화하지 않은 장미의 꽃봉오리로 만든 차이다. 장미는 전통의 꽃차로서 예로부터 인기가 있었다. 장미꽃차 외에 캐모마일, 목련, 복숭아, 라벤더, 백합, 자스민의 꽃은 장미와 마찬가지로 예로 부터 인기가 있었고, 히비스커스 꽃차 등은 근시대에 들어 알려진 꽃차이다.

꽃차의 장점

　꽃차는 꽃이나 꽃잎들을 덖음이나 햇볕, 또는 식품건조기의 저온 모드로 바삭하게 말린 꽃을 단독 또는 찻잎과 함께 우려마시는 차이다. 이때 뜨거운 물에 담근 말린 꽃은 점점 웅장한 본연의 꽃으로 천천히 풀리기 시작하면서 시각적 즐거움을 준다. 꽃이 뜨거운 물을 만나면서 풀릴 때는 원래의 꽃 향기도 뿜어져 나오는데 이것이 후각적 즐거움을 준다. 꽃차의 감각적 즐거움은 정서를 진정시키고 심리적인 면에서 안정감을 준다.

　꽃차는 감각적 즐거움도 있지만 약용적 효능도 있다. 꽃차의 주요 성분은 비타민과 미네랄이 아니라 항산화 성분에 있다. 항산화 성분은 노화를 예방한다. 물론 하나하나의 꽃들은 저마다 건강상 이점이나 고유한 약용 효능이 있다. 예를 들어 독특한 향을 즐기는 목련꽃차는 예로부터 비염 치료제로 사용하였다. 찻잎과 혼합해 우려낸 꽃차는 꽃차의 장점에 녹차의 장점이 합쳐진 차이다. 심장 질환과 당뇨를 예방하고 신진대사를 촉진해 무병장수에 도움을 줄 것이다.

저온 건조 꽃으로 만든 꽃차들

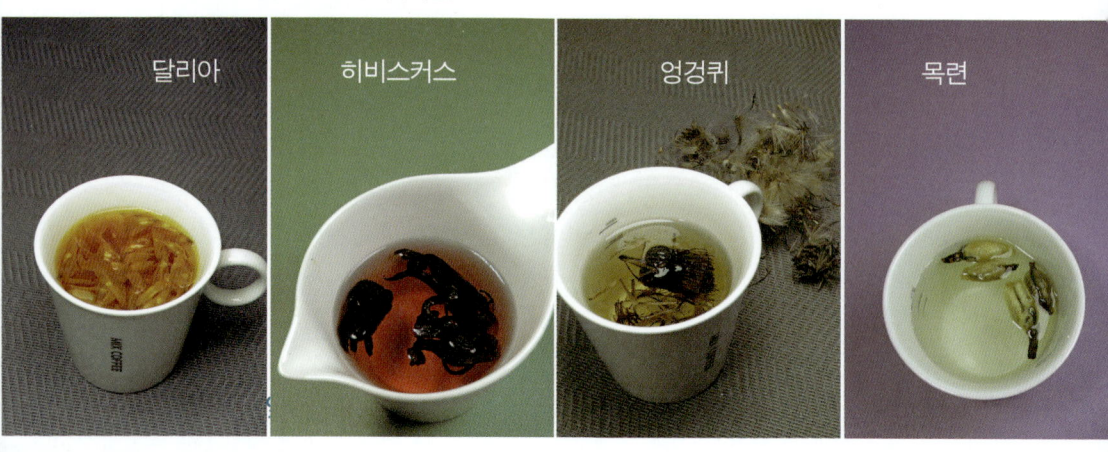

달리아　　히비스커스　　엉겅퀴　　목련

잎차와 허브티는 무엇일까?

　잎차는 찻잎처럼 나뭇잎이나 야생화 잎을 자연 건조시키거나 덖음한 뒤 이를 뜨거운 물에 우린 침출 차이다.
　허브티는 서양의 약초인 허브의 꽃이나 잎으로 만든 차이므로 꽃차도 있고 잎차도 있다. 허브티 역시 꽃이나 잎 단독으로 맛을 내는 차가 있고 맛이 부족해 녹차와 혼합해 우려내는 허브티가 있다.
　캐모마일은 대표적인 허브티이자 꽃으로 만든 꽃차이다. 페퍼민트는 대표적인 허브티이지만 꽃이 아닌 페퍼민트 잎으로 만든 잎차이다. 물론 페퍼민트의 꽃도 꽃차로 우려마실 수 있지만 꽃이 작기 때문에 채집 과정이 어렵고 물에 우리려면 다량의 꽃이 필요하므로 보통은 잎을 우려서 마시게 된다.
　이 책은 꽃차뿐만 아니라 잎차, 허브티, 과일차를 가정에서 DIY로 만드는 방법을 다룰 예정이다.

허브 꽃과 잎으로 만든 허브티들

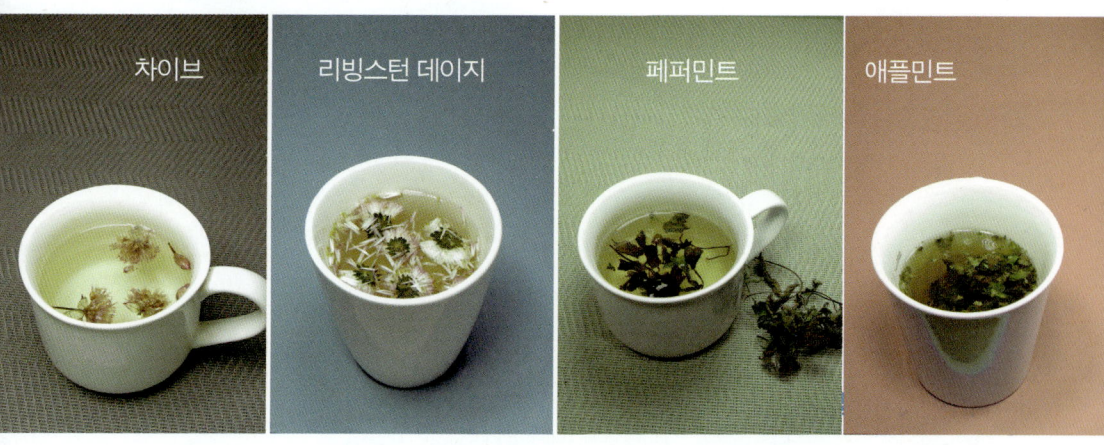

차이브　　리빙스턴 데이지　　페퍼민트　　애플민트

잎의 가공 방법에 따른 종류
가공(발효) 단계에 따라 달라지는 찻잎

녹차와 홍차는 같은 차나무 잎으로 만든 잎차이지만 차나무 산지와 가공 방법인 산화도에 따라 차의 맛과 종류가 달라진다. 가공 방법은 열처리(살청) 법을 사용하는데 솥뚜껑(프라이팬)에 덖거나 증기로 찌는 방법, 햇볕에 말리는 방법 등의 열처리 법이 있다.

찻잎의 산화란 생잎의 효소를 활성시키는 단계를 말하며 발효라고도 말한다. 생잎의 효소가 활성되면 잎은 점점 산화(노화)되어 결국 갈변한 뒤 단풍잎처럼 노화되면서 죽은 잎으로 산화한다. 이때의 산화도는 가공을 어떻게 하느냐에 따라 달라지고 그에 의해 같은 찻잎이라고 해도 차의 맛이 달라진다.

홍차, 백차, 황차, 청차, 흑차 등이 찻잎의 가공법에 의해 나누어진 차들이다. 가정에서 흔히 먹는 녹차는 산화를 인위적으로 시킨 것이 아니라 산화를 억제하는 방법으로 가공한 차이다. 꽃차, 잎차, 허브티는 보통 녹차를 가공하는 것과 같은 방법으로 가공한다.

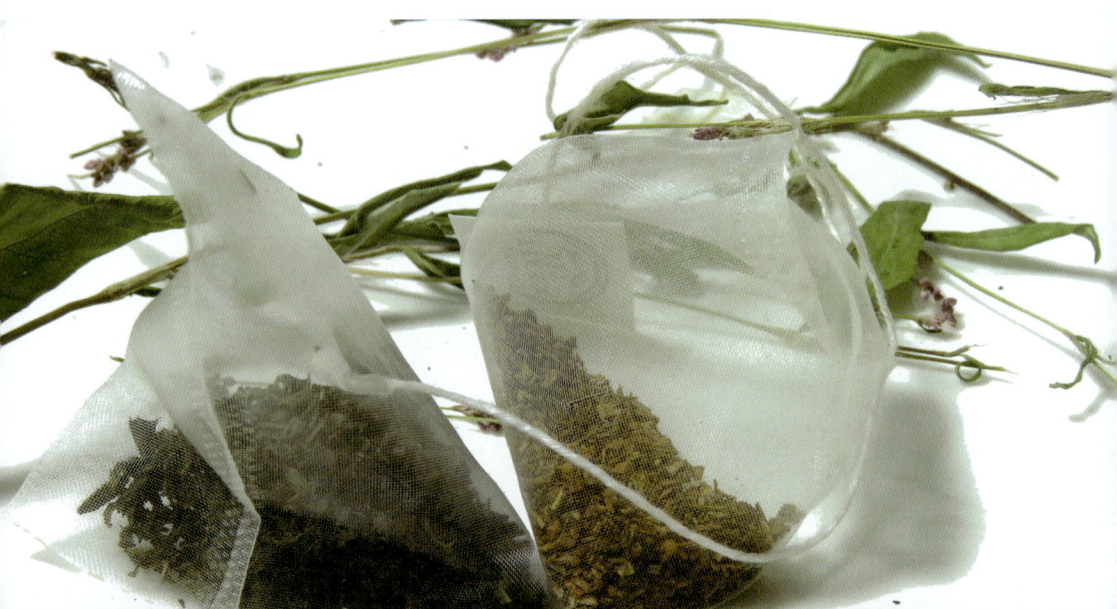

녹차(그린티)

녹차는 녹색이 산화되어 갈변되지 않도록 억제한 차이다. 솥뚜껑이나 프라이팬에서 덖음하여 생잎에 내재되어 있는 고유의 습기와 효소를 제거한 차이다. 덖음의 온도는 20~60도인데 60도에서는 찻잎에 있는 대부분의 효소가 불활성되어 자연 산화를 멈추게 된다. 이 과정에서 생잎은 습기가 없는 바삭한 상태가 되고 쓴맛과 떫은 맛은 줄어든다. 효소는 불활성되지만 항산화 물질인 폴리페놀 성분은 가공이 끝난 잎에도 잔존하게 되므로 노화예방의 효능이 있다.

홍차(블랙티)

생잎에 내재된 자체 효소로 100% 산화시킨 차이다. 찻잎을 운송하던 선박 안에 있던 생찻잎이 더위에 의해 산화된 것을 차로 우려 보았더니 의외로 맛있어서 알려진 차이다. 잎이 검은색으로 산화되었기 때문에 서양에서는 블랙티, 그것을 우려낸 차의 색깔이 붉은색이기 때문에 동양에서는 홍차라고 한다. 수확한 잎을 반건조시켜 분쇄한 후 20~25℃의 온도, 90~100%의 습도에서 밀봉 발효시키는데 찻잎의 색은 초록에서 점점 갈검은색으로 산화된다.

백차

산화 단계를 최소화한 차이다. 찻잎을 자연에서 말리는 정도로만 가공한 차이다.

황차

녹차에 비해 조금 더 복잡한 가공법으로 만든 차이다.

청차(우롱차류)

어느 정도 산화시킨 후 살청해서 만든 것으로 우롱차 등이 있다.

흑차(보이차류)

살청하여 산화시킨 후 진짜 발효 과정을 걸쳐서 만든 차로 보이차 등이 있다.

제철 과일을 오랫동안 분말차로 먹기
과일차란 무엇일까?

과일차는 과일을 재료로 하여 만든 차를 말하며 만드는 방법에 따라 생과일로 만드는 생과일차, 설탕 등에 졸인 당절임 과일차, 다른 성분의 첨가 없이 과일을 건조시킨 후 분말로 만드는 과일 분말차가 있다. 본서에서 안내하는 과일차는 꽃차나 잎차처럼 과일을 건조해서 만드는 분말차이다.

건과일 분말차의 장점은 과일 분말을 허브, 잎, 꽃잎과 즉석에서 혼합해서 제조할 수 있다는 점에 있다. 아울러 설탕이나 꿀 등의 당분 성분 없이 과일 본연의 당질로 맛을 낸다는 점에서 당뇨에도 좋을 뿐만 아니라 과일 재료 특성상 식이섬유, 비타민, 항산화 성분이 풍부한 점이 장점이다.

과일차의 하나인 라임차는 신맛이 나는 차로, 뜨거운 물에 잘 우러나기 때문에 분말로 만들 필요없이 건조시킨 슬라이스 조각을 그대로 우려내는 차이다.

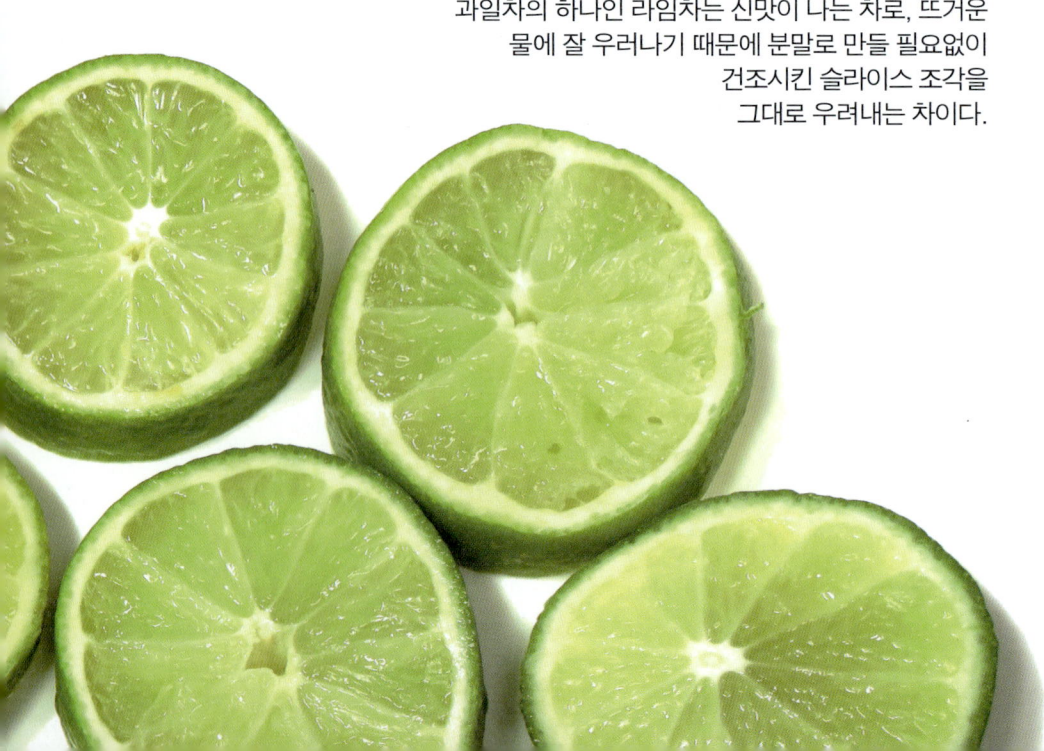

과일의 건조 단계

생과일을 깨끗이 세척한 후 말리기 좋은 크기로 분할한다. 그 후 햇볕이나 식품건조기를 이용해 건조시킨다. 건조된 과일은 망치로 두들겼을 때 산산조각이 나는 상태여야 하며, 과일 안에 수분이 남아 있으면 나중에 부패를 일으키는 요인이 되므로 완전히 건조시키는 것이 중요한 과제이다.

일반적으로 50~60% 건조시킨 과일은 찹쌀떡처럼 물렁물렁한 식감이 되는데 그 자체가 좋은 간식거리가 된다. 양파는 얇게 슬라이스한 후 100% 건조시키면 양파링과 비슷한 스낵으로도 먹을 수 있다.

과일의 분말 단계

100% 말린 과일 슬라이라고 해도 사실 안쪽에는 수분이 남아 있다. 일반적으로 아주 잘 말린 것은 10% 이하, 대충 말린 것은 20% 정도 수분이 남아 있다. 육안으로는 구분되지 않지만 글라인더로 갈다 보면 덜 말린 과일의 경우 분말이 뭉쳐서 나오게 되는데 그런 경우가 수분이 남아 있는 건과일이다. 이 경우 상온에 분말을 보관하면 곰팡이가 발생하면서 변질을 한다. 따라서 과일 분말차는 완전히 건조시키는 것이 관건이다.

건과일 조각을 분쇄하는 도구는 분쇄 기능 전용 고성능 글라인더(보통 약초 분쇄기라는 이름으로 판매)가 좋지만 아쉬울 경우 믹서나 커피 분쇄기도 사용할 수 있을 것이다. 미세 입자로 분쇄하려면 약초 따위를 분쇄하는 전용 글라인더를 사용해야 한다.

생과일도 뜨거운 차로 우려마실 수 있을까?

생과일도 뜨거운 물에 우려서 차로 마실 수는 있다. 그러나 생과일은 보통 뜨거운 물과는 어울리지 않으므로 믹서로 갈아 차갑게 먹는 생과일 주스로 어울리는 음료이다. 생과일 주스는 생과일 고유의 육질을 맛볼 수 있는 장점이 있지만 당분이 잘 우러나지 않기 때문에 맛이 부족하고 이 때문에 설탕 같은 별도의 당분을 많이 첨가하는 것이 단점이다. 오죽하면 업소용 생과일 주스는 설탕물이라는 말까지 등장한 실정이다. 또한 생과일의 약점은 뜨거운 물과 어울리지 않고 장기 보관이 어려워 유통기한이 10일 넘는 과일은 드물다는 것이다.

이와 달리 건과일은 모든 채소나 야채가 그렇듯 건조시킨 과일은 생것에 함유된 당분이나 칼륨이 평균 1~4배 늘어나기 때문에 영양성분이 더 높다. 또한 건조 과일은 생과일에 비해 고유 당분 함량이 폭발적으로 늘어나 설탕을 첨가하지 않고도 맛있게 먹을 수 있다. 몇몇 과일은 건조시 당분이 설탕보다 많아지기 때문에 다른 음료의 설탕 대용으로 사용할 수도 있다. 또한 건조 과일은 생과일에 비해 보존성이 한층 길어진다.

건과일차. 과일의 실물을 보여주기 위해 분말 전 과일 조각으로 차를 우려냈다. 실제 건과일 차는 건조시킨 과일을 분말로 만들어야 물에 용해가 잘 된다.

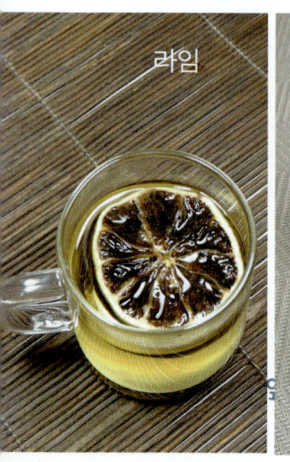
라임

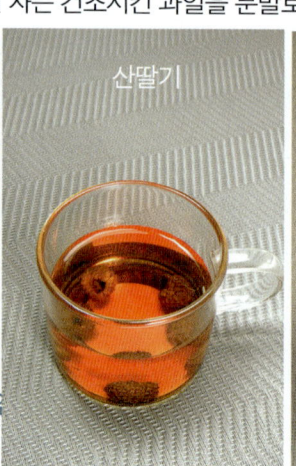
산딸기

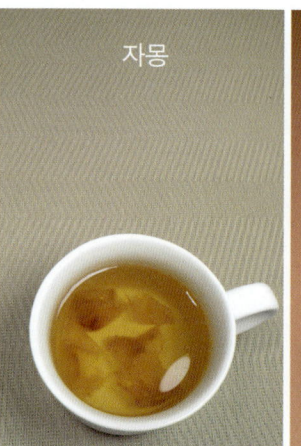
자몽

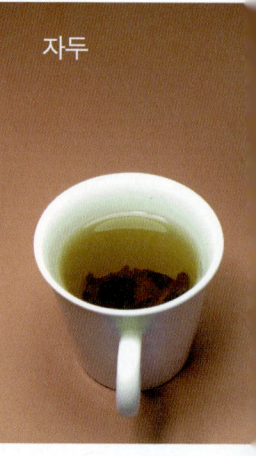
자두

꽃차·잎차·과일차 만들기
건조 방법의 선택

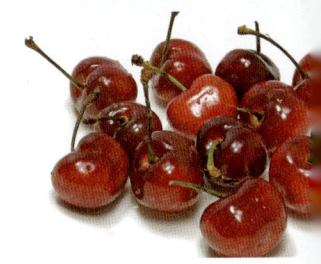

건조 방법은 다음과 같이 세 가지 방식에서 선택할 수 있다.

자연 건조
햇볕이나 응달에서 자연적으로 건조시키는 방법이다. 주로 잎이나 꽃잎을 건조할 때 사용한다. 꽃잎과 잎은 고유한 향기가 사라지는 것을 막기 위해 보통 응달에서 건조시키고, 과일은 햇볕에서 건조시키는데, 빗물이나 이슬 같은 수분에 노출시키지 않는 것이 관건이고, 건조에 장시간이 소요되는 점은 단점이다.
꽃이나 잎을 채취하다 보면 육안으로는 보이지 않는 작은 벌레가 같이 묻어올 수도 있는데 재료를 평평한 장소에서 말리면 벌레는 자연적으로 어디론가 도망간다.

덖음, 증기로 찌기, 비비기
전통적인 건조 방식이다. 덖음은 솥뚜껑이나 프라이팬에 살짝 볶는 방식으로 건조시키는 방법으로 꽃봉오리처럼 두툼한 재료를 건조시킬 때 유용하다. 또한 증기로 쪄서 건조시키는 방법, 손으로 비벼서 건조시키는 방법이 있는데 이들 방법을 혼합 사용하기도 한다. 생꽃이나 잎을 볶을 때 재료를 태우면 재료의 성분이 사라지므로 태우지 않고 볶는 것이 관건이다. 전통적인 가공 방식이지만 꽃봉오리 같은 두터운 재료를 건조시킬 수 있고 건조시간을 단축할 수 있는 점이 장점이다.

저온 건조 (식품건조기 활용)
전기건조기로 식품을 건조하는 것으로 상업용은 몇백만 원이지만 가정용은 3~10만 원대의 작은 식품건조기를 사용해도 무방하다. 가정용 식품건조기는 가급적 플라스틱이 아닌 철제 제품을 구입하는 것이 좋다. 식품건조기는 토스터기와 달리 최대 온도가 80도이기 때문에 24시간 돌려도 전기세가 적고 화재 위험이 적다.

꽃차·잎차·과일차 만들기
식품건조기와 온도의 선택

꽃, 과일, 잎의 건조할 때 사용하는 식품건조기와 건조 온도는 다음을 참고해 진행한다.

고온 건조(열풍건조)
일반적으로 70도 이상의 고온에서 건조시키는 방법이다. 가정용 식품건조기는 보통 80도 온도까지 지원하므로 가정용 식품건조기로도 고온 건조를 할 수 있다. 건조 시간을 단축할 수 있지만 건조 과정중 영양분의 손실은 큰 편이다.

저온 건조
가정용 식품건조기는 고온 건조는 물론 저온 건조기 기능을 한다. 꽃잎과 잎의 저온 건조 온도는 40~50도이고 과일의 저온 건조 온도는 40~60도이다. 저온 온도를 권장하는 이유는 식품에 내재된 고유한 영양 성분의 파괴를 최소화할 수 있기 때문이다. 다만 과일류는 건조 온도를 60도 이하로 하면 사과 2개 분량의 사과 슬라이스를 건조시킬 때 24시간 이상이 소요되므로 건조 시간을 단축하기 위해 보통 70~80도의 고온 건조를 하게 된다.

동결 건조 (냉동 건조)
동결 건조는 시설비와 가공 경비가 많이 소요되므로 일반인은 시도할 수 없는 건조 방식이다. 일단 채소를 살짝 데친 후 얼음 상태로 얼린다. 그후 기압을 낮추면 얼음이 기체로 변환되어 날아가는데 이때 식품에 있는 각종 효소나 수분이 모두 증발된다. 한마디로 말해 식품에 있는 자체 수분을 얼렸다가 기체로 증발시키면서 수분을 전부 추출하는 방법이다. 업소용 건채소나 라면의 야채 수프가 동결 건조 방식 제품으로, 상온에서 1~2년 동안 부패하지 않는 것이 장점이다.

건조 시간의 선택
얼마만큼 건조시켜야 할까?

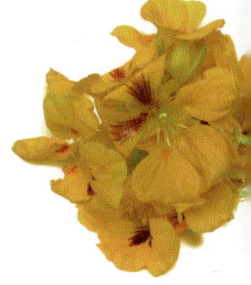

　꽃, 잎, 과일 재료가 완전히 건조된 것은 무엇을 보고 판단해야 할까? 아래와 같은 방식으로 판단할 수 있다.

꽃의 건조
40~50도 온도에서 수분 함량 10% 이하가 될 때까지 건조시킨다. 비닐봉지에 넣고 손가락으로 누르면 꽃이 가루로 조각 날 정도로 바삭한 수준이어야 한다.

잎, 나물, 채소의 건조
40~70도 온도에서 수분 함량 10% 이하가 될 때까지 건조시킨다. 비닐봉지에 넣고 손가락으로 누르면 잎이 즉석에서 분쇄될 정도로 바삭한 수준이어야 한다.

과일과 뿌리의 건조
얇게 슬라이스한 조각들을 50~80도 온도에서 수분 함량 10~20% 이하가 될 때까지 건조시킨다. 망치로 두들길 때 과일 재료가 산산조각 날 정도로 건조시켜야 한다.

과일 분말차의 수분 재처리
과일 재료의 경우 수분 함량이 10~20% 이하가 되도록 단단하게 건조된 듯해도 글라인더로 갈면 잔여 수분 때문에 분말이 뭉쳐지는 것을 볼 수 있다. 겉면과 달리 속에 수분이 남아 있으면 분쇄 작업에서 분말로 뭉치는 것이다. 이런 경우 뭉쳐진 덩어리를 채로 걸러낸 후 그 분말을 햇볕이나 건조기로 다시 건조시켜야 한다. 수분을 완전히 증발시켜야만 장기 저장시 곰팡이에 의한 부패를 막을 수 있다.

어떻게 보관해야 할까?
꽃차·잎차·과일차의 관리 방법

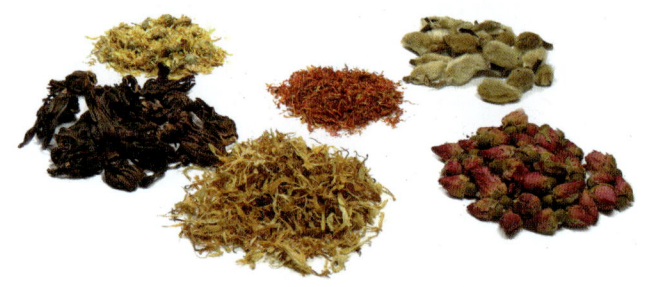

꽃, 잎, 과일은 건조 과정이 좋지 않거나 보관을 잘못하면 벌레 또는 곰팡이가 서식하면서 변질되어 버린다. 간혹 발생하는 일은 예상 못한 벌레의 출현이다. 여름 꽃은 채취 과정에서 육안으로는 볼 수 없는 미성숙 애벌레가 함께 묻어온다. 그것을 모르고 단지에 넣어 꽃을 말리면 그 안에서 벌레가 밖으로 도망가지 못하므로 단지 안에서 꽃을 식량 삼아 먹으면서 기생하게 된다. 이런 점을 방지하려면 평평한 탁자에 펴 놓는 방식으로 건조시켜야 하는데 그럴 경우 벌레들은 알아서 다른 곳으로 도망가게 된다. 또한 자연적으로 건조시킬 때 생꽃과 생잎을 컵이나 병에 담고 파리가 들어갈 수 없도록 주방타월로 주둥이를 살짝 막는 경우가 있는데 그럴 경우 재료가 썩게 되므로 주의한다. 재료를 말릴 때는 밀폐 환경이 아닌 통풍 환경이어야 한다.

그와 달리 잘 말린 재료나 분말을 저장할 때는 완전 밀봉 저장하는 것이 원칙이다. 바삭하게 말린 재료도 습기나 산소를 빈번히 접촉하면 축축해지면서 곰팡이가 출현하여 썩게 되므로 주의한다.

저장 용기의 선택

말린 재료의 보관 방법 중 특히 과일 분말은 습기의 재흡수를 잘 차단할수록 보존 기한이 늘어난다. 과일 분말은 최대한 밀봉한 상태에서 냉동실에 둘 경우 몇 개월 이상 변질 없이 보존할 수 있다. 그러므로 말린 재료의 보관 용기는 밀봉 효과가 뛰어난 밀폐 용기가 좋다.

비닐봉투, 지퍼백 등
말린 재료나 분말을 일주일 정도 단기 보관할 때 유용한 방법이다. 장기 보관시에는 산소가 비닐봉투를 투과하여 재료의 변질이 발생하므로 말린 꽃, 잎, 과일의 보관 방법으로는 나쁜 재료이다. 밀폐 용기가 없어 여의치 않게 비닐봉투를 사용할 때는 봉투를 겹으로 사용한다.

플라스틱 밀폐 용기
유리 단지에 비해 나쁜 방식이지만 냉동실 보관에는 좋은 옵션이다. 이때 수분을 완전 차단하기 위해 밀폐 용기를 이중으로 사용하고 두 용기 사이에는 종이타월을 끼워 습기를 차단한다. 아울러 안쪽 용기에는 실리카겔을 넣어두면 냉동실에서의 성에도 많이 차단할 수 있다.

유리 밀폐 용기
말린 재료를 보관하는 최상의 옵션이다. 유리 단지이므로 냄새가 베지 않을뿐더러 마게가 밀패형이므로 외부 산소와 습기를 완전 차단할 수 있다. 단, 유리 재질은 냉동실에서 꺼낸 후 수분에 접촉시키면 간혹 깨질 수도 있으므로 주의한다.

꽃차, 잎차, 과일차
DIY 침출 차의 보존 방법

산소, 습기, 벌레 차단을 위해 항상 뚜껑 밀봉하기

잘 건조시킨 침출 차의 수명을 연장하는 첫 번째 단계는 항상 밀봉하거나 밀폐 용기를 사용하는 것이다. 이것은 차의 부패를 늦출 수 있는 동시에 파리 같은 날벌레가 알을 까고 가는 것을 방지할 수 있다.

주방에서 멀리하기

주방은 습기가 많고 온도차가 심하기 때문에 침출 차의 보관 장소로 적합하지 않다. 차는 습기가 없는 장소에 보관하는 것이 좋다.

실리카겔 사용하기

작은 실리카겔 봉지를 용기 별로 넣어서 습기를 흡수하도록 하는 것이 좋다. 습기를 차단할수록 침출 차는 변질되지 않고 고유한 맛을 유지한다.

손 사용 금지, 기구 사용하기

차를 소분하거나 옮길 때는 항상 스푼 같은 도구를 사용하는 것이 좋다. 손의 사용은 수분이나 박테리아로 말린 재료를 오염시킬 수 있다. 오염된 차는 곰팡이가 생기므로 유의하자.

상온 보관시 같은 온도로 유지하기

　침출 차도 온도 변화를 좋아하지 않는다. 일년 내내 온도가 거의 동일한 장소가 차를 보관하기 좋은 장소인데 특히 건냉암소가 좋다.

올바른 보관 용기 사용하기

　몇 달 안에 사용하지 않는 차는 밀폐 용기에 보관해야 할 뿐만 아니라 그것을 리필 용기에 옮겨서 사용하는 것이 좋다. 공기에 빈번하게 노출하지 않는 것은 침출 차를 오랫동안 보존하는 방법이다.

냉장고와 냉동실 이용하기

　냉장고나 냉동실은 밀봉 차의 보존성을 늘리는 좋은 환경이다. 제대로 닫히지 않은 차, 밀봉하지 않은 차는 냉장고에서의 보관을 피한다. 제대로 밀봉하지 않은 재료는 냉장고에서 냄새를 흡수해 차의 고유 향기가 신속하게 악화되기 때문이다.

가끔 로스트해 주기

　꽃, 잎, 과일 분말에 습기가 생기거나 뭉치는 현상이 보이면 보존 기간을 연장하기 위해 덖음이나 저온 건조를 다시 해주는 것이 좋다. 보존 기간도 늘어나고 차의 맛도 변질되지 않게 된다.

Part 02
꽃차·허브티 만들기

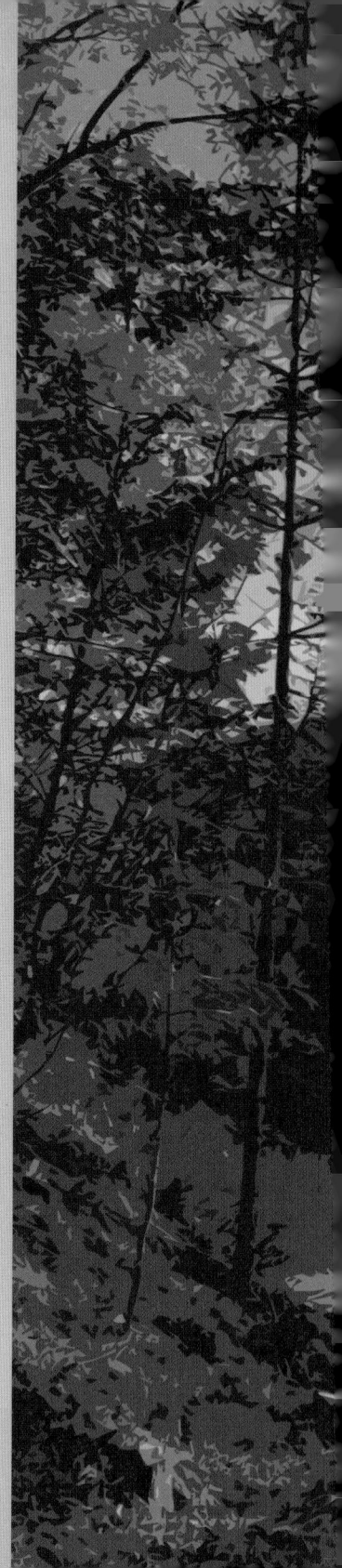

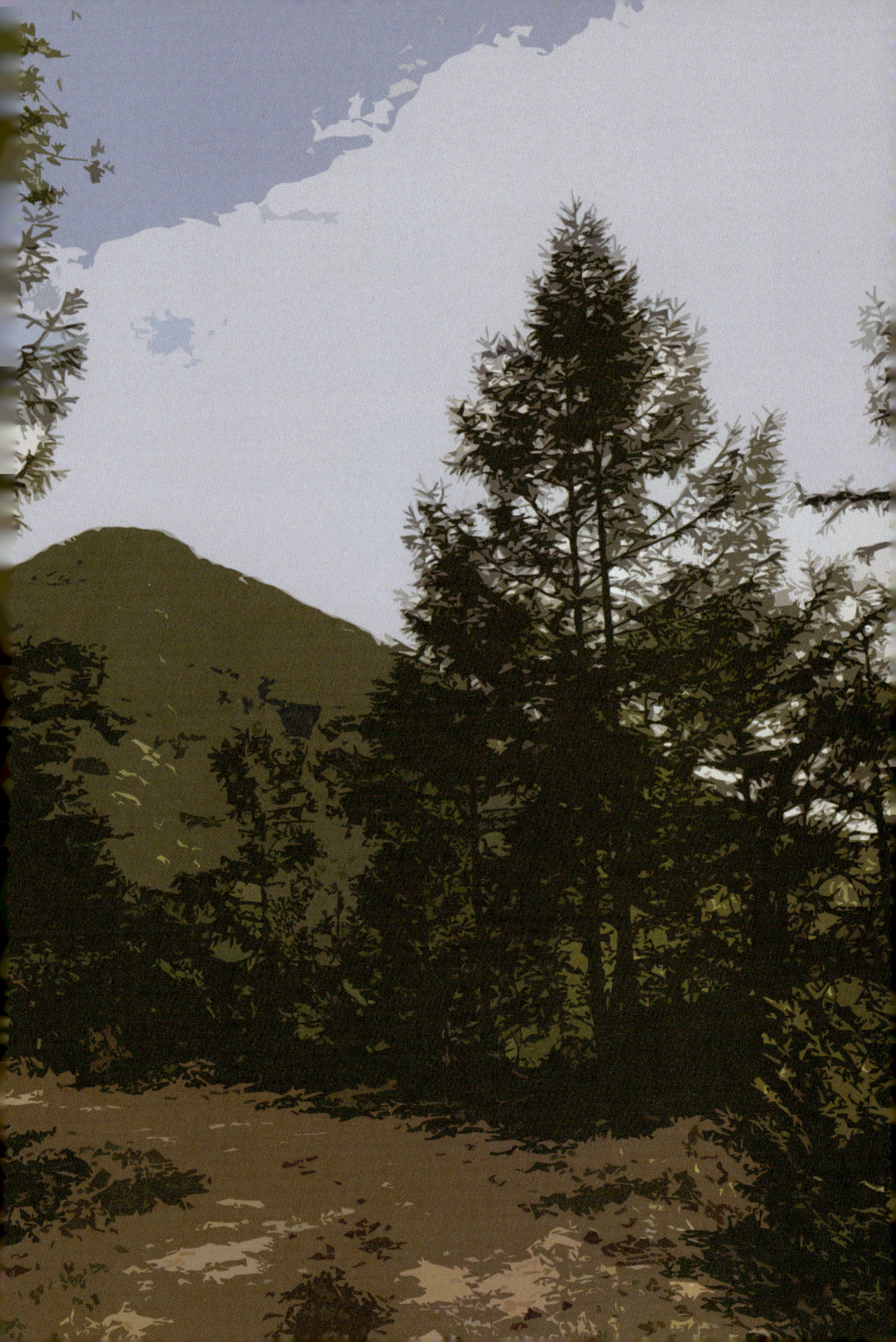

고혈압, 당뇨에 좋은 꽃차
히비스커스 허브티 (로젤 꽃차)

아욱과　*Hibiscus sabdariffa*　꽃 : 6~9월　높이 : 2~2.5m

히비스커스차는 히비스커스 로젤 품종의 꽃이나 열매를 우려낸 차이다. 꽃차 중에서는 국화차와 함께 가장 매력 있는 차이다. 카리브해에서는 생강을 함께 우려낸 히비스커스 음료가 인기만점이다.

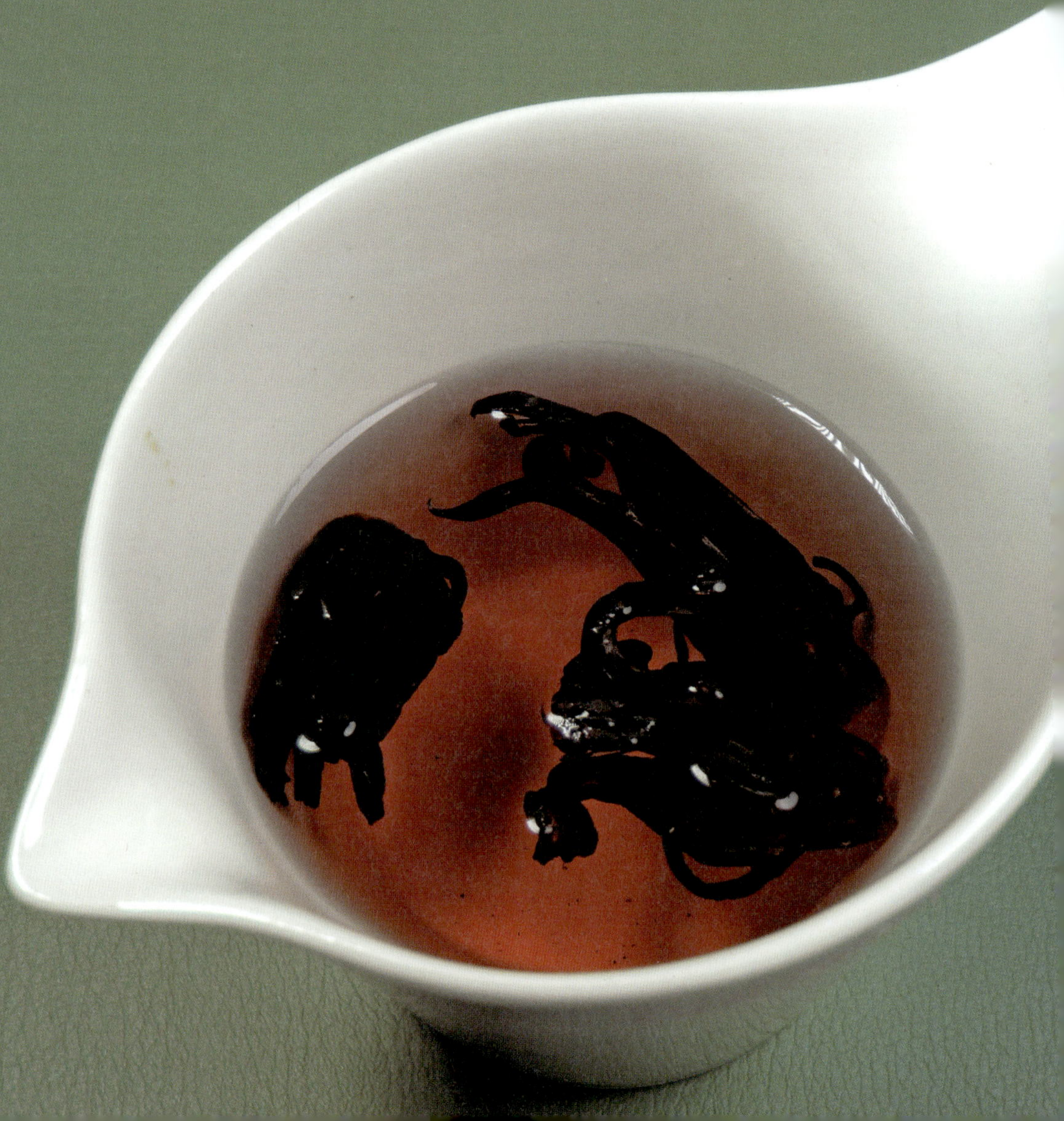

히비스커스 꽃차 만들기

히비스커스 꽃차는 하와이안무궁화 꽃의 원종인 로젤 품종의 꽃봉오리나 열매로 만든 차이다. 맛있고 매력이 넘치는 꽃차이다.

히비스커스 꽃차의 맛
시원하고 상큼한 맛에 약간의 크랜베리 맛이 혼합된 맛이다. 냉장보관한 후 차가운 상태로 마셔도 좋다. 천연 재료로 만든 청량음료라고 해도 손색이 없다.

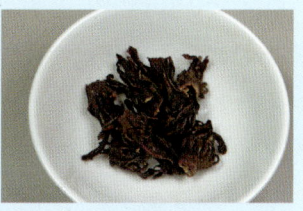

히비스커스 로젤 품종의 꽃봉오리를 채취한다. 또는 한약도매상가에서 말린 히비스커스 꽃을 구입한다.

자연에서 건조시킬 경우 응달에서 건조시키되 날벌레들이 꼬이지 않도록 망으로 덮어준다. 인공적으로 건조시키려면 식품건조기에 넣고 40~60도 온도에서 8시간 이상 건조시키는데 수량이 많을수록 건조 시간은 배로 늘어난다.

습기가 남아 있을 수 있으므로 확인한 후 햇볕이나 식품건조기로 한 번 더 바삭하게 건조시킨 후 밀폐 용기에 담아 냉동실 또는 건냉암소에 보관한다.

필요할 때마다 꽃잎 여러 송이를 뜨거운 물에 우려마신다. 별도의 당분을 가미하지 않고도 맛있게 먹을 수 있는 차이다. 장미와 혼합하면 더 맛있는 차가 나온다.

히비스커스의 특징과 영양 성분 백서

01. 히비스커스 로젤(Hibiscus sabdariffa)의 꽃이나 열매로 만든 차를 히비스커스차라고 한다.
02. 서아프리카 원산의 히비스커스 로젤은 16~17세기에 카리브해와 아시아로 전래되었다.
03. 원산지에서는 여러해살이풀이지만 개량종은 한해살이풀이다.
04. 히비스커스 로젤은 섬유질이 풍부해 인도 전래 초기에는 식용보다는 바스트 섬유공업의 원료로 사용되었다.
05. 히비스커스 로젤의 어린잎과 꽃은 야채로 식용할 수 있어 카레 따위에 넣어 먹을 수 있다.
06. 히비스커스 로젤은 지역에 따라 열매를 음료로 이용하는 나라와 꽃을 음료로 이용하는 나라가 있다.
07. 히비스커스차는 이뇨, 고혈압, 당뇨에 효능이 있다.

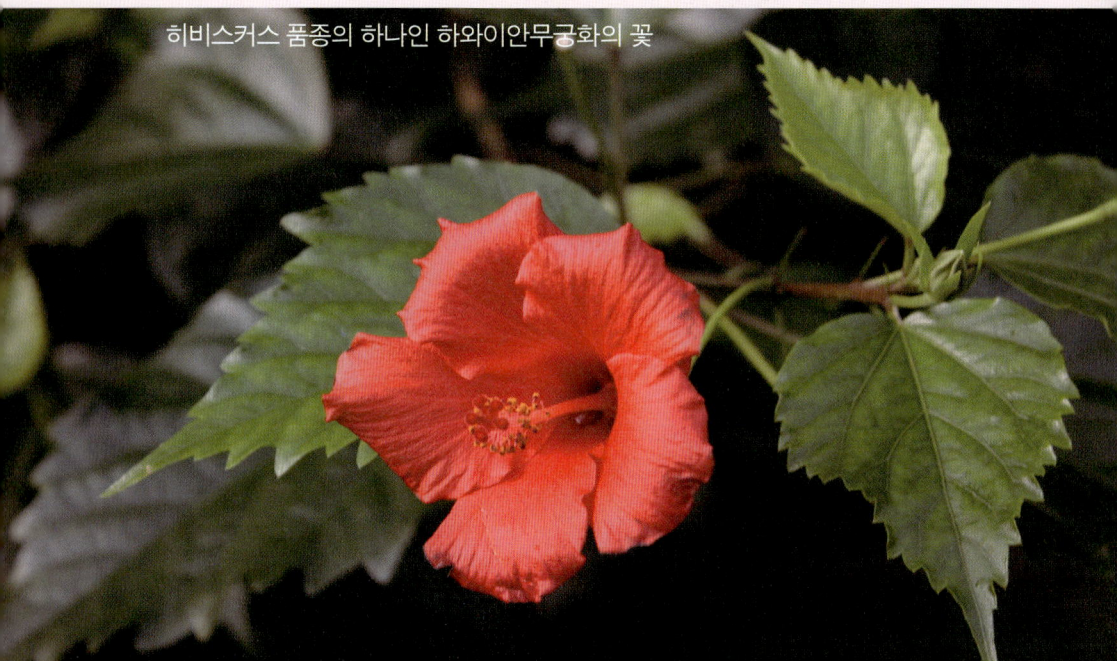

히비스커스 품종의 하나인 하와이안무궁화의 꽃

관절염, 갱년기 증상에 좋은
달맞이꽃 꽃차

바늘꽃과 *Oenothera biennis* 꽃 : 7~9월 높이 : 1m

달맞이꽃은 종자에서 추출한 기름을 달맞이꽃 오일이라고 하며 약용한다. 달맞이꽃은 오일이 풍부하기 때문에 꽃에서도 지방 성분이 감지된다. 그래서 달맞이꽃 꽃차의 맛은 풀냄새가 없고 온화하다.

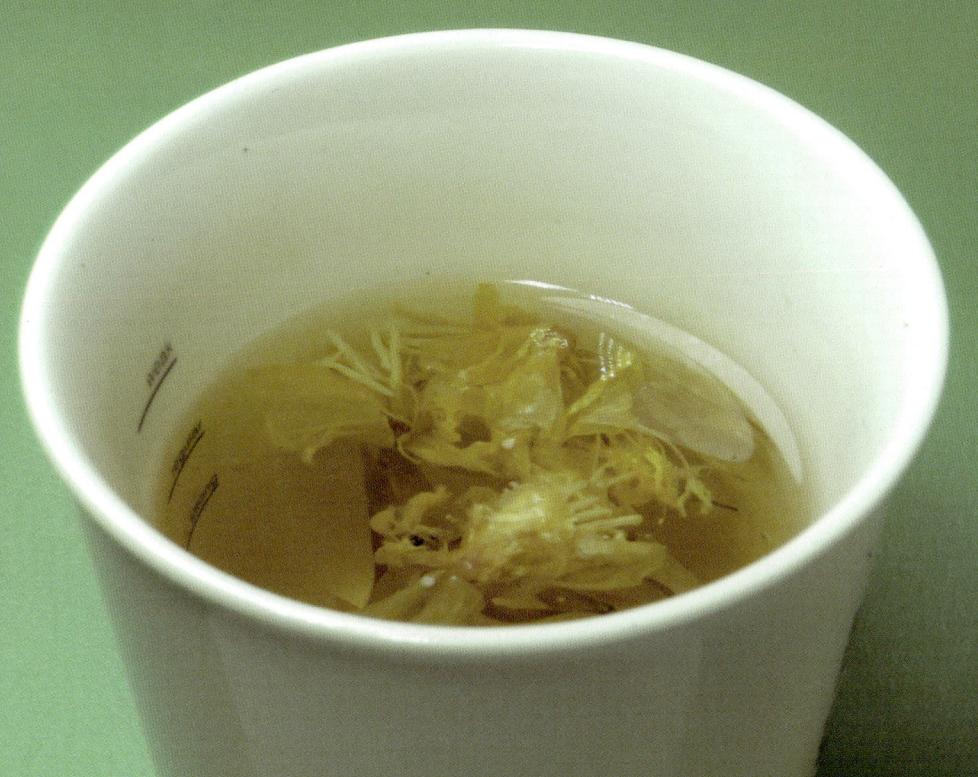

달맞이꽃 꽃차 만들기

노란색의 달맞이꽃은 원예종의 낮달맞이꽃 같은 분홍색 품종도 있다. 분홍색 품종은 꽃에서 간혹 진한 향수 냄새가 나므로 꽃차의 원료로는 노란색 달맞이꽃이 좋다.

달맞이꽃 꽃차의 맛
달맞이꽃 꽃차는 미세하게 매운 맛이 난다. 전반적으로 순하고 온화한 맛으로 마실 수 있다.

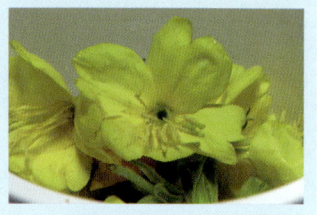

여름~가을에 야생에서 달맞이꽃을 채취한다. 대기오염이 심한 도로변을 피해 해안가 등의 풀밭에서 자생하는 꽃을 채취한다. 여름 꽃은 채취하여 찬물에 살짝 헹구어 세척한 후 물기를 털어낸다.

자연에서 건조시킬 경우 응달에서 건조시키되 날벌레들이 꼬이지 않도록 망사로 덮어준다. 또는 식품건조기에 넣고 40~50도 온도에서 8시간 이상 건조시키는데 수량이 많을수록 건조 시간은 배로 늘어난다.

습기가 남아 있을 수 있으므로 확인한 후 햇볕이나 식품건조기로 한 번 더 바삭하게 건조시킨 후 밀폐 용기에 담고 냉동실 또는 건냉암소에 보관한다.

필요할 때마다 꽃 2~5송이를 우려마신다. 순한 맛이기 때문에 냉수처럼 맑고 투명한 맛으로 마실 수 있는 차이다.

달맞이꽃의 특징과 영양 성분 백서

01. 달맞이꽃은 낮에는 꽃잎을 닫고, 밤에는 꽃잎이 벌어지므로 달을 맞이하는 꽃이라는 뜻에서 이름이 붙었다. 실제로도 밤, 특히 새벽에는 꽃이 활짝 피고 낮에는 꽃봉오리가 닫혀 있다.
02. 달맞이꽃의 원산지는 북중미이고 17세기 초 유럽의 식물원 등에 관상용으로 보급된 것이 훗날 유럽과 아시아 지역에 전래된 후 각 지역에 귀화하였다.
03. 북미 인디언들은 달맞이꽃을 약용하거나 식용한 기록이 있다. 종자에서 얻은 기름은 달맞이유라고 부르며 약용한다.
04. 달맞이유 성분의 약 10%는 감마리놀렌산(GLA)이다. 이 성분은 이론적으로 관절염, 생리통, 다발성 경화증, 갱년기 증상을 개선하는 효능이 있다. 약용할 경우 보통 1티스푼(1g) 이하를 섭취한다. 민간요법으로는 피부병 등에 달맞이유가 좋다고 알려져 있지만 의학적으로 명확한 결론이 이루어진 것은 아니다.

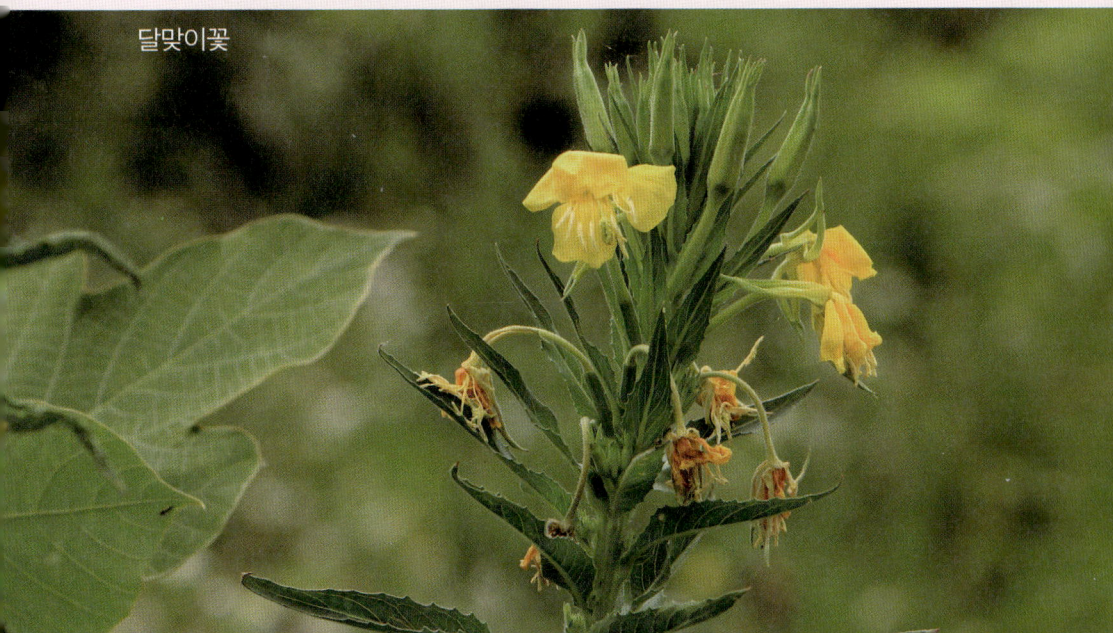

달맞이꽃

서양 국화차의 왕
캐모마일 허브티

국화과 *Matricaria chamomilla*   꽃 : 5~9월   높이 : 1m

따뜻한 봄날을 연상하는 차인 캐모마일차를 사계절 내내 즐길 수는 없을까? 캐모마일 침출 차를 DIY로 손수 만들어서 사계절 내내 산뜻한 봄날을 만끽하는 방법을 알아보자.

사과향의 은은한 맛으로 인기 있는 캐모마일차는 다른 재료의 첨가 없이 캐모마일 꽃잎만으로도 특급의 차가 나온다.

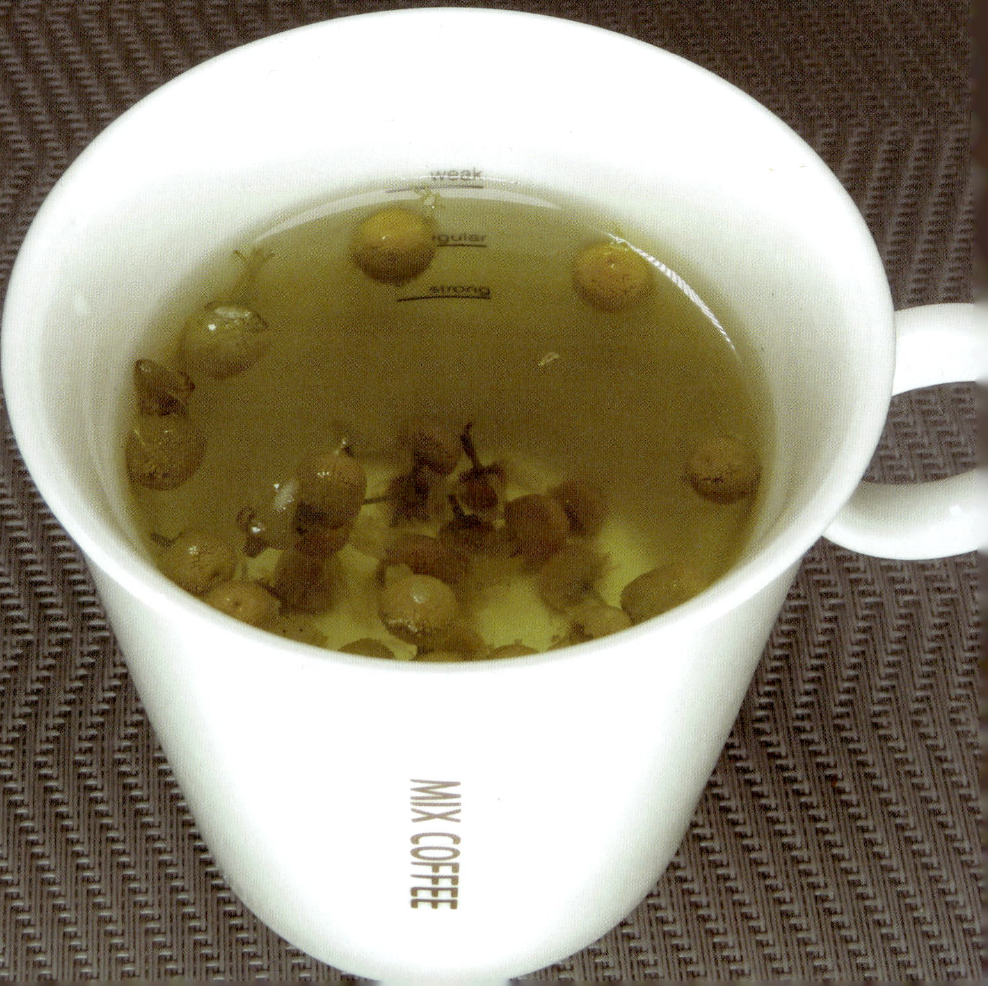

캐모마일 허브티 만들기

캐모마일 허브티는 보통의 국화류와 달리 쓴맛이 거의 없기 때문에 예로부터 꽃차로 유명하다. 중국에서는 예로부터 흰국화꽃 차를 노란 국화꽃 차인 감국차와 함께 으뜸으로 쳤는데 이때 흰국화꽃 차는 캐모마일차를 말한다.

캐모마일 꽃차의 맛
국화꽃 특유의 쓴맛이나 잡맛은 적고 사과 향과 함께 단맛이 나는 맛있는 허브티이다. 국화차 중에서는 감국차와 함께 세계적으로 인기가 있다.

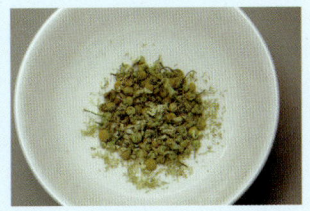

늦봄~여름~가을에 저면캐모마일의 꽃을 채취한 후 찬물에 세척하여 물기를 빼낸다. 건조 작업은 물기가 완전히 빠진 상태에서 시작한다.

자연에서 건조시킬 경우 응달에서 건조시키되 날벌레들이 꼬이지 않도록 망사로 덮어준다. 또는 식품건조기에 넣고 40~50도 온도에서 6시간 이상 건조시키는데 수량이 많을수록 건조 시간은 배로 늘어난다.

식품건조기로 건조시킨 경우 습기가 잔존할 수 있으므로 한 번 더 햇볕에 바삭하게 건조시켜 밀폐 용기에 담은 뒤 냉동실 또는 습기가 없는 상온에 보관한다.

필요할 때마다 꽃잎 1~2티스푼을 차로 우려내어 마신다. 단맛이 조금 더 필요하면 감초 한 조각과 같이 우린다. 또는 설탕이나 꿀을 첨가한다.

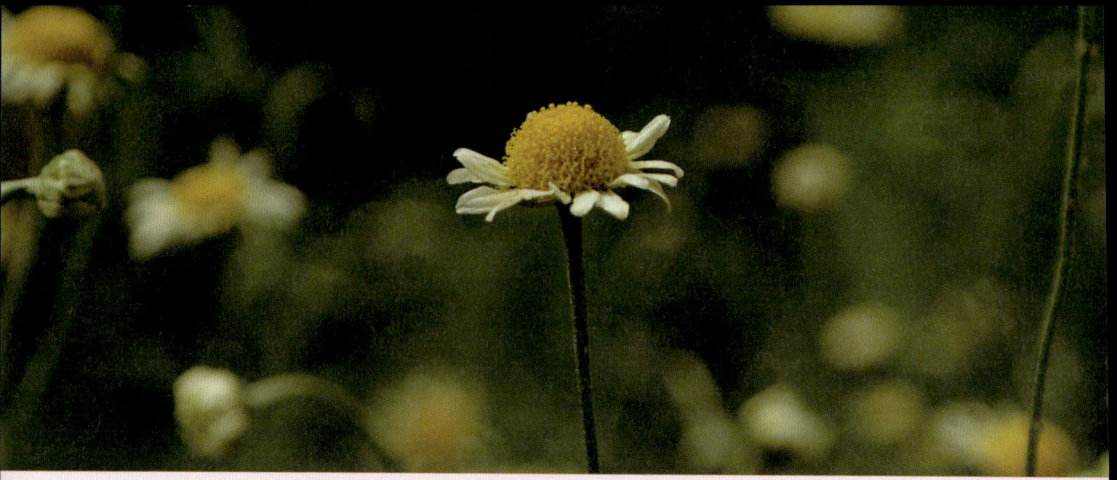

캐모마일의 특징과 영양 성분 백서

01. 캐모마일은 쓴맛이 강한 로만캐모마일(Chamaemelum nobile) 과 단맛이 강한 저먼캐모마일(Matricaria chamomilla) 품종이 있다.

02. 캐모마일차는 스위트한 저먼캐모마일 꽃으로 만든 차이지만 저먼캐모마일 꽃을 채집할 수 없을 때는 비슷한 흰국화 중 쓴맛이 적은 품종을 캐모마일차의 재료로 사용한다.

03. 로만캐모마일은 차로 마시는 저먼캐모마일과 달리 쓴맛이 강하다. 흔히 약용 캐모마일이라고 한다.

04. 차로 마시는 저먼캐모마일은 스트레스 해소 같은 진정, 수면, 위장에 좋고 로만캐모마일은 이뇨, 진통, 소화불량에 좋다. 공통적으로 둘 다 항염, 살균에 효능이 있다. 캐모마일 엑센스 오일은 헤어케어, 스킨케어 제품에 사용한다.

05. 캐모마일은 항응고제의 약효를 저하시키므로 혈액순환약, 혈전 예방약을 복용하는 사람은 섭취를 피한다.

동양 국화차의 왕
국화차(감국차)

국화과　*Dendranthema indicum*　꽃 : 10월　높이 : 30~80cm

　노란색 국화 중 감국은 가을이면 들녘을 노랗게 물들이는 아름다운 꽃이다. 토종 야생 국화 중 가장 단맛이 좋기 때문에 예로부터 캐모마일과 함께 으뜸으로 치는 야생차의 재료이다.

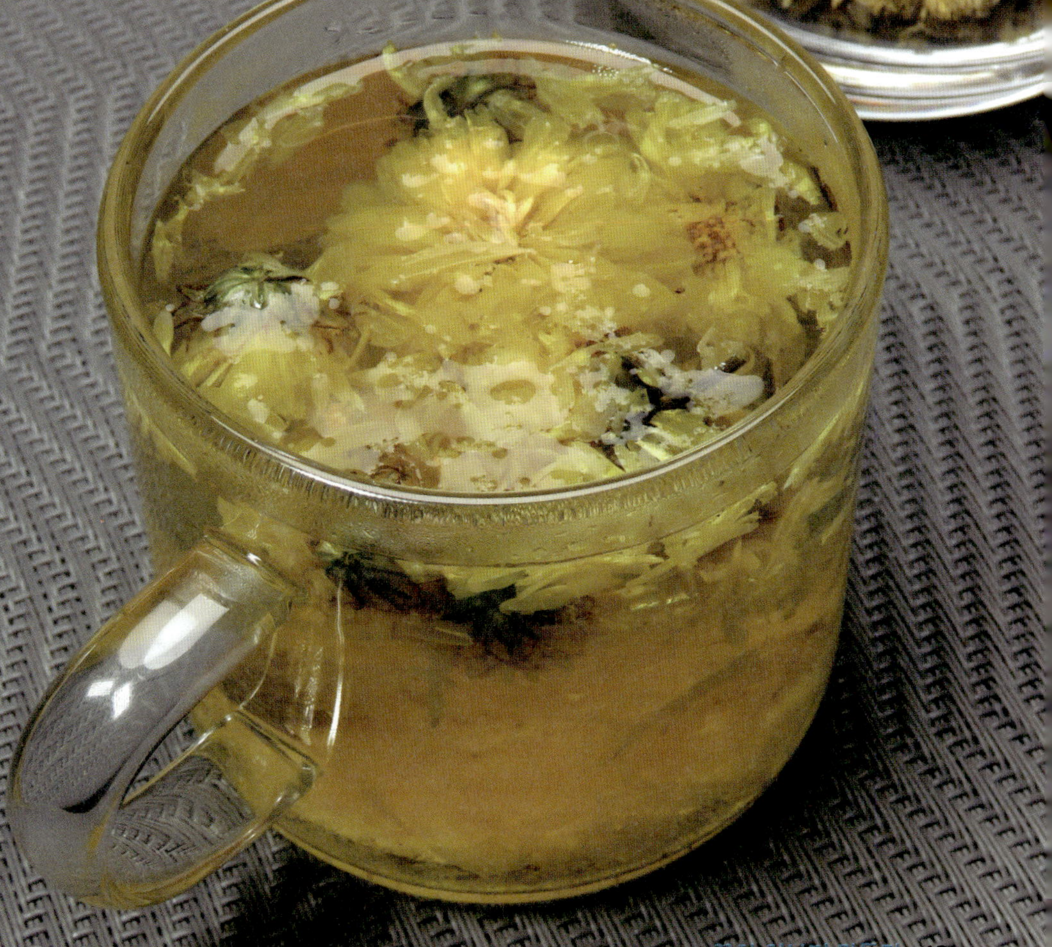

국화(감국)차 만들기

국화차는 감국 꽃으로 만드는 침출 차이다. 가을이면 국화차 애호가는 물론 농가 소득의 일환으로 항시 찾는 꽃이기 때문에 요즘은 만나기 어려운 꽃이 되었다.

국화차(감국차) 맛
연한 쓴맛과 함께 단맛이 난다. 잡맛이 없어 상시 준비하고 마실 수 있는 차이다.

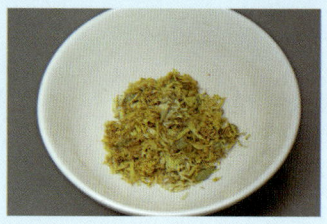

가을에 국화꽃을 채집하되 노란색 들국화인 감국꽃을 꽃받침까지 채집한다. 찬물에 헹궈 불순물을 제거한 뒤 물기를 털어낸다.

자연에서 건조시킬 경우 응달에서 건조시키되 날벌레가 꼬이지 않도록 망사로 덮어준다. 또는 식품건조기에 넣고 50~60도 온도에서 6시간 이상 건조시킨다.

식품건조기로 건조시킨 경우 햇볕에 바싹 마르도록 다시 한 번 건조시킨 후 냉동실 또는 습기가 없는 상온에서 보관한다.

필요할 때마다 꽃봉오리 몇 개를 차로 우려먹는다. 단맛이 더 필요하면 국화 8, 감초 2 비율로 우려낸다.

감국의 특징과 영양 성분 백서

01. 늦가을에는 들녘을 노랗게 물들이는 들국화를 종종 볼 수 있다. 이들 노란색 국화꽃은 감국 또는 산국인데 감국은 차로 마시기 위해 꽃을 채집하는 경우가 많아 요즘 흔히 보이는 노란색 들국화는 대부분 산국이라고 할 수 있다.

02. 우리가 차로 마시는 국화차는 일반적으로 감국 꽃으로 만든 차이다. 감국 꽃을 채취할 수 없을 때는 산국 꽃으로 대신하지만 맛은 확연히 나빠진다.

03. 감국은 높이 30~80cm 내외로, 산국은 높이 1~1.5m 내외로 자라는데 꽃은 감국이 두 배 더 큰 지름 2.5cm 내외이다. 간단히 말해 산국은 길쭉하고 호리호리한 줄기 끝에 자잘한 꽃들이 모여달리고, 감국은 키 작은 난쟁이 같은 줄기에 비교적 큰 국화꽃이 달리므로 이런 점으로 구별할 수 있다.

04. 감국과 산국은 두통, 현기증, 해열, 기침, 항균, 살균, 혈압강하의 효능이 있다.

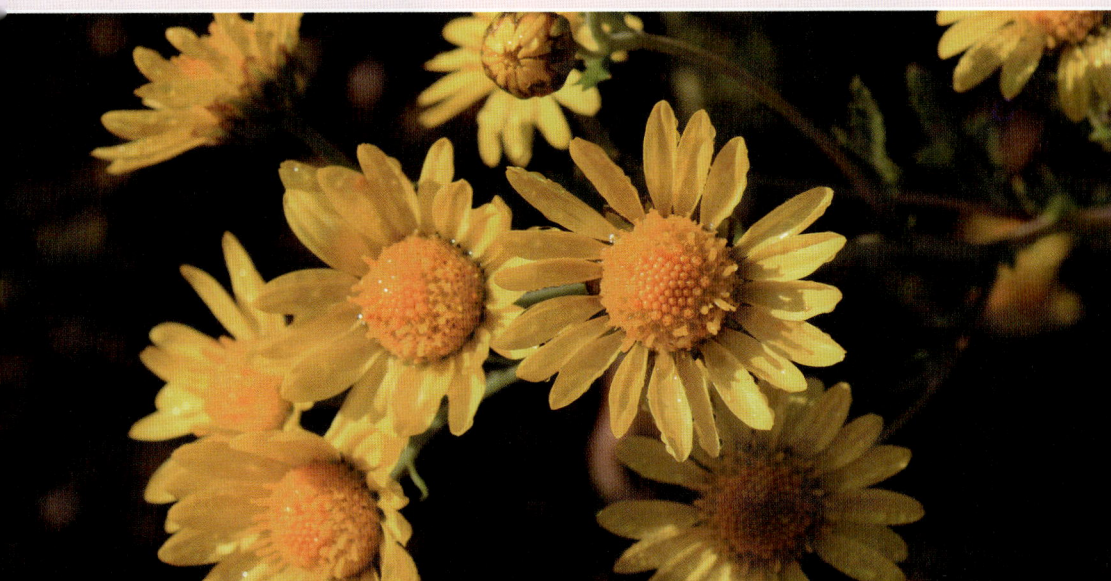

혈액순환, 어혈에 좋은
홍화(잇꽃) 꽃차

국화과

Carthamus tinctorius

꽃 : 7~8월

높이 : 1m

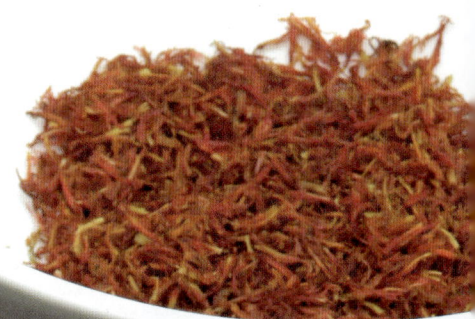

　　사람이 키운 작물 중 가장 오래 전부터 재배해 온 홍화는 샤플라워라는 허브명으로도 알려진 동서양 모두 사용한 약초이다. 홍화씨를 압착해 만든 홍화씨 기름은 맛이 없는 무색의 기름이지만 올리브 기름보다 뛰어난 영양 성분으로 인해 심혈관 질환 위험성을 낮춘다.

홍화 꽃차(샤플라워 허브티) 만들기

홍화 꽃차는 홍화 특유의 홍화씨 기름 맛이 나기 때문에 처음에는 잘 적응되지 않으므로 몸에 좋은 약초 차라고 생각하고 마신다.

홍화 꽃차(샤플라워 허브티)의 맛
홍화 종자유와 비슷한 특유의 지방 맛이 나며 조금 텁텁하고 조금 쓰다.

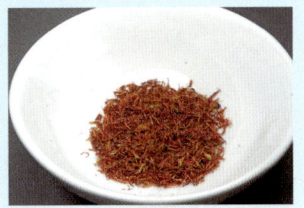

가을에 홍화꽃을 채집한 후 꽃받침은 제거한 꽃잎 부분만 뜯어내어서 세척 후 물기를 잘 빼낸다.

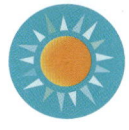
자연에서 건조시킬 경우 응달에서 건조시키되 날벌레가 꼬이지 않도록 망사로 덮어준다. 여름 꽃은 자연건조시 꽃에 있는 작은 벌레나 진딧물이 생존하게 되므로 가급적 인공건조가 좋다. 식품건조기에 넣고 50~60도 온도에서 8시간 이상 건조시키는데 수량이 많을수록 건조 시간은 배로 늘어나고 벌레도 퇴치된다.

식품건조기로 건조시킨 경우 잔여 습기가 있을 수 있으므로 한 번 더 햇볕에 바짝 건조시킨 후 냉동실 또는 습기가 없는 장소에 밀봉 보관한다.

필요할 때마다 꽃잎 한 스푼을 차로 우려먹는다. 단맛이 조금 더 필요하면 설탕이나 꿀을 첨가하거나 또는 감초 한 조각과 같이 우려낸다.

홍화의 특징과 영양 성분 백서

01. 국화과의 두해살이풀인 잇꽃의 생약명은 '홍화'이고, 허브명은 '샤플라워(Safflower)'이다. 이집트를 포함한 중앙아시아 원산으로 국내에는 중국을 통해 전래되어 농가에서 약초로 재배하였다. 지금도 농촌의 텃밭이나 울타리에서 종종 재배하는 것을 볼수 있을 뿐 아니라 홍화 종자유 채종을 목적으로 운영되는 홍화 농장을 볼 수 있다.

02. 홍화꽃은 꽃의 색상이 황색~붉은색일 때 채취해 식용하거나 약용할 수 있다.

03. 홍화씨는 약간의 독성이 있으므로 프라이팬에 볶는다. 볶은 씨앗을 압착한 것이 홍화씨 기름이다. 홍화씨 기름의 섭취 방법은 하루 3회, 식전마다 섭취한다고 한다.

04. 한방에서는 홍화꽃, 종자, 어린잎을 약으로 사용한다. 혈액순환, 지통, 타박상, 어혈, 해독, 무월경, 사산, 임산부의 출산 후 병증에 효능이 있지만 출산 전의 임산부는 약용할 수 없다.

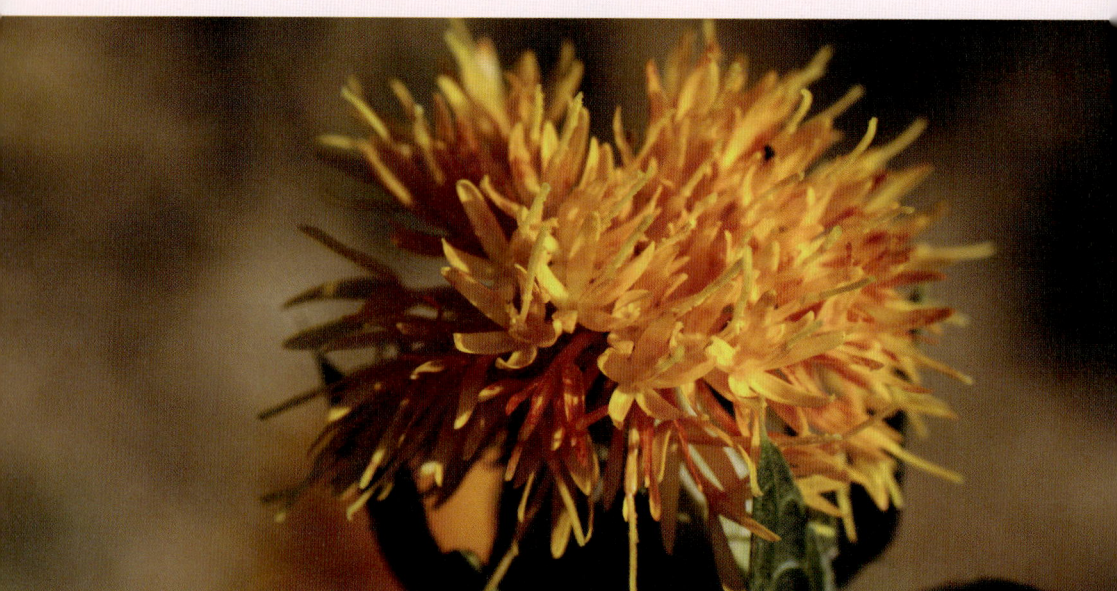

식용 작물이었던 화초
달리아 꽃차

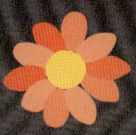

국화과　*Dahlia pinnata*　꽃 : 7~10월　높이 : 1.5~2m

　멕시코의 산에서 흔히 볼 수 있는 달리아는 다른 화초에 비해 절단 후 생명력이 길기 때문에 절화 시장에서 인기 있는 꽃이다. 아즈텍 문명에서 숭배와 장식 꽃으로 유명했던 달리아에는 이눌린 성분과 항생 성분을 함유하고 있어 멕시코에서는 예로부터 식용한 식물이다.

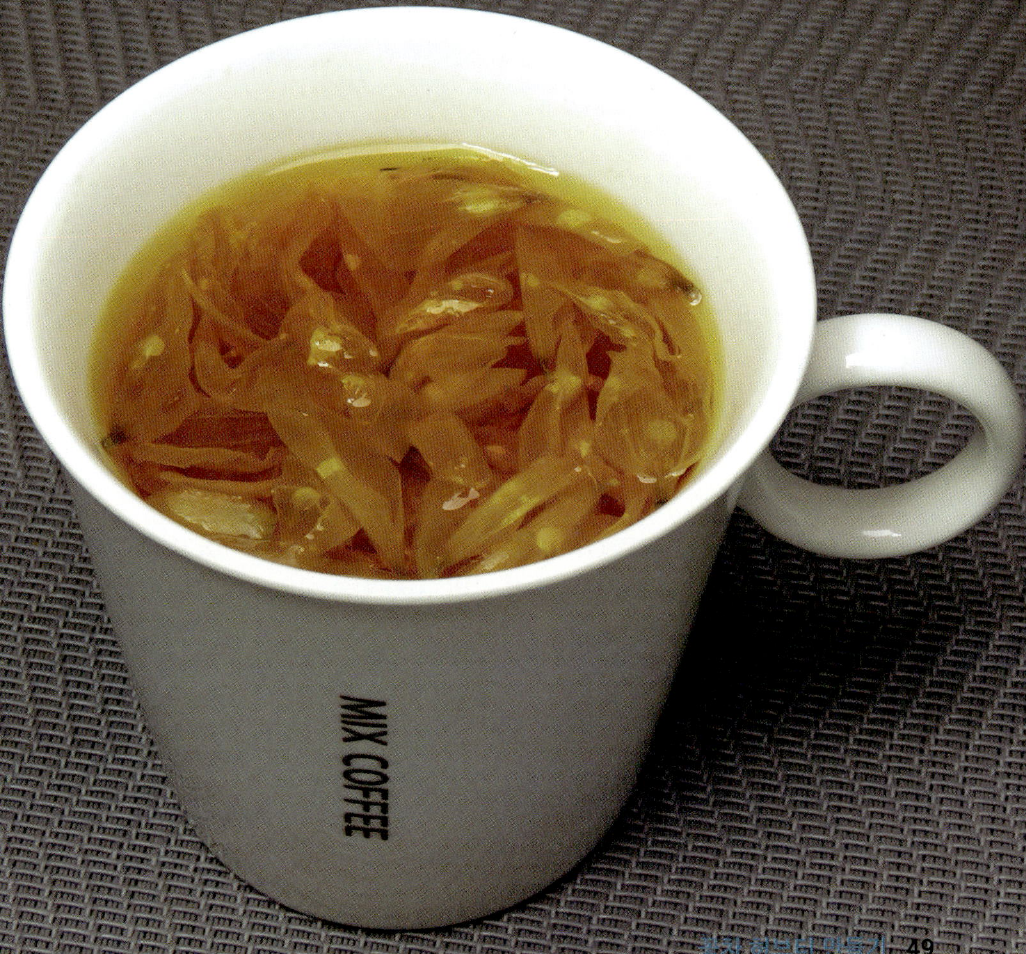

달리아 꽃차 만들기

달리아는 여름철 정원이나 화단에서 흔히 심는 꽃이다. 우리나라에는 식용 기록이 없지만 북미 원주민들은 달리아 뿌리를 식용한 기록이 있다.

달리아꽃차의 맛
조금 쓰고 시큼하지만 미세한 당분이 있어 별도의 설탕을 가미하지 않고 그대로 마실 수 있는 차의 하나이다. 국화차처럼 마일드하지는 않지만 비교적 순한 맛이다.

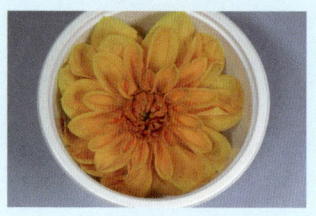

여름에 달리아 꽃을 꽃받침을 포함해 채취한다. 여름 꽃은 꽃에 날벌레나 알이 있을 수 있으므로 가급적 깨끗한 꽃을 채취한다.

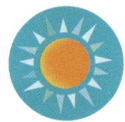
여름 꽃은 자연건조시 꽃에 있는 작은 벌레나 진딧물이 생존하게 되므로 가급적 인공건조가 좋다. 식품건조기에 넣고 50~60도 온도에서 8시간 이상 건조시키는데 수량이 많을수록 건조 시간은 배로 늘어나고 벌레도 퇴치된다.

식품건조기로 건조시킨 경우 습기가 남아 있을 수 있으므로 햇볕에 한 번 더 바짝 건조시킨다. 건조시킨 꽃은 밀폐 용기에 담은 뒤 냉동실에 보관한다.

필요할 때마다 꽃 1개 분량 정도를 차로 우려마신다.

달리아의 특징과 영양 성분 백서

01. 달리아는 땅속에 고구마처럼 생긴 덩이뿌리를 가진 여러해살이풀이다. 원산지는 북중미인데 대개 멕시코 일원을 주원산지로 보고 있다.
02. 아즈텍 문명에서 식용 목적으로 재배한 달리아는 훗날 식민지 개척자들에 의해 스페인에 전래되었다.
03. 달리아는 멕시코 국화이다.
04. 달리아는 다른 화초와 마찬가지로 꺾꽂이로 번식이 잘 된다.
05. 달리아라는 이름은 스웨덴의 식물학자인 앤더스 달(Anders Dahl)의 이름에서 따왔다. 그는 칼 린네의 제자였다.
06. 달리아의 뿌리는 당뇨에 좋다. 멕시코에서는 달리아 뿌리를 식용하거나 달리아 뿌리를 압착해 추출한 액기스를 '다코파'라고 부르며 식용한다. 다코파는 모카커피 향미가 있어 커피 대용의 음료로 마신다.

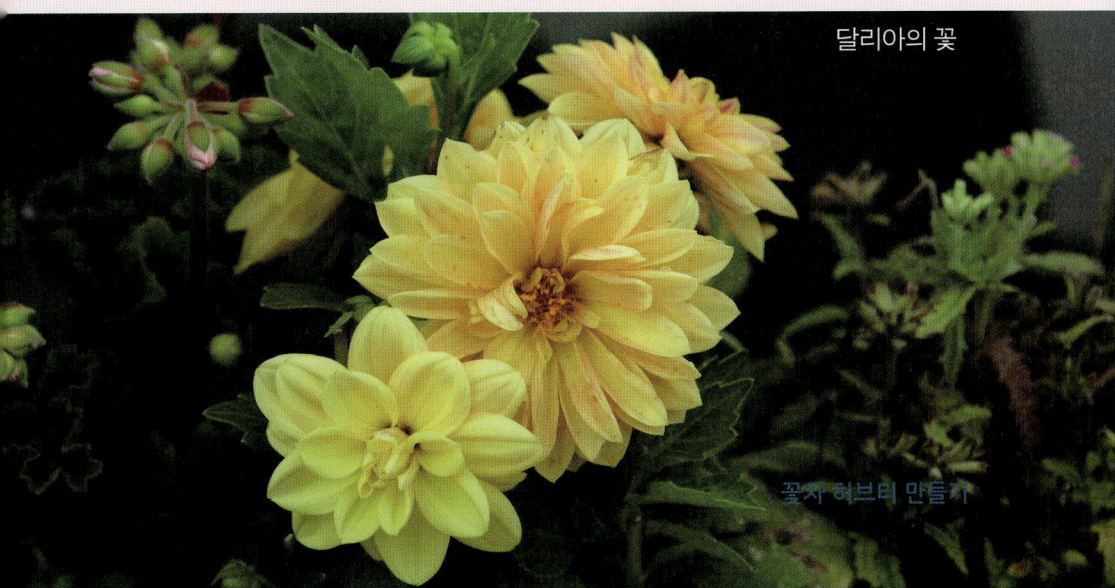

달리아의 꽃

북미 인디언의 민간 약초
루드베키아(원추천인국) 꽃차

국화과 *Rudbeckia bicolor* 꽃 : 7~10월 높이 : 1.5m

지구의 문명이 지속된다면 봄에는 봄꽃이, 여름에는 루드베키아가 지상을 덮고 있을 것입니다. 이 꽃에 당신의 이름을 붙이는 이유는 이 꽃이 존재하는 한 영광스런 당신의 이름이 영원히 빛날 것이기 때문입니다.
- 식물학자 칼 린네가 자신의 후원자인 루드벡에게 바친 헌정시

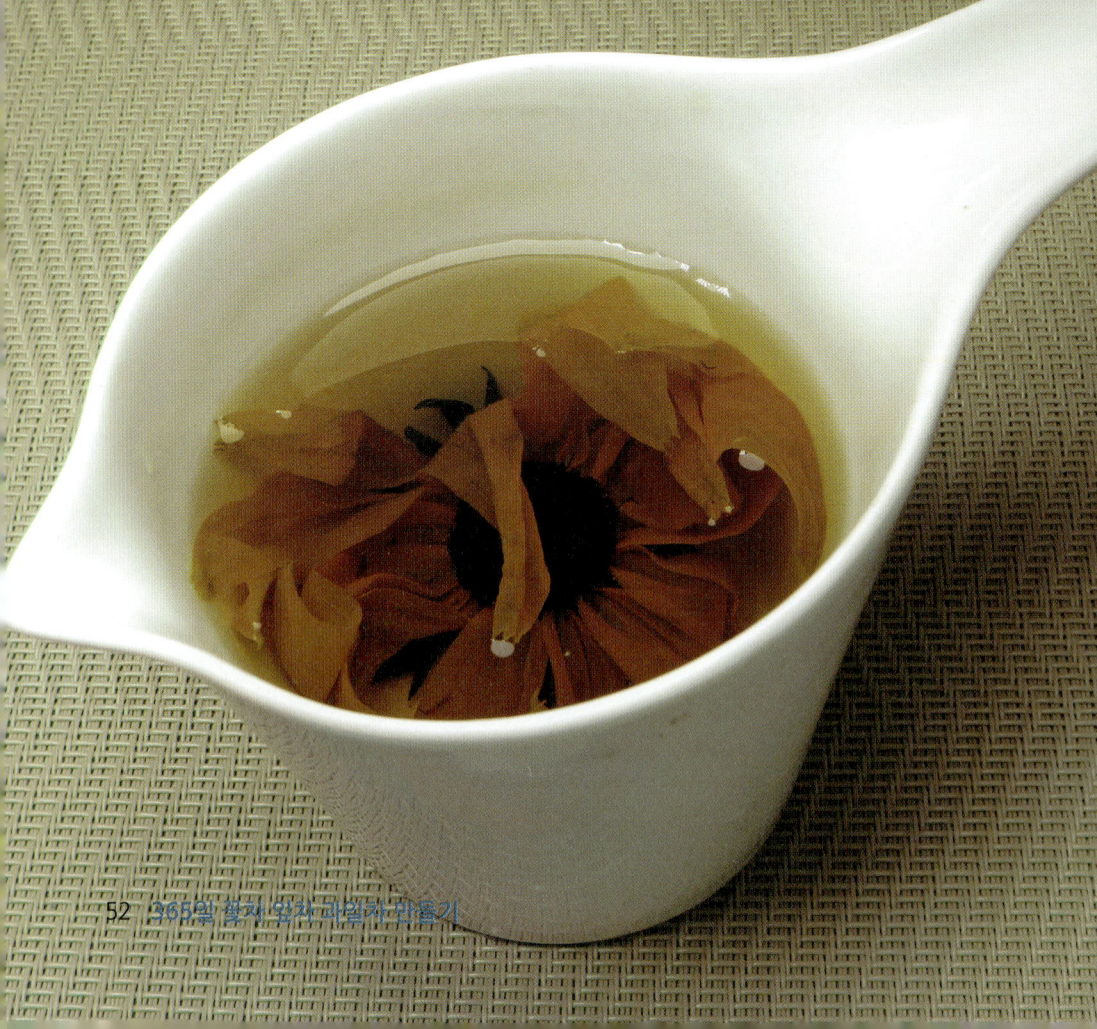

루드베키아 꽃차 만들기

국화과의 루드베키아 꽃은 여름~가을에 개화하는 화초이다. 도로변 화단에서 흔히 볼 수 있다.

루드베키아 꽃차의 맛
루드베키아 꽃차는 매우 쓴 맛이 나는 차이다. 꽃 한 송이 전체보다는 꽃잎 부분만 떼어서 따로 우려내는 것이 쓴맛을 줄일 수 있는 방법이다.

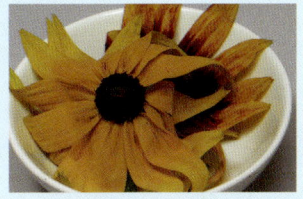

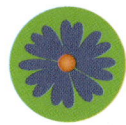
여름~가을에 루드베키아 꽃을 채취하되 공기오염이 많은 도로변에서는 채취를 피한다. 펜션 같은 시골집 정원이나 화단에서 키운 것을 채취한다. 꽃받침에 털 같은 돌기가 많은데 그 곳에 날벌레 알들이 있는지 확인하고 깨끗한 것을 채취한다.

여름 꽃은 자연건조시 꽃에 있는 작은 벌레나 진딧물이 생존하게 되므로 가급적 인공건조가 좋다. 식품건조기에 넣고 50~60도 온도에서 8시간 이상 건조시키는데 수량이 많을수록 건조 시간은 배로 늘어나고 벌레도 퇴치된다.

식품건조기로 건조시킨 경우 습기가 남아 있을 수 있으므로 햇볕에 한 번 더 바삭하게 건조시킨다. 잘 건조된 꽃은 밀폐 용기에 담아 냉동실에 보관한다.

필요할 때마다 뜨거운 물 1잔에 1송이 분량에 해당하는 꽃잎만 우려서 마신다. 기호에 따라 설탕이나 꿀을 가미한다.

루드베키아 특징과 영양 성분 백서

01. 북미 원산의 루드베키아는 자생지에서는 여러해살이풀이지만 국내에서는 한해살이풀이나 두해살이풀로 취급한다.

02. 루드베키아는 교배종을 포함해 약 30여 품종이 있고 품종에 따라 꽃의 색상이 조금 다르고 줄기의 높이도 40~200cm로 다양하다. 루드베키아는 교배종을 포함해도 일반적으로 노란색 꽃이 피는데, 원추천인국은 루드베키아의 한 품종이다.

03. 루드베키아의 이름은 칼 린네가 자신의 후원자이자 스웨덴 웁살라 식물원 창립자인 올로프 루드벡(1630~1702) 가족을 기리기 위해 명명했다.

04. 루드베키아는 공식 약물로 등록되지 않았지만 북미 체로키 인디언족은 요로감염, 두통, 중이염 등에 루드베키아를 민간 처방약으로 사용하였다.

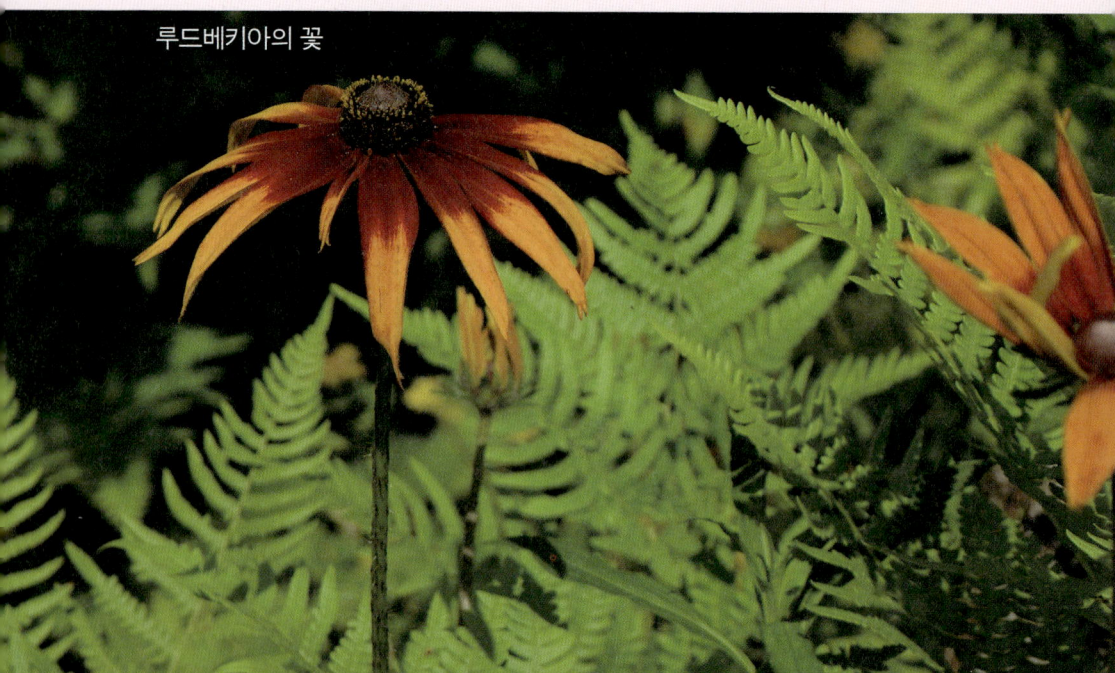

루드베키아의 꽃

간에 좋은 꽃차
과꽃차 (과꽃 꽃차)

국화과 *Callistephus chinensis* 꽃 : 7월 높이 : 30~100cm

'올해도 과꽃이 피었습니다'로 유명한 과꽃은 알고 보면 중국과 우리나라에서만 자라는 토종 꽃이다. 국화류 중에서는 가장 현란하고 형형색색의 꽃색을 가진 과꽃으로 꽃차를 만들어 보았다.

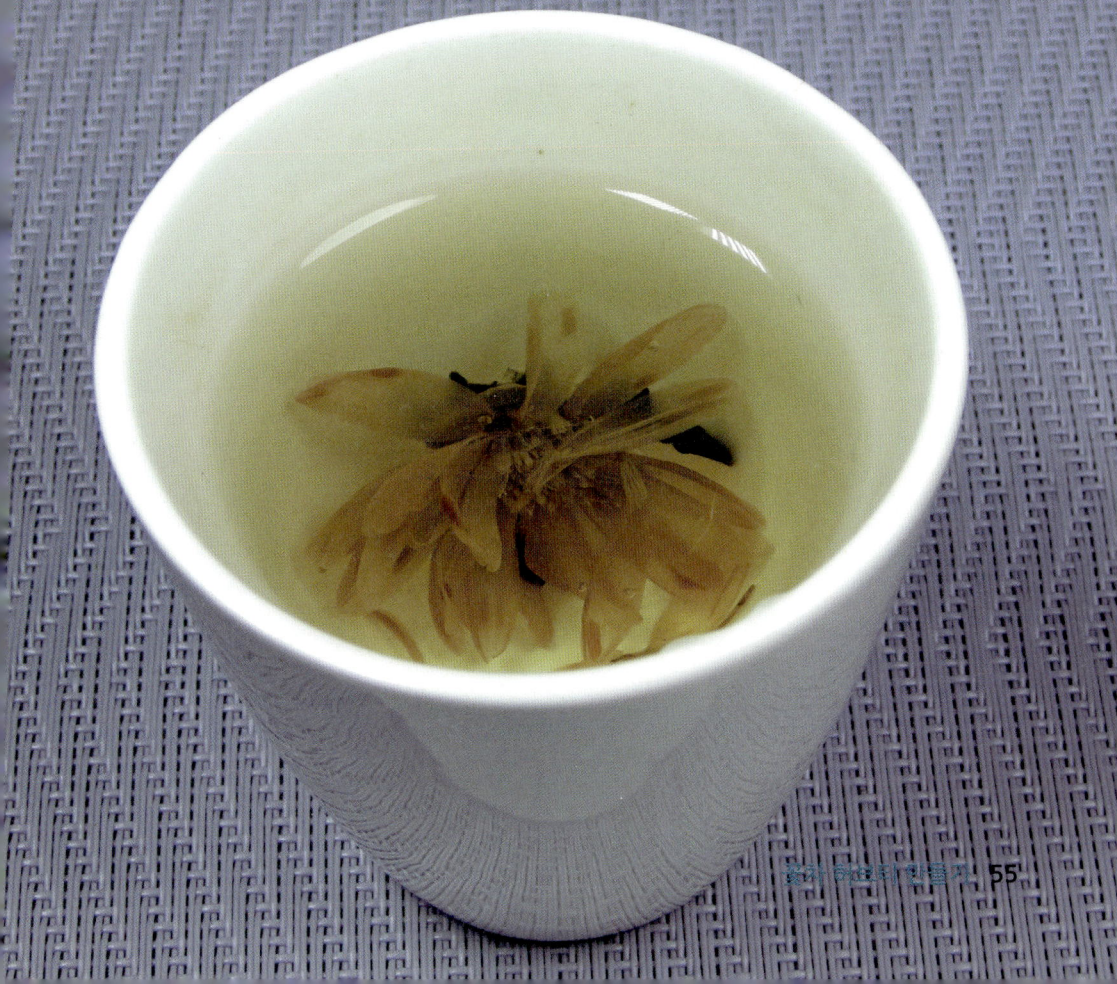

과꽃차 만들기

국화과의 과꽃은 늦봄에 가정집이나 학교 화단 등에 흔히 심는 화초이다. 국화차와 비슷하게 차로 마실 수 있다.

과꽃차의 맛
과꽃차는 첫 맛은 시큼하고 뒷끝은 쓴맛이 난다. 특별하게 인상적인 맛은 아니다. 쓴 맛을 줄이려면 찻잔으로 꽃 1/2송이나 또는 꽃잎만 사용한다.

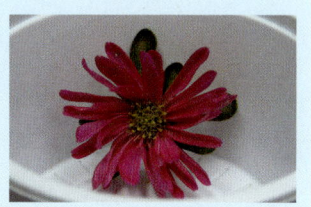

7월 전후 여름에 과꽃을 채취하되 5월을 넘어서면 꽃에 꿀벌은 물론 각종 날벌레가 기생할 수도 있으므로 꽃봉오리 안을 확인하면서 날벌레가 없는 깨끗한 꽃을 채집한다.

자연에서 건조시킬 경우 응달에서 건조시키되 날벌레들이 꼬이지 않도록 망사로 덮어준다. 또는 식품건조기에 넣고 40~50도 온도에서 6시간 이상 건조시키는데 수량이 많을수록 건조 시간은 배로 늘어난다.

식품건조기로 건조시킨 경우 습기가 남아 있을 수 있으므로 햇볕에 한 번 더 바삭하게 건조시킨다. 잘 건조된 꽃은 냉동실 또는 밀폐 용기에 담은 뒤 서늘한 곳에 보관한다.

필요할 때마다 뜨거운 물 1잔에 과꽃 1/2송이와 감초 1조각을 우려마신다. 기호에 따라 감초 대신 설탕이나 꿀로 대신할 수 있다.

과꽃의 특징과 영양 성분 백서

01. 꽃집에서 흔히 판매하는 과꽃은 원예종이 아니라 우리나라 북부와 중국을 원산지로 하는 토종 꽃이다. 우리나라와 중국의 과꽃은 18세기 무렵에야 유럽에 알려졌고 그 후 유럽인의 손에 의해 개량종이 만들어지면서 큰 인기를 얻었다.
02. 과꽃은 개량종 품종에 따라 한해살이풀과 두해살이풀이 있다.
03. 과꽃은 한자로 '취국(翠菊)'이라 불리는데 이는 꽃의 현란한 색상이 물총새처럼 아름답다고 하여 붙은 이름이다. 실제로 과꽃의 색상은 일반적인 국화와 달리 현란하고 다채롭다.
04. 과꽃은 약용 효능이 알려져 있지 않지만 민간에서는 간을 보하며 머리를 맑게 하고 충혈된 눈에 사용하였다. 과꽃을 우려낸 차는 간에 좋다.

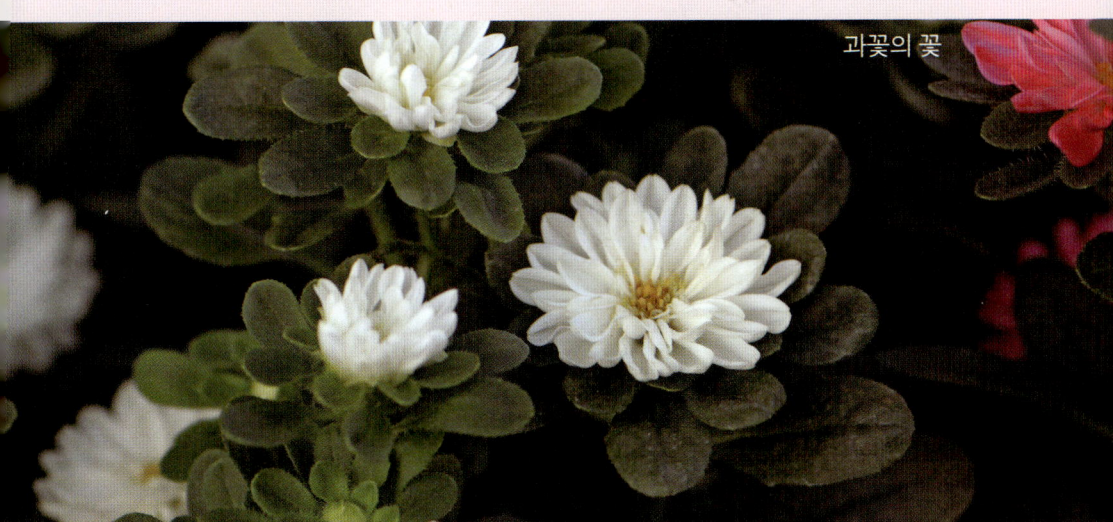

과꽃의 꽃

타박상, 현기증에 좋은
데이지 꽃차

국화과 *Bellis perennis* 꽃 : 6~9월 높이 : 30~60cm

유럽 전역에서 자생하는 키 작은 식물인 데이지는 '아름다움'을 뜻하는 벨리스와 영원을 뜻하는 '페레스'가 조합되어 학명이 되었다. 데이지는 한때 골절에 효능이 있다고 알려져 '뼈꽃(Bone Flower)'이란 이름으로도 불리었는데 실제로 타박상 등에 약용한 기록이 있다.

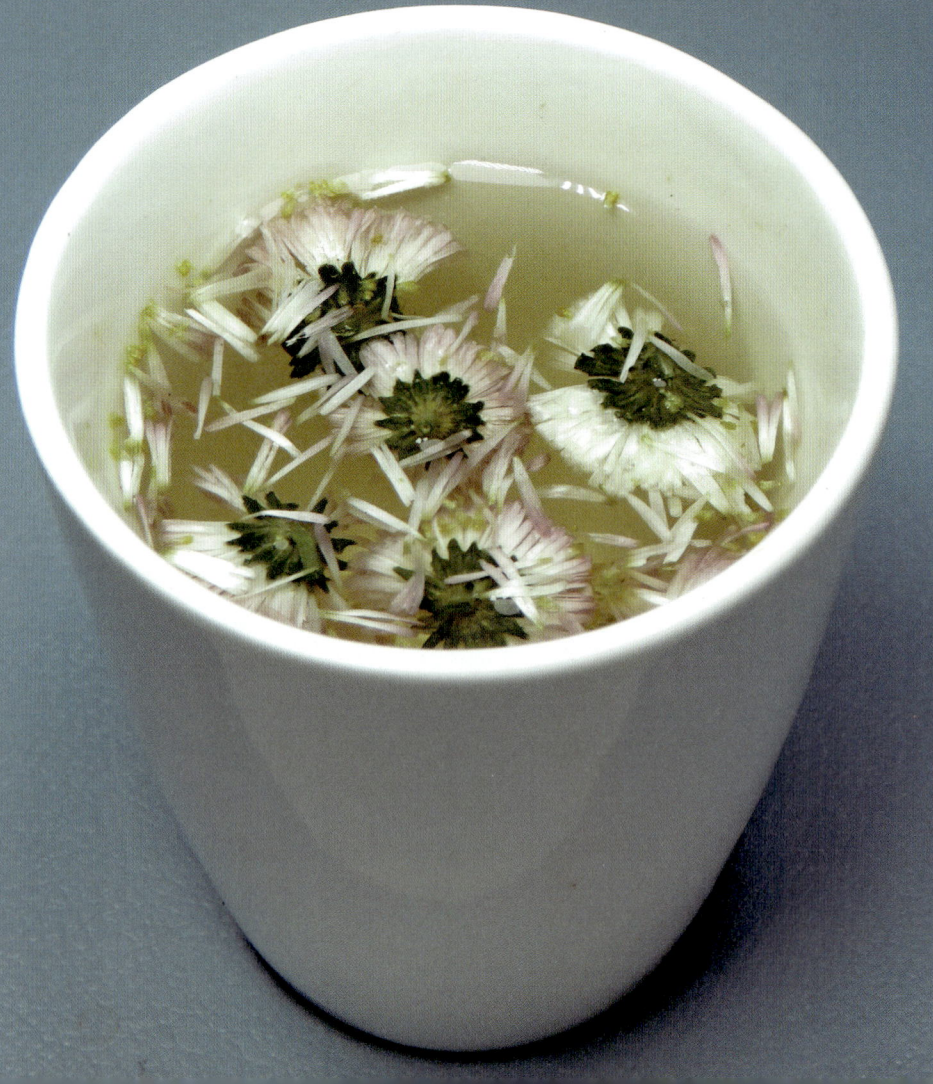

데이지 꽃차 만들기

데이지는 도로변 화단이나 빌딩 화단, 가정집 정원에서 흔히 심는 화초이다. 데이지 꽃은 예로부터 먹어온 전통적인 식용 꽃이지만 특별하게 맛있는 꽃은 아니다.

데이지 꽃차 맛
쓰고 시큼하고 떫떠름하지만 뒷맛은 특히 쓴 맛이다.
한 잔에 꽃 1~2송이만 넣는 것이 좋다.

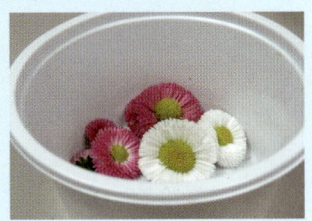

봄~여름에 데이지 꽃을 꽃받침을 포함해 채취한다. 가급적 중금속 오염이 없는 시골집 화단이나 풀밭에서 자라는 데이지 꽃을 채취한다.

여름 꽃은 자연건조시 꽃에 있는 작은 벌레나 진딧물이 생존하게 되므로 가급적 인공건조가 좋다. 식품건조기에 넣고 50~60도 온도에서 8시간 이상 건조시키는데 수량이 많을수록 건조 시간은 배로 늘어나고 벌레도 퇴치된다.

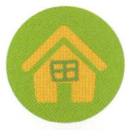
식품건조기로 건조시킨 경우 습기가 남아 있을 수 있으므로 햇볕에 한 번 더 바짝 건조시킨다. 건조시킨 꽃은 냉동실에 보관한다.

필요할 때마다 꽃 1/2개 분량을 차로 우려마신다. 기호에 따라 설탕이나 꿀을 가미한다.

데이지의 특징과 영양 성분 백서

01. 데이지는 '샤스타데이지'나 '리빙스턴데이지'처럼 다양한 꽃이 있지만 보통은 잉글리시데이지(*Bellis perennis*)를 지칭한다.
02. 데이지라는 이름은 낮에 꽃이 피고 밤에 꽃잎을 닫는 모습에서 Day's eye라는 별명이 생겼는데 이것이 데이지라는 이름의 유래가 되었다.
03. 잉글리시데이지의 원산지는 영국을 포함한 북유럽 일원이고 원산지에서는 여러해살이풀이지만 개량종은 대개 한해살이풀이다.
04. 데이지는 맛있는 식용 꽃은 아니지만, 어린잎은 샐러드로 식용할 수 있고, 꽃은 샌드위치에 넣어 먹을 수 있다.
05. 유럽의 민간에서는 데이지를 타박상, 염좌, 수렴, 부종, 두통, 현기증 등에 사용한 기록이 있다.

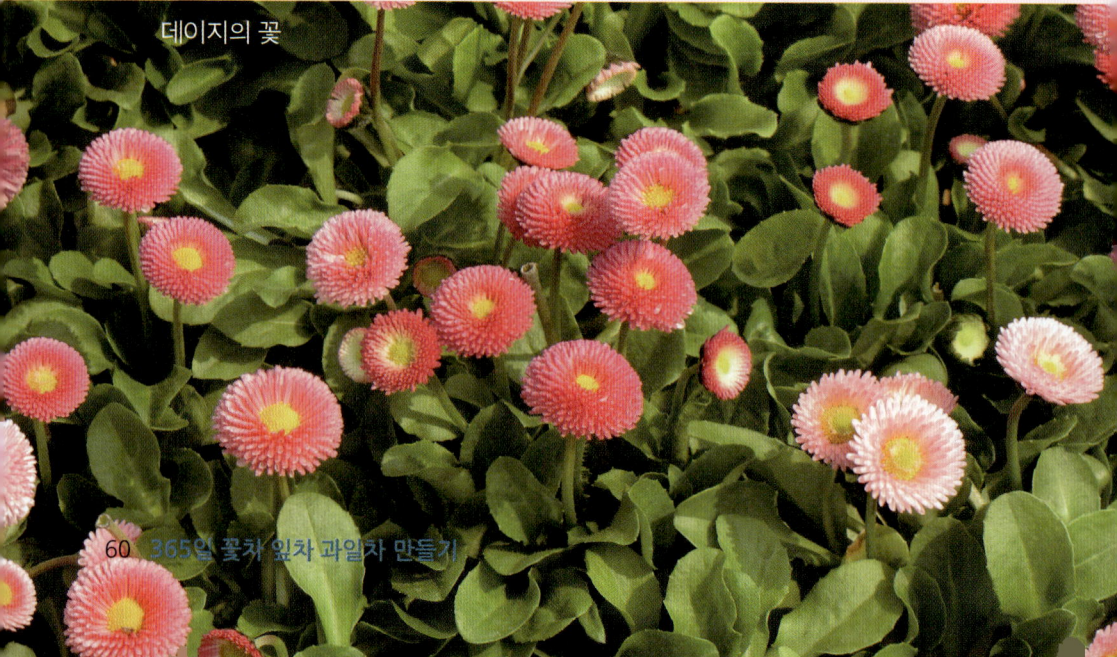

데이지의 꽃

요로결석의 효능이 있는
해바라기차 (해바라기 꽃차)

국화과 *Helianthus annuus* 꽃 : 7~9월 높이 : 1~3m

해바라기는 아즈텍 문명에서 태양신을 상징하는 꽃인데 이는 인디언이나 남미 잉카문명에서도 마찬가지였다. 이 때문에 해바라기의 학명 중 *Helianthus*는 태양을 뜻하는 Helios와 꽃을 뜻하는 anthos라는 단어가 조합되어 만들어졌다.

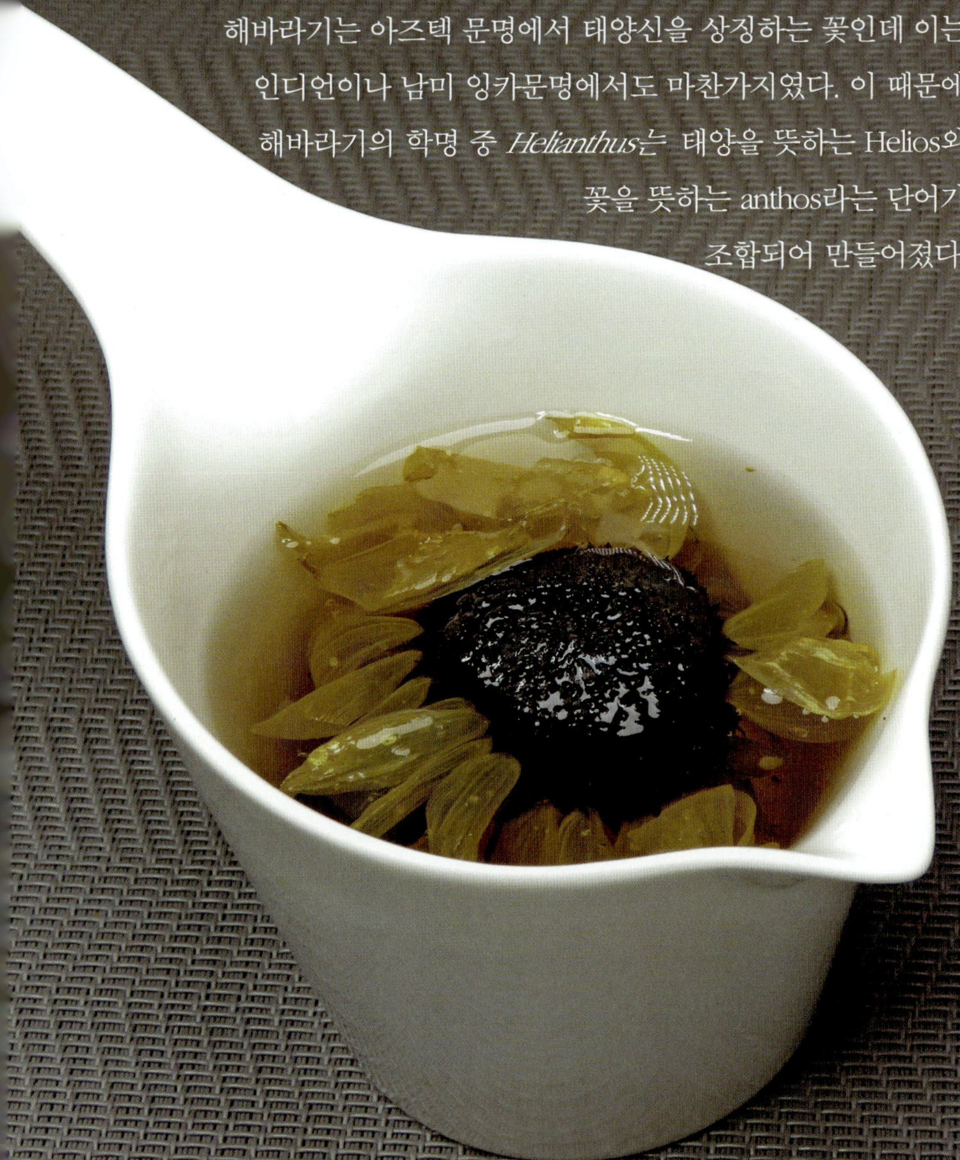

해바라기 꽃차 만들기

해바라기의 꽃잎(혀꽃)과 대롱꽃(중앙 관상화 부분)을 건조시킨 후 뜨거운 물에 우려마시는 차이다.

해바라기 꽃차의 맛
혀꽃과 대롱꽃을 침출 차로 같이 우리는데 조금 쓴맛과 함께 미세한 단맛이 난다.

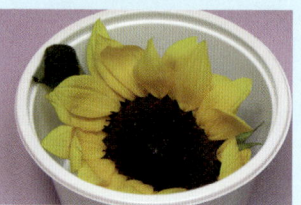

여름~가을에 해바라기 꽃을 채취하되 꽃봉오리도 상관없다. 가급적 대기오염과 중금속 오염이 심한 도심에서는 채취하지 않는다. 여름 꽃이므로 날벌레가 없는 꽃을 채취한다.

여름 꽃은 자연건조시 꽃에 있는 작은 벌레나 진딧물이 생존하게 되므로 가급적 인공건조가 좋다. 식품건조기에 넣고 50~60도 온도에서 8시간 이상 건조시키는데 수량이 많을수록 건조 시간은 배로 늘어나고 벌레도 퇴치된다.

수분이 잔존하고 있을 경우 식품건조기나 햇볕에서 바삭거릴 때까지 다시 건조시킨다. 그 후 작은 꽃은 그대로, 큰 꽃은 분쇄한 후 밀폐 용기에 담고 냉동실에 보관한다.

필요할 때마다 티스푼으로 2~3스푼씩 뜨거운 물에 타 마신다. 필요한 경우 설탕, 감초, 꿀을 가미해 섭취한다.

해바라기의 특징과 영양 성분 백서

01. 북중미 원산의 해바라기는 16세기에 유럽에 전래된 후 전 세계에 전파되었다.
02. 원산지에서의 해바라기는 여러해살이풀이지만 우리나라에서는 한해살이풀로 취급한다.
03. 씨앗을 압착해 만든 해바라기 기름은 식용 및 미용뿐 아니라 바이오디젤 원료로 사용할 수 있다. 해바라기 기름을 식용으로 많이 섭취했던 나라는 러시아이고 한때는 러시아의 국화이기도 했다. 현재는 우크라이나의 국화이다.
04. 해바라기는 잉카 문명에서 태양을 상징한다 하여 숭배되었다.
05. 해바라기의 생약명은 '향일규(向日葵)'이다. 한방에서는 꽃을 포함한 전초를 이뇨, 변비, 위장통, 요로결석, 치통, 두통, 침침한 눈, 월경통, 혈뇨, 당뇨에 약용한다.

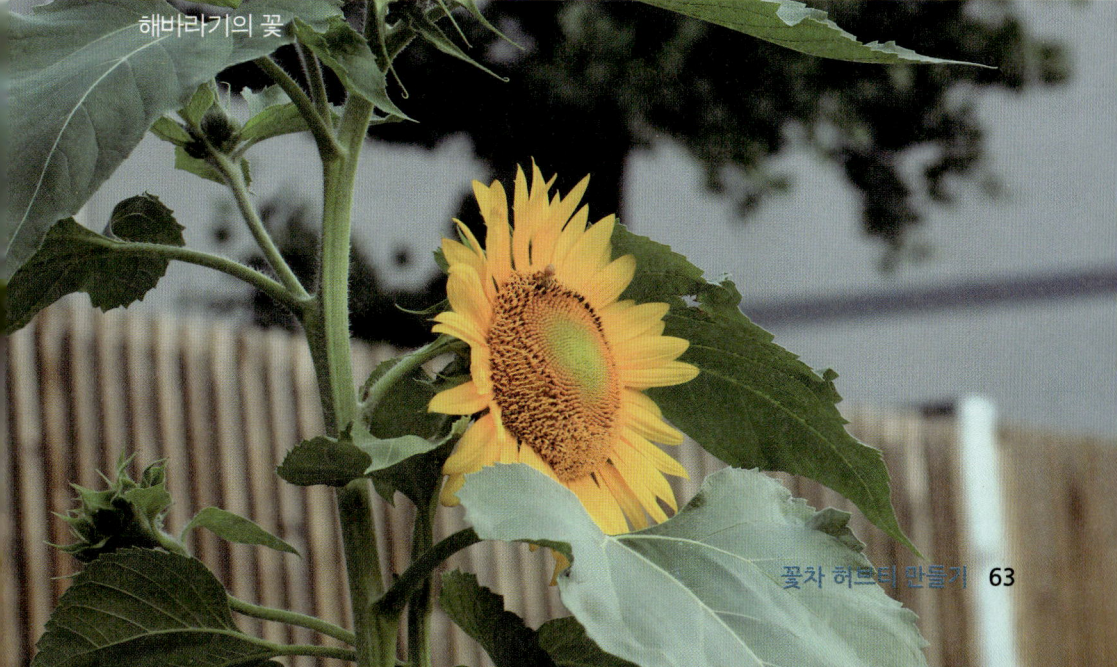

해바라기의 꽃

인후통에 좋은 꽃차
차이브 허브티(양파, 부추, 대파꽃차)

백합과 *Allium schoenoprasum* 꽃 : 5~6월 높이 : 30~50cm

'골파'라고도 불리는 차이브는 양파보다 온화한 맛의 허브이다. 잎은 부추나 쪽파처럼 각종 샐러드나 국물 요리로 섭취할 수 있다. 차이브의 꽃은 각종 요리의 데코레이션으로 사용할 뿐 아니라 사람이 식용할 수 있는 식용 꽃이다

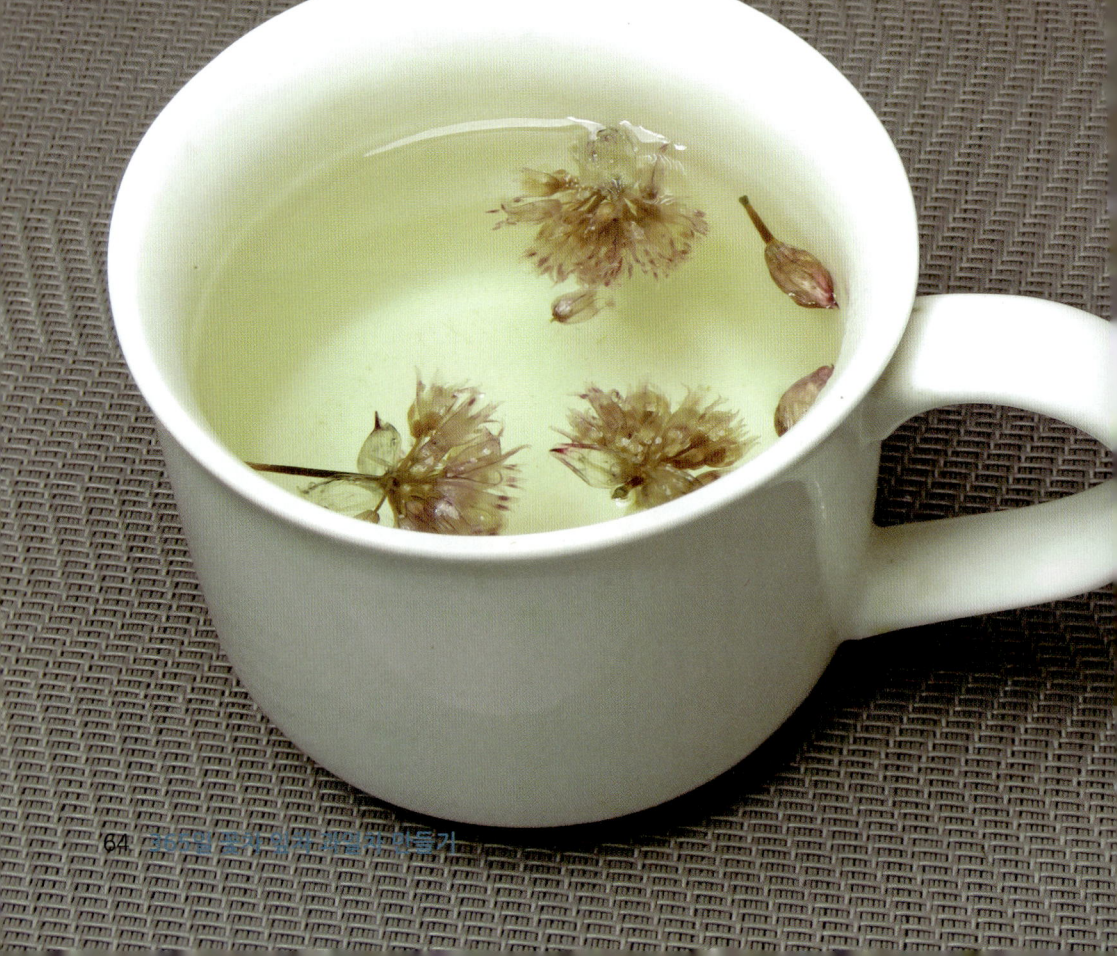

차이브꽃차 만들기

차이브란 우리나라의 쪽파나 부추와 비슷한 허브 식물이다. 대파보다는 작은 골파 종류이다.

차이브꽃차 맛
싱싱한 향이 나고 순한 매운 맛과 미세한 단맛이 나는 음료이다. 설탕을 가미하지 않고도 상시 즐길 수 있는 차이다.

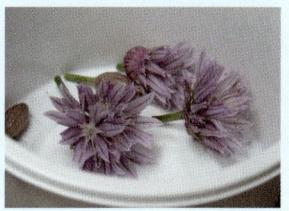

여름에 차이브 꽃을 채취한다. 텃밭에서 키우는 대파, 양파, 부추의 꽃도 비슷한 맛이므로 해당 꽃을 수확해도 된다. 여름 꽃이므로 꽃봉오리 안에 날벌레나 진드기가 있는지 확인하고 채취한다.

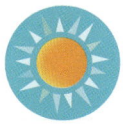
자연에서 건조시킬 경우 응달에서 건조시키되 날벌레들이 꼬이지 않도록 망사로 덮어준다. 여름 꽃은 자연건조시 꽃에 있는 작은 벌레나 진딧물이 생존하게 되므로 가급적 인공건조가 좋다. 식품건조기에 넣고 40~50도 온도에서 8시간 이상 건조시키는데 수량이 많을수록 건조 시간은 배로 늘어나고 벌레도 퇴치된다.

수분이 잔존하고 있을 경우 식품건조기나 햇볕에서 다시 한 번 건조시킨다. 차이브 종류는 꽃에서 살균 성분이 있어 상온 보관이 가능하지만 장기간 보관하려면 냉동실이 좋다.

필요할 때마다 티스푼으로 1~2스푼 또는 꽃 1/2송이를 뜨거운 물에 타 마시거나 다른 음료와 혼합해 마신다.

차이브의 특징과 영양 성분 백서

01. 차이브의 자생지는 유럽, 아시아, 북미에 넓게 퍼져 있어 원산지를 따지는 것은 무의미해졌다. 우리나라에서는 차이브를 '골파'라고 부른다.

02. 여러해살이풀인 차이브는 높이 50cm 내외로 자라고 꽃은 부추나 대파 꽃과 비슷하다.

03. 차이브는 오래 전부터 유럽의 민가에서 마늘이나 파처럼 주방의 향신료로 사용하였다.

04. 식용 꽃인 차이브의 꽃을 섭취하는 방법은 일반적으로 샐러드이지만 꽃식초를 만들 때도 사용한다.

05. 차이브 꽃은 양파 향이 나지만 그 맛은 양파, 마늘, 부추에 비해 순한 편이다.

06. 유럽의 민간에서는 차이브를 인후통, 이뇨, 저혈압의 약으로 사용하였다.

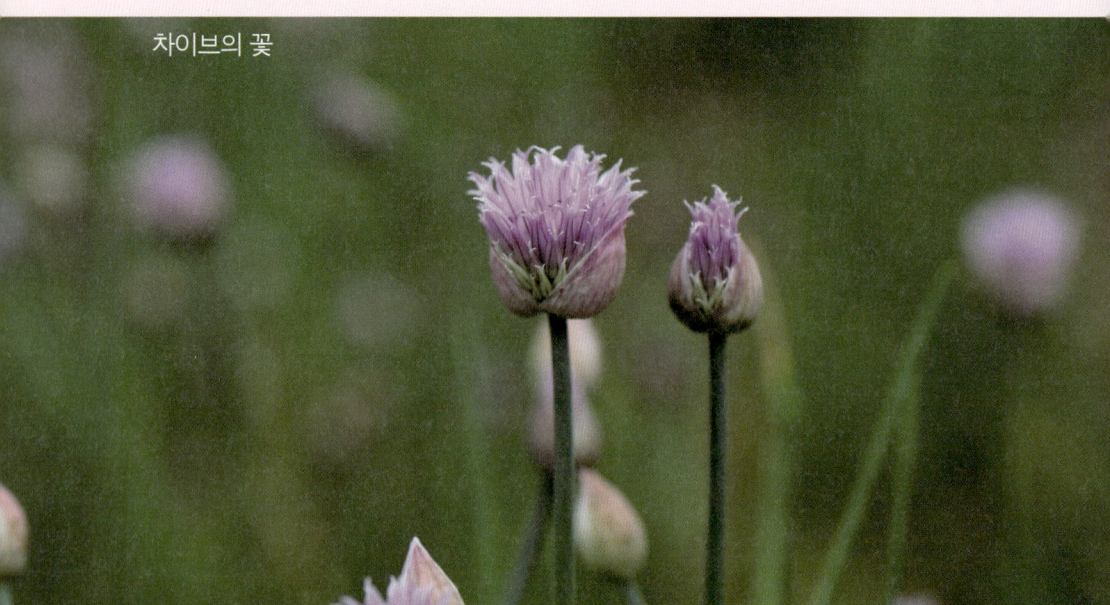

차이브의 꽃

우울증, 정서안정을 위한
라벤더 허브티(꽃차, 잎차)

꿀풀과 *Lavandula angustifolia* 꽃 : 6~8월 높이 : 1~2m

라벤더 품종에서 식용할 수 있는 라벤더는 잉글리시라벤더이다. 예를 들면 *Lavandula angustifolia 'Munstead'* 품종과 *Lavandula angustifolia 'Hidcote.'* 품종의 꽃과 잎은 주방 요리에서 더러 사용할 수 있다. 라벤더의 다른 품종은 주방 요리에서 사용하지 않는다.

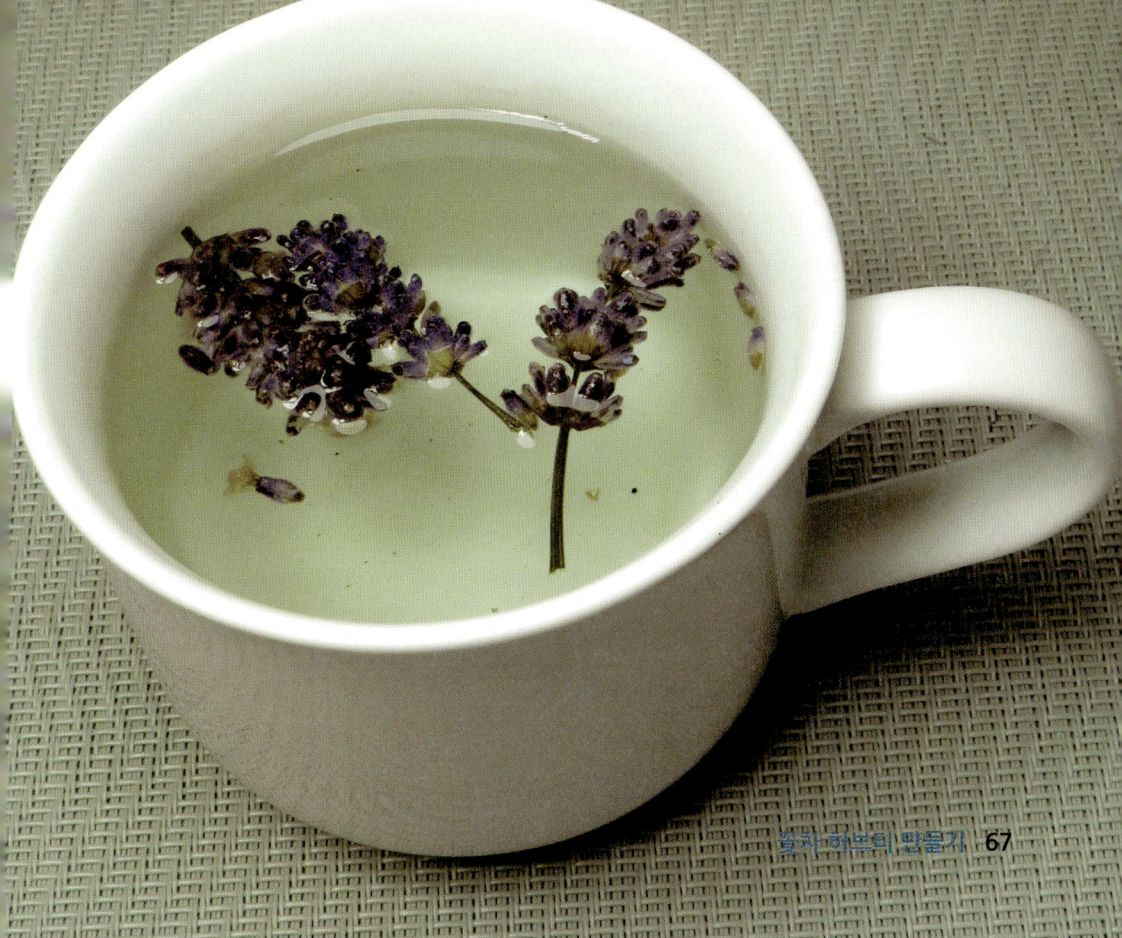

라벤더 허브티(꽃차) 만들기

라벤더 꽃차는 잉글리시라벤더의 꽃이나 잎을 뜨거운 물에 우려 마시는 것을 말한다. 쓴맛이 아주 강해 식용이 쉬운 편은 아니다. 꽃차는 라벤더 꽃이 개화하기 전의 꽃봉오리를 채집해야 한다.

라벤더 꽃차 맛
라벤더 특유의 방향과 함께 쓴맛이 매우 강하므로 연하게 만들려면 재료를 조금만 넣는다.

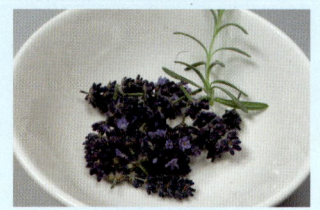

봄~여름에 라벤더 꽃을 꽃대를 포함해 함께 채취하되 잉글리시라벤더의 꽃을 채집하고 꽃이 개화하기 전의 봉우리를 채집한다.

자연에서 건조시킬 경우 응달에서 건조시키되 날벌레들이 꼬이지 않도록 망사로 덮어준다. 또는 식품건조기에 넣고 40~50도 온도에서 8시간 이상 건조시키는데 수량이 많을수록 건조 시간은 배로 늘어난다.

습기가 남아 있을 경우 식품건조기나 햇볕에서 한 번 더 바짝 건조시킨다. 꽃에도 살균 성분이 있어 상온 보관이 가능하지만 가급적 냉동실에 보관한다.

필요할 때마다 꽃대 1/2가닥을 우려마신다. 1가닥 이상 넣으면 향이 진하고 쓴맛이 강해 못 먹을 수도 있다.

라벤더의 특징과 영양 성분 백서

01. 상록 여러해살이풀인 라벤더의 원산지는 지중해 연안이다.
02. 라벤더의 이름은 고대 로마에서 욕조에 향수 삼아 넣은 뒤 몸을 씻을 때 사용한 꽃이란 뜻에서 '씻다'에서 유래되었다.
03. 라벤더는 잉글리시라벤더 품종의 잎을 요리나 식용용으로 더 사용된다.
04. 그 외 라벤더는 약용 허브로 사용하거나 허브 목욕용품의 원료로 사용하는 품종이 있다.
05. 말린 라벤더 꽃과 라벤더 오일은 나방을 예방한다.
06. 라벤더 오일은 독성이 있어 오일을 직접 섭취할 수는 없다.
07. 유럽의 민간에서는 라벤더를 우울, 불면, 위장장애, 두통, 탈모 예방에 사용한 기록이 있다. 또한 항균 및 살균 효능이 있다.

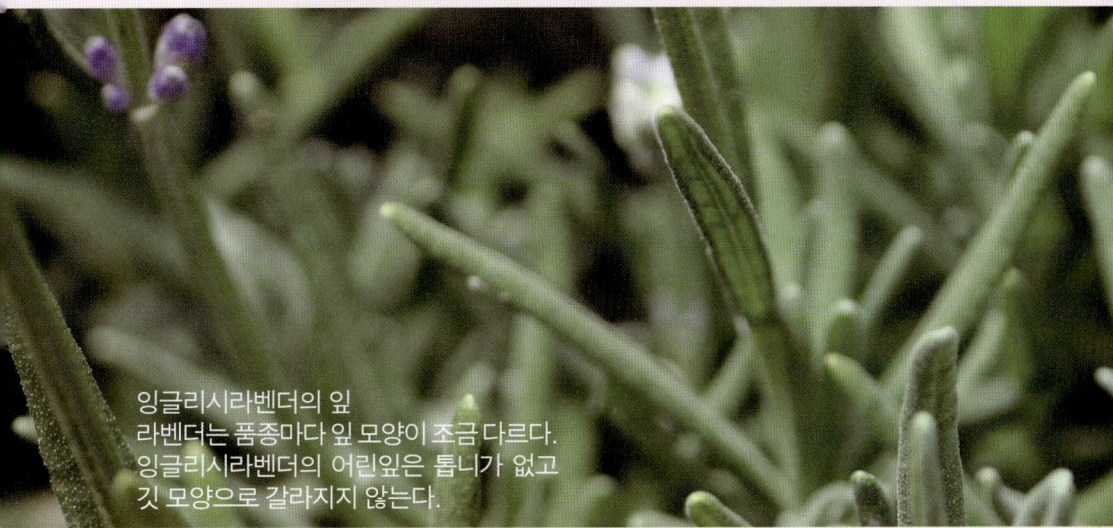

잉글리시라벤더의 잎
라벤더는 품종마다 잎 모양이 조금 다르다.
잉글리시라벤더의 어린잎은 톱니가 없고
깃 모양으로 갈라지지 않는다.

깨꽃도 먹어 볼까?
사루비아 꽃차

꿀풀과 *Salvia splendens* 꽃 : 5~8월 높이 : 30~50cm

우리나라의 초등학교 화단에서 흔히 볼 수 있는 사루비아는 해충에 강할 뿐 아니라 질병이 없어 전 세계에서 가정집 화단은 물로 도심 공원의 지피식물로 흔히 심는 꽃이다.

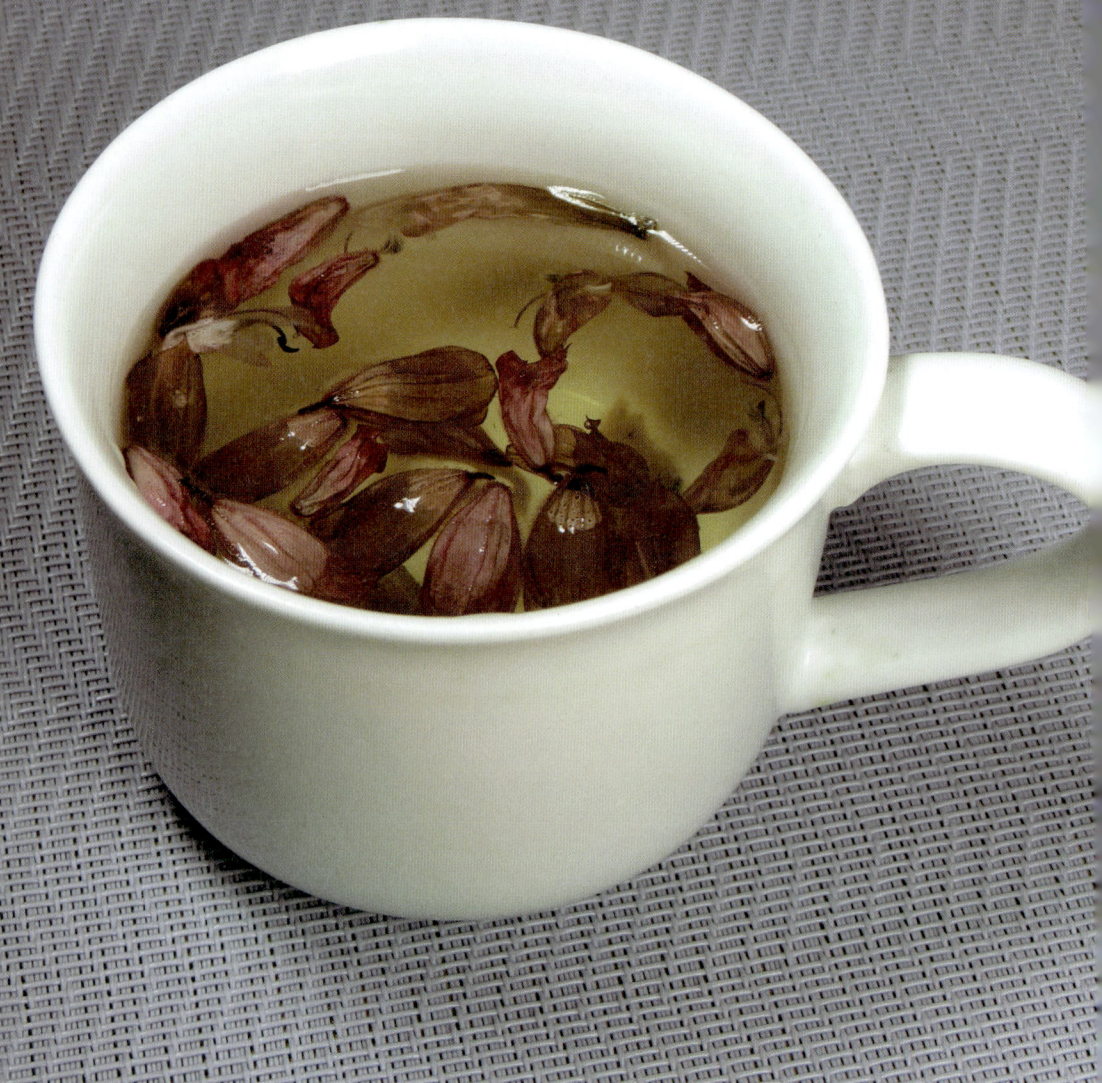

사루비아 꽃차 만들기

　사루비아 꽃차는 전체적으로 쓴맛이 강해 맛있게 먹을 수 있는 차는 아니다. 사루비아의 근연종은 허브류 중에서 세이지 종류가 있으므로 세이지로 꽃차를 만들어 보는 것도 생각해 볼 만하다.

사루비아 꽃차의 맛
전반적으로 쓴맛이 강하고 다른 특징적이거나 매력적인 맛은 보이지 않는다.

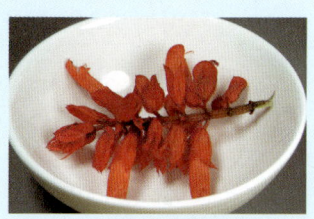

여름~가을에 사루비아 꽃을 화단에서 채집한다. 사루비아 꽃은 도로변 화단에 식재된 경우가 많으므로 흙먼지가 많다. 벌레와 먼지가 없는 싱싱한 꽃을 채취하는 것이 좋으며 보통 밤~아침에 채취한다. 여름 꽃은 수집 후 살짝 세척한 후 물기를 털어내어야 개미나 진딧물 같은 이물질을 조금이라도 털어낼 수 있다.

자연에서 건조시킬 경우 응달에서 건조시키되 날벌레들이 꼬이지 않도록 망사로 덮어준다. 또는 식품건조기에 넣고 40~60도 온도에서 8시간 이상 건조시킨다.

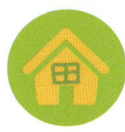
식품건조기로 건조시킨 경우 습기가 남아 있을 수 있으므로 바싹 마르도록 다시 건조시킨 후 밀폐 용기에 담고 냉동실 또는 건냉암소에 보관한다.

필요할 때마다 1g을 차로 우려먹는다. 전체적으로 매우 쓴 맛이 나므로 기호에 따라 감초를 1대 1 비율로 섞은 후 우려마신다.

사루비아의 특징과 영양 성분 백서

01. 브라질의 고산지대에서 자생하는 사루비아는 '깨꽃'이라고도 말한다. 우리나라에서는 초등학교 화단에서 흔히 볼 수 있는 화초이다.

02. 사루비아의 정식 명칭은 *Salvia splendens*이고 영문 이름은 '스칼렛 세이지'이다. 사루비아는 샐비어를 발음하지 못하는 일본어 이름을 우리말로 옮기면서 생겨난 이름이다.

03. 지금의 사루비아는 흰색이나 보라색 꽃이 피는 다양한 품종이 있고 보통 화단이나 지피식물로 많이 식재한다.

04. 사루비아의 약용 효능은 알려진 기록이 없지만 민간에서는 인후통이나 호흡기 질환에 사용한 기록이 있다.

05. 사루비아의 유사종은 허브류의 '핫립세이지', '체리세이지, '블루세이지' 등이 있는데 식용 목적으로는 체리세이지 등이 더 좋지만 차로는 적합하지 않고 알코올 음료의 장식 꽃으로 어울린다.

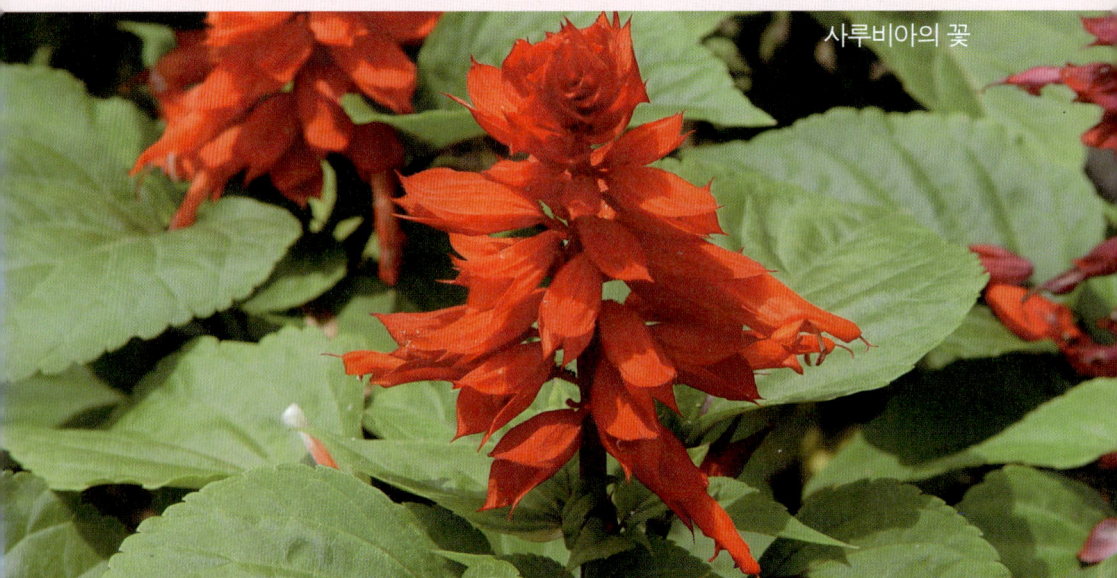

사루비아의 꽃

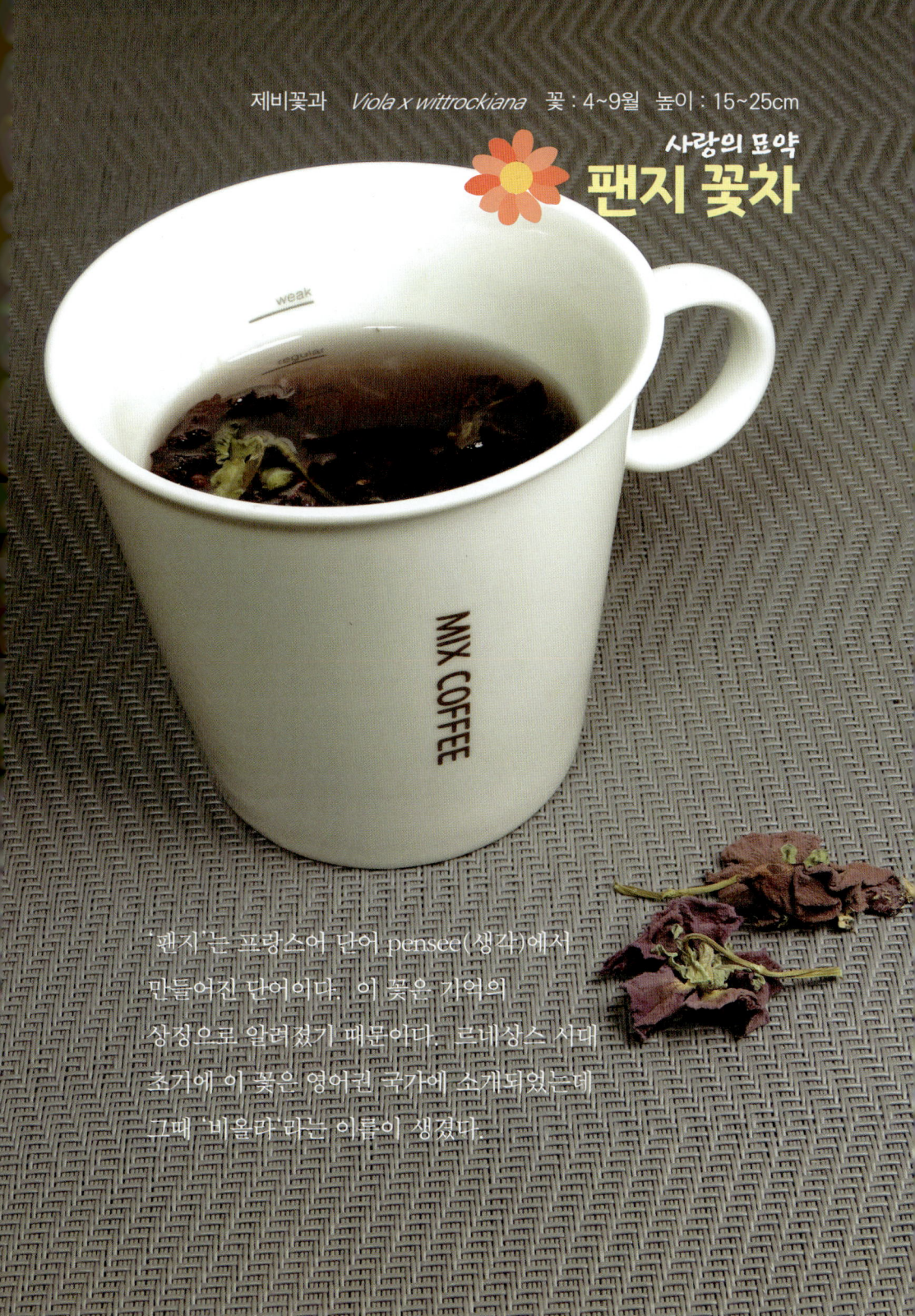

제비꽃과   *Viola x wittrockiana*   꽃 : 4~9월   높이 : 15~25cm

**사랑의 묘약
팬지 꽃차**

"팬지"는 프랑스어 단어 pensee(생각)에서 만들어진 단어이다. 이 꽃은 기억의 상징으로 알려졌기 때문이다. 르네상스 시대 초기에 이 꽃은 영어권 국가에 소개되었는데 그때 '비올라'라는 이름이 생겼다.

팬지꽃차 만들기

팬지 꽃의 색상은 품종에 따라 노란색, 자주색, 흰색, 삼색 컬러가 있고 침출 차의 맛은 꽃의 색상에 따라 미세하게 다르다.

팬지꽃차의 맛
팬지꽃차는 팬지 꽃의 색상에 따라 맛이 달라진다. 즉, 꽃의 색상에 따라 차의 맛도 달라지면서 연한 매운맛이 나거나 텁텁하고 쓴 맛이 난다. 자주색 팬지꽃차는 조금 텁텁하고 조금 쓴 맛이 나므로 약이라고 생각하고 마신다.

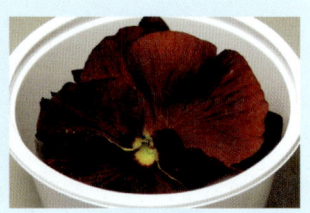

봄~가을에 공기오염이 없는 화단에서 꽃을 채취하거나 또는 봄에 모종을 심어 가꾼 뒤 꽃을 채취한다. 꽃받침을 포함해 채취한다.

자연에서 건조시킬 경우 응달에서 건조시키되 날벌레들이 꼬이지 않도록 망으로 덮어준다. 또는 식품건조기에 넣고 50~60도 온도에서 8시간 이상 건조시키는데 수량이 많을수록 건조 시간은 배로 늘어난다.

식품건조기로 건조시킨 경우 습기가 잔존할 수 있으므로 한 번 더 햇볕에 바삭하게 건조시킨 후 밀폐 용기에 담고 냉동실 또는 건냉암소에 보관한다.

필요할 때마다 꽃잎 몇 개를 차로 우려마신다.

팬지의 특징과 영양 성분 백서

01. 팬지는 폴란드의 국화이다.
02. 야생팬지라고 알려진 *Viola tricolor* 품종은 팬지의 조상 중 하나이다. 야생 팬지는 한 포기당 50개 이상의 씨앗을 만들어낸다.
03. 유럽 민간에서는 오래 전부터 팬지를 간질, 천식, 감기, 습진, 피부염, 이뇨, 방광염에 약용하였고, 팬지의 꽃 색상에 따라 다른 색깔의 식용 염료로도 사용할 수 있다.
04. 최근 연구에 의하면 *Viola tricolor* 품종에는 항암, 항균, 항염 성분이 있음이 연구되었다.
05. 로마 신화의 큐피드 이야기에서의 팬지는 사랑의 묘약 기능을 한다. 팬지 즙을 눈에 바르면 그 사람이 눈을 떴을 때 맨 처음 본 사람을 사랑하게 된다는 이야기가 그것이다.

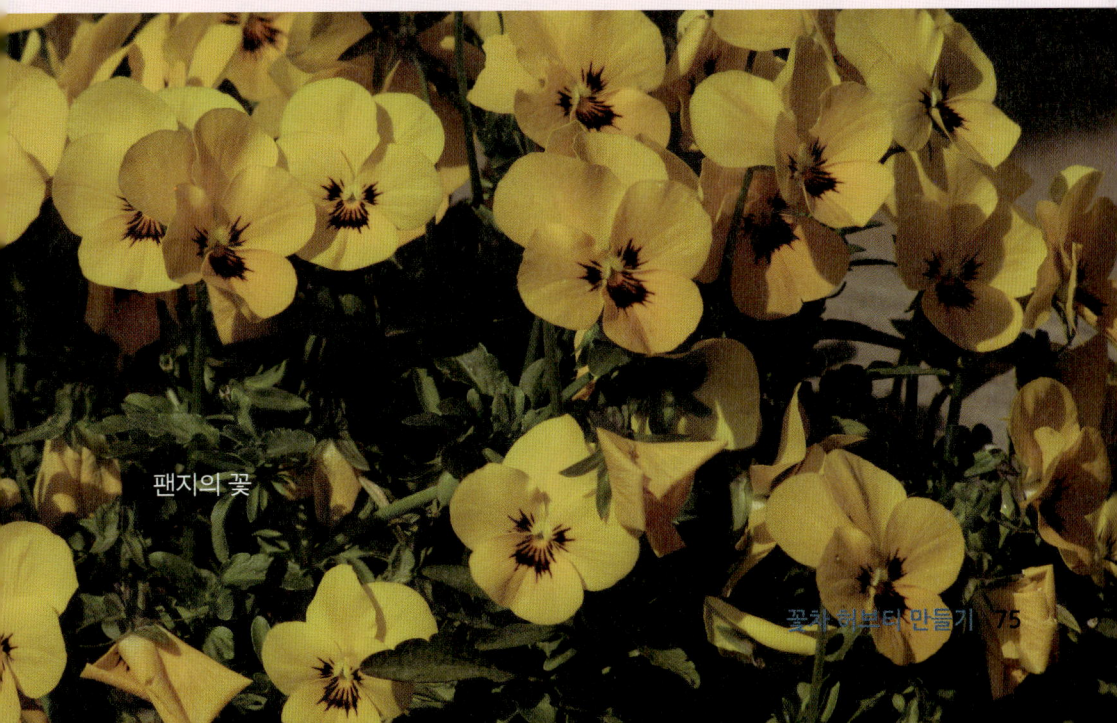

팬지의 꽃

시력에 도움이 되는
갓 꽃차와 유채 꽃차

배추과(십자화과)　*Brassica juncea*　꽃 : 4월　높이 : 1~1.5m

　갓김치의 재료인 갓은 배추과 식물 특유의 십자 모양의 꽃이 달린다. 갓 꽃은 생으로 먹을 때 아삭한 식미가 있어 샐러드의 좋은 재료인데 꽃차로도 나쁘지 않다. 보리차 대신 갓 꽃차나 유채 꽃차를 대신하면 어떨까?

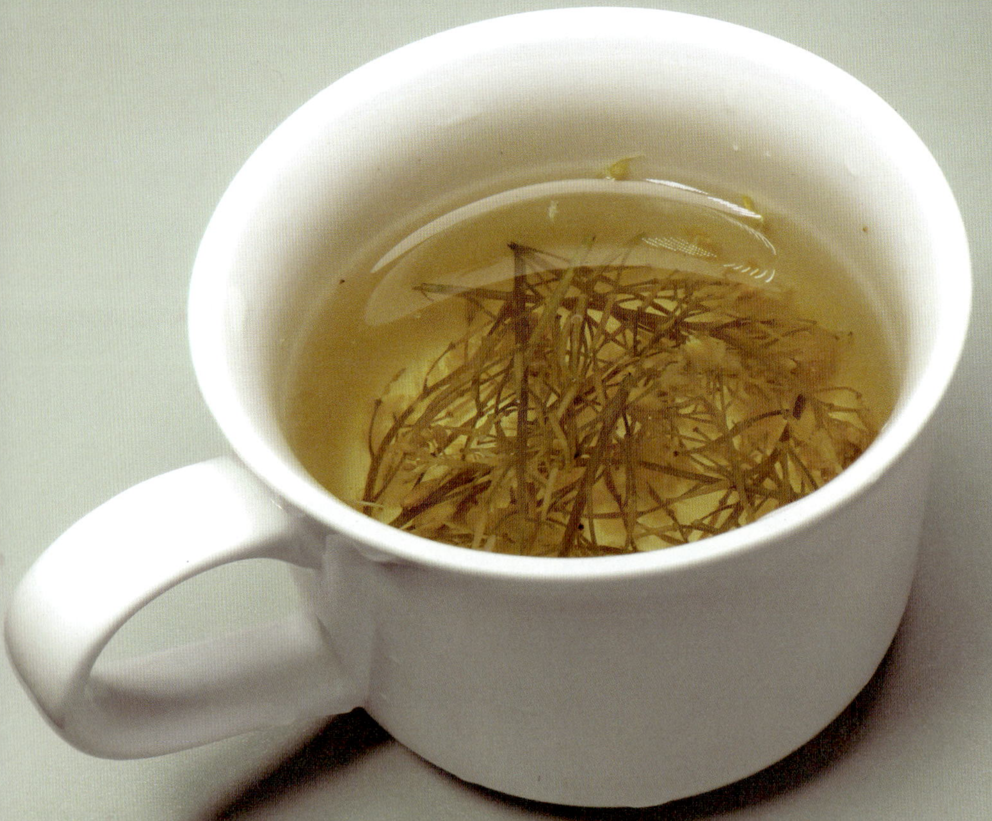

갓 꽃차 만들기

갓 꽃차는 갓의 꽃을 잘 말린 뒤 뜨거운 물에 우려마시는 차이다. 갓 꽃이 보이지 않으면 유채, 무, 배추 꽃을 이와 같은 방식으로 채집한 뒤 우려마실 수 있다.

갓 꽃차의 맛

배추과(십자화과)의 꽃은 특유의 아삭하고 상큼하고 매운 맛이 있듯, 갓 꽃차 역시 시큼하고 미세한 매운 맛에 순한 맛이 난다. 잡맛이 없는 음료이므로 많이 준비한 후 상시로 마실 수 있는 꽃차다.

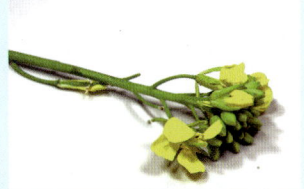

늦봄에 갓 꽃이나 유채꽃을 꽃자루를 포함해 채취한다. 가급적 흙먼지나 자동차 매연으로 오염된 도로변이 아닌 한적한 갓 밭이나 유채밭, 들판, 강변, 바닷가에서 꽃을 채취한다.

자연에서 건조시킬 경우 응달에서 건조시키되 날벌레들이 꼬이지 않도록 망사로 덮어준다. 또는 식품건조기에 넣고 40~50도 온도에서 6시간 이상 건조시키는데 수량이 많을수록 건조 시간은 배로 늘어난다.

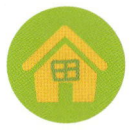
식품건조기로 건조시킨 경우 습기가 남아 있을 수 있으므로 햇볕에 한 번 더 바삭하게 건조시킨다. 건조된 갓 꽃은 밀폐 용기에 담고 냉동실에 보관한다.

필요할 때마다 꽃자루를 2스푼 정도 뜨거운 물에 우려마신다. 별도의 당분을 가미하지 않고도 마실 수 있는 차이다.

갓 꽃의 특징과 영양 성분 백서

01. 갓과 유채는 꽃과 잎이 거의 비슷한 모양이기 때문에 멀리서 보면 서로 구별하기가 어렵다.

02. 갓과 유채는 구별이 용이하지 않지만 한 가지 구별 포인트가 있다. 갓은 줄기 상단 잎도 잎자루가 있는 반면, 유채의 줄기 상단 잎은 잎자루가 없고 잎 아래서 귀 모양으로 줄기를 감싸는 것이 특징이다.

03. 갓과 유채는 어린잎을 생나물로 무쳐먹을 수 있다. 또한 갓은 갓김치로 담가먹을 수 있고 절임은 물론 일반 채소처럼 각종 국물 요리나 볶음 요리의 재료로 사용한다.

04. 갓은 일종의 겨자 식물이므로 항균은 물론 건강에 좋은 채소이다. 갓에는 비타민이 많이 함유되어 노화예방에 좋은데 특히 시력에 좋은 비타민 A와 뼈 건강에 좋은 비타민 K가 다량 함유되어 있다.

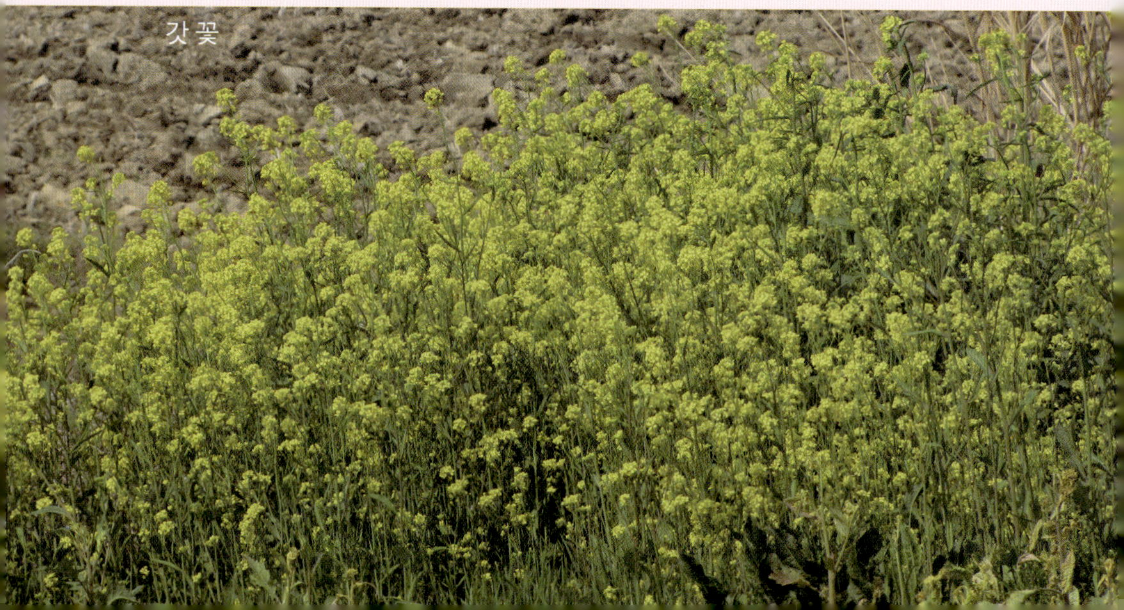

갓 꽃

해열, 해독의 효능이 있는
지칭개 꽃차

국화과　*Hemistepta lyrata*　꽃 : 5~7월　높이 : 60~80cm

극동아시아, 열대아시아, 호주 등의 빈터나 황무지, 둑방에서 자생하는 지칭개는 생김새와 다르게 예로부터 약용해 온 약초 식물이다. 주요 효능은 부종, 해열, 해독에 있다.

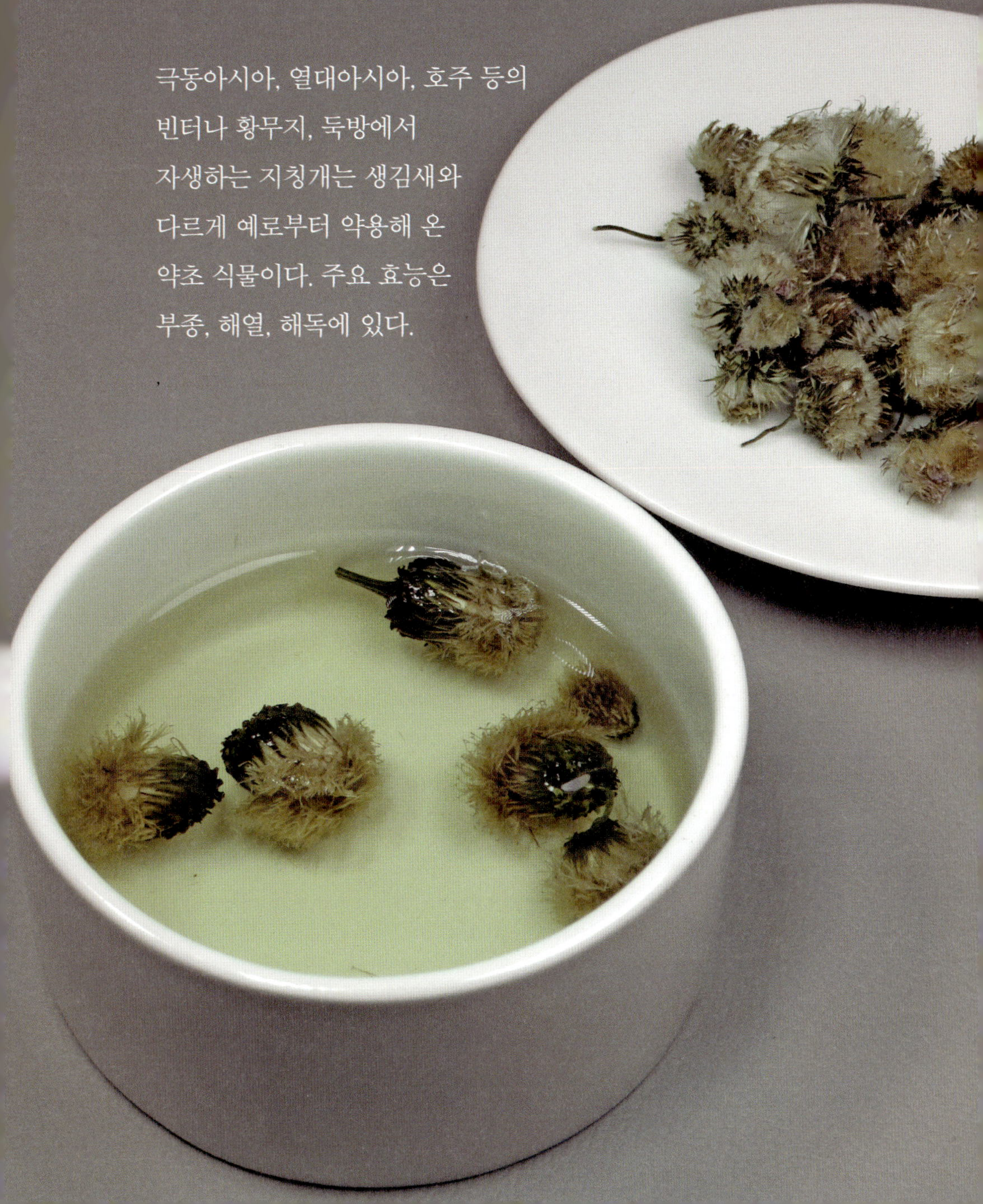

지칭개 꽃차 만들기

지칭개 꽃차는 쓴맛과 풀맛이 나는 차이다. 기호에 따라 감초를 넣어서 차로 우려마실 수 있다.

지칭개 꽃차의 맛
쓴맛과 풀맛이 나기 때문에 다른 재료와 혼합하는 것도 생각해 볼 만하다.

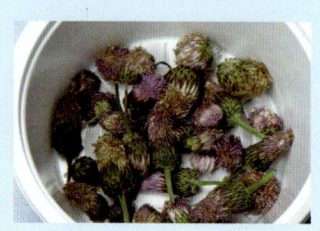

 여름이 오기 전인 늦봄~초여름에 야생에서 지칭개 꽃을 채취한다. 통상 5월부터 꽃에 날벌레나 벌레알이 생성되므로 벌레나 진딧물, 거미가 없는 꽃을 잘 찾아본다.

 자연에서 건조시킬 경우 응달에서 건조시키되 날벌레들이 꼬이지 않도록 망사로 덮어준다. 또는 식품건조기에 넣고 40~60도 온도에서 12시간 이상 건조시키는데 수량이 많을수록 건조 시간은 배로 늘어난다.

 식품건조기로 건조시킨 경우 습기가 남아 있을 수 있으므로 바삭거리도록 다시 건조시킨 후 냉동실 또는 건냉암소에 보관한다.

 필요할 때마다 1g이나 꽃봉우리 몇 개를 우려먹는다. 단맛이 필요할 경우 지칭개와 감초를 7:3 비율로 섞어서 차로 우린다.

지칭개의 특징과 영양 성분 백서

01. 지칭개는 우리나라 전국에서 자생하는 두해살이풀이다. 농촌의 풀밭, 도랑, 논두렁, 밭두렁은 물론 도심지의 빈터나 황무지에서도 자라는 일종의 잡초이다.
02. 지칭개의 어린잎은 나물로 식용할 수 있지만 쓴 맛이 강하기 때문에 데친 후 여러 번 우려내야 한다.
03. 지칭개는 전초를 약용한다. 해독, 해열, 항염, 부종, 치루, 골절상, 유방염, 가려움증에 효능이 있다.
04. 칼에 베인 상처나 외상출혈에는 지칭개 잎을 짓이겨서 바른다.

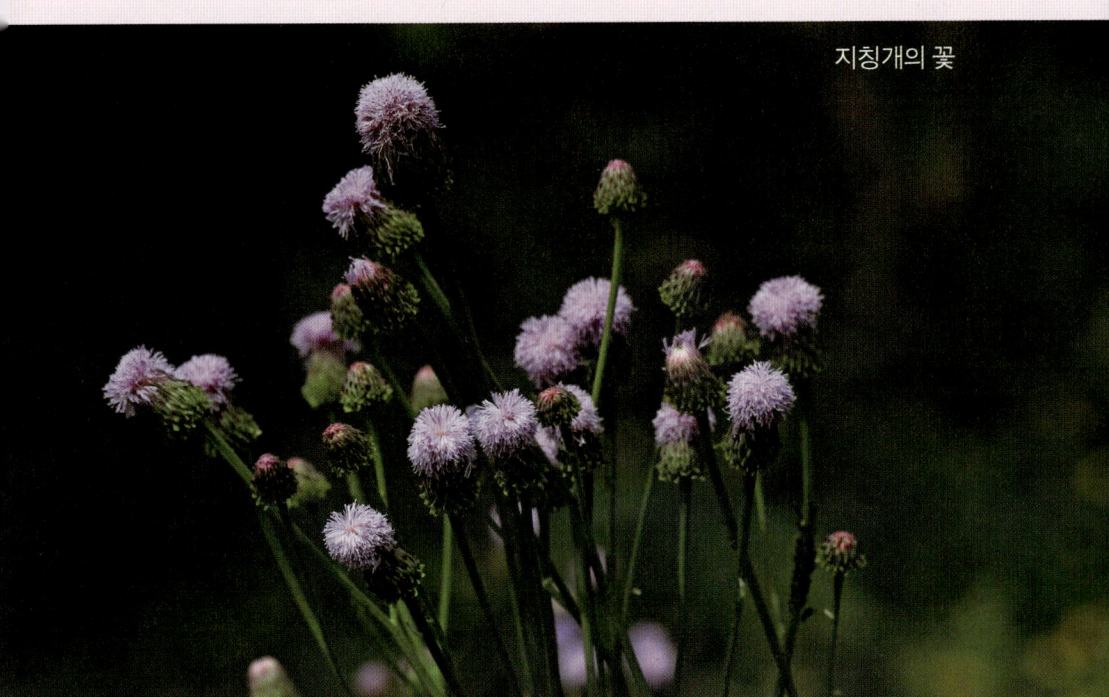

지칭개의 꽃

의외로 순하고 참 괜찮은 꽃차
조뱅이 꽃차

국화과 *Breea segeta* 꽃 : 5~6월 높이 : 30~60cm

조뱅이는 지칭개와 비슷하지만 지칭개와 달리 맛있는 꽃차이다. 조뱅이의 어린 꽃은 국화과 특유의 쓴맛이 적고 아삭한 식미와 미세한 단맛이 난다.

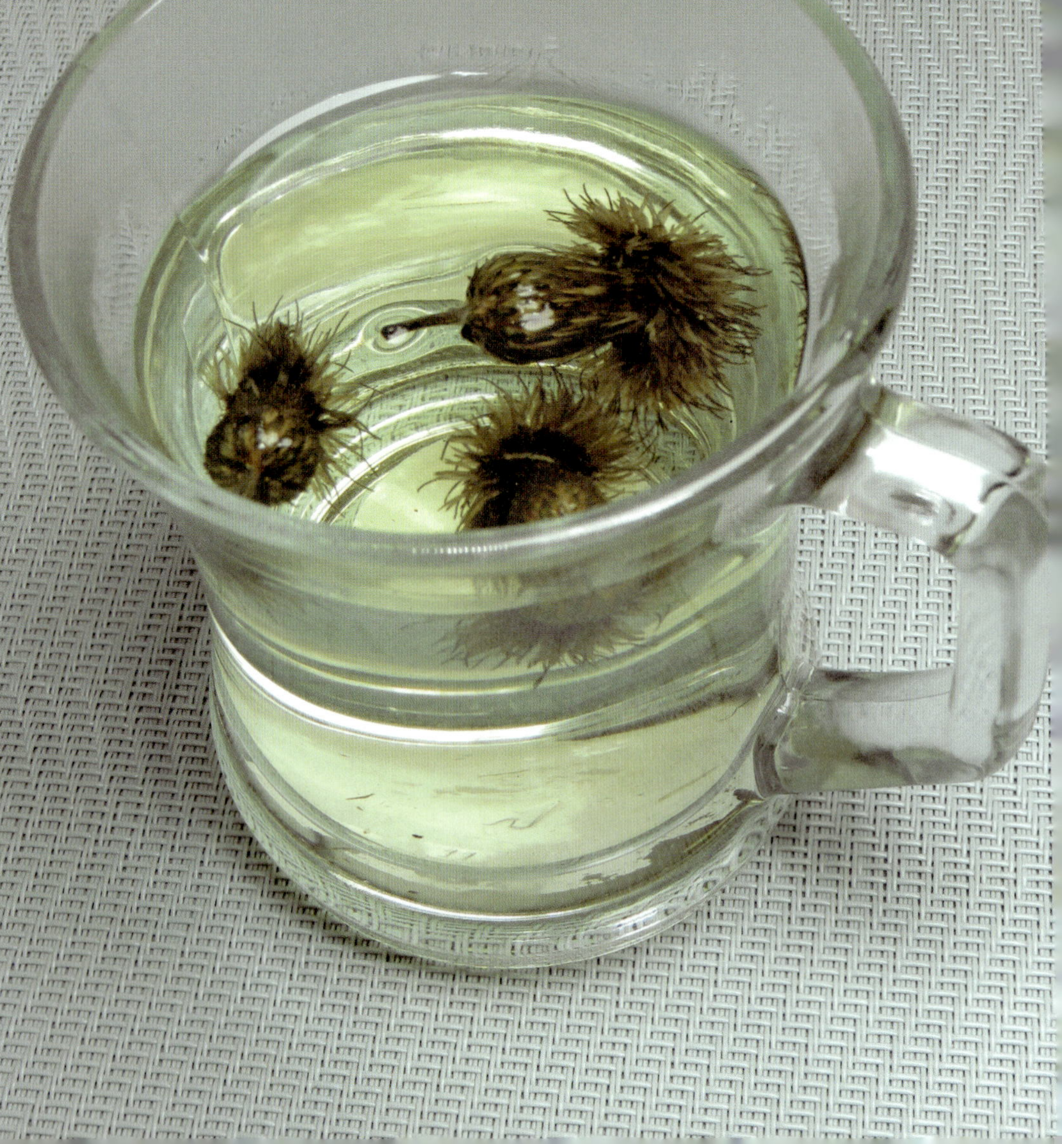

조뱅이 꽃차 만들기

조뱅이는 지칭개와 비슷하지만 차의 맛은 지칭개와 달리 상당히 좋다.

조뱅이 꽃차의 맛

조뱅이 꽃차는 미세하게 시큼한 동시에 순하고 연한 맛이다. 잡맛이 거의 없으므로 오랫동안 먹을 수 있도록 보리차 대용으로 섭취하는 것도 좋은 생각이 된다.

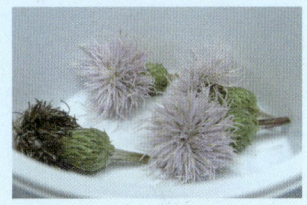

늦봄~여름에 조뱅이 꽃을 채취하되 5월을 넘어서면 꽃에 꿀벌은 물론 각종 날벌레가 기생할 수도 있으므로 꽃을 자세히 확인하면서 날벌레나 진딧물이 없는 깨끗한 꽃을 채취한다.

자연에서 건조시킬 경우 응달에서 건조시키되 날벌레들이 꼬이지 않도록 망사로 덮어준다. 또는 식품건조기에 넣고 40~60도 온도에서 8시간 이상 건조시키는데 수량이 많을수록 건조 시간은 배로 늘어난다.

식품건조기로 건조시킨 경우 습기가 남아 있을 수 있으므로 햇볕에 한 번 더 바삭하게 건조시킨다. 잘 건조된 꽃은 냉동실 또는 건냉암소에 보관한다.

필요할 때마다 조뱅이 꽃 3~4송이를 뜨거운 물에 우려마신다. 또는 주전자로 끓여서 보리차 대용으로 마셔도 괜찮은 차이다.

조뱅이의 특징과 영양 성분 백서

01. 조뱅이의 꽃은 지칭개 꽃과 비슷하지만 잎 모양이 다르므로 그런 점에서 구별할 수 있다. 조뱅이의 잎은 갈라지지 않고 약간의 가시가 있지만 지칭개의 잎은 깃 모양으로 갈라지고 가시는 없다.
02. 지칭개는 도심의 빈집이나 못쓰는 땅에서 흔히 볼 수 있는 반면 조뱅이는 오염원이 비교적 적은 농촌의 길가나 풀밭, 산의 초입에서 자생한다.
03. 조뱅이의 어린잎은 지칭개처럼 나물로 먹을 수 있다.
04. 조뱅이는 우리나라뿐 아니라 중국, 티벳 등에서 약초로 사용한다.
05. 조뱅이는 가래, 기침, 지혈, 구토, 비출혈, 혈뇨, 혈변, 혈붕, 간염, 정창에 효능이 있는데 특히 양혈(凉血) 기능이 있어 칼로 베인 상처 등에 바르면 지혈 작용을 하게 된다.

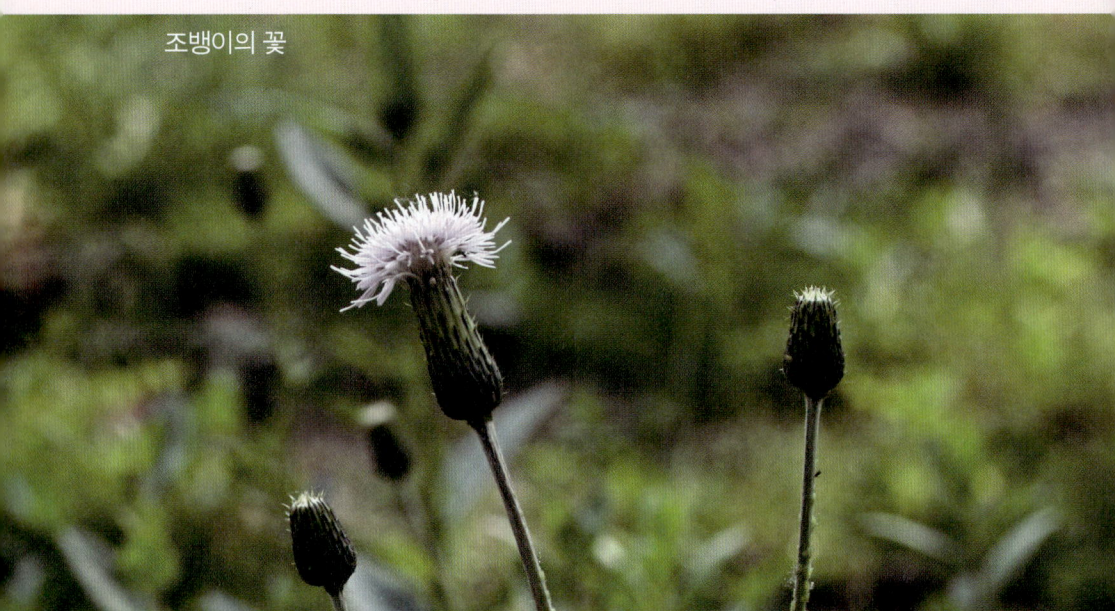

조뱅이의 꽃

지혈과 종기에 좋은
엉겅퀴 꽃차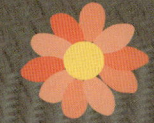

국화과 *Cirsium japonicum* 꽃 : 6~8월 높이 : 50~100cm

　　엉겅퀴는 서양의 허브식물인 '아티초크'나 '밀크시슬'과 유사한 식물이므로 그에 준한 약효가 있을 것으로 추정된다. 한방에서는 지혈과 종기에 약용하지만 밀크시슬처럼 간에도 효능이 있을 것으로 추정된다.

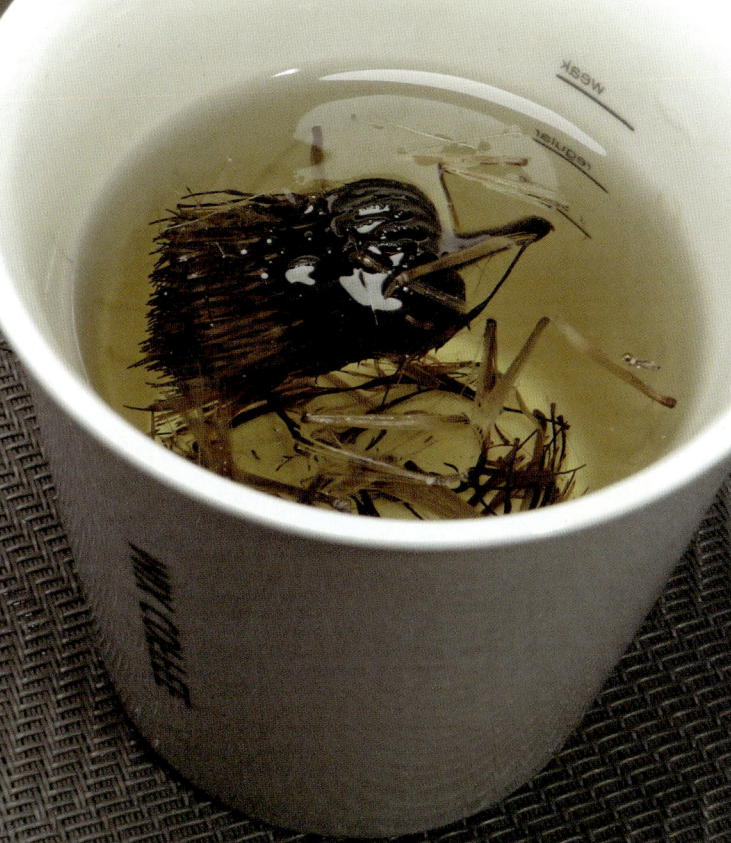

엉겅퀴 꽃차 만들기

우리나라의 경우 엉겅퀴의 쓰임새가 약용 외에는 알려지지 않았지만 서양에서는 엉겅퀴와 비슷한 품종들을 예로부터 허브나 식용으로 사용한 기록이 있다.

엉겅퀴 꽃차의 맛
엉겅퀴 꽃차는 생김새와 달리 약간 시큼하고 순한 맛이다. 잡맛이 없으므로 상시로 음용할 수 있는 차이다.

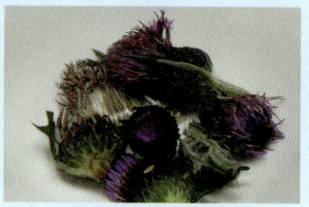

늦봄~여름에 엉겅퀴 꽃을 채취하되 비슷한 품종은 모두 채취하여 차로 우려마실 수 있다. 이시기에는 엉겅퀴 꽃에 꿀벌은 물론 각종 날벌레나 거미, 진딧물이 기생할 수도 있으므로 꽃을 잘 확인하면서 깨끗한 꽃을 채취한다.

자연에서 건조시킬 경우 응달에서 건조시키되 날벌레들이 꼬이지 않도록 망사로 덮어준다. 또는 식품건조기에 넣고 40~60도 온도에서 12시간 이상 건조시키는데 수량이 많을수록 건조 시간은 배로 늘어난다.

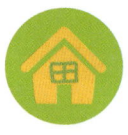
식품건조기로 건조시킨 경우 습기가 남아 있을 수 있으므로 햇볕에 한 번 더 바삭거리게 건조시킨다. 잘 건조된 꽃은 분쇄한 후 밀폐 용기에 담고 냉동실이나 건냉암소에 보관한다.

필요할 때마다 꽃 1~2송이 분량이나 분말을 뜨거운 물에 우려마신다.

엉겅퀴의 특징과 영양 성분 백서

01. 엉겅퀴는 우리나라를 포함한 동아시아에서 자생하는 여러해살이풀이다.

02. 엉겅퀴의 어린잎은 나물로 식용할 수 있고, 성숙한 잎은 가장자리가 가시처럼 발달해 있어 식용할 수 없다.

03. 엉겅퀴의 유사종은 가시엉겅퀴, 지느러미엉겅퀴, 고려엉겅퀴 등이 있다. 대부분 꽃을 차로 우려마실 수 있으므로 같은 꽃으로 취급하고 채취한다. 바늘엉겅퀴 같은 한국 특산종은 채취하지 않고 보호해 준다.

04. '곤드레나물'은 엉겅퀴의 유사종인 고려엉겅퀴로 만든 묵나물을 말하며 요즘 많은 인기를 얻고 있다.

05. 엉겅퀴의 뿌리와 줄기는 '대계'라고 하며 약용하는데 지혈과 항염에 효능이 있어 종기, 코피, 혈뇨, 혈변, 치질, 자궁출혈, 어혈에 사용한다.

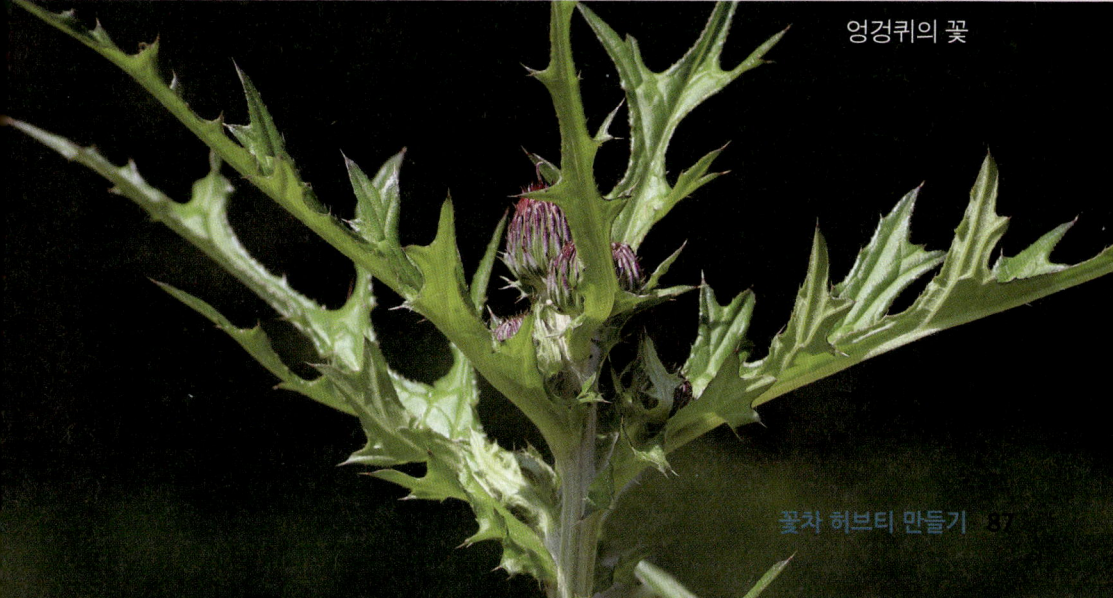

엉겅퀴의 꽃

호흡기 질환에 효능이 있는
벌개미취 꽃차

국화과 *Aster koraiensis* 꽃 : 6월 높이 : 60cm

우리나라 토종 꽃인 벌개미취는 빠르면 늦봄부터 산과 들판은 물론 해안가 양지바른 산에서도 볼 수 있다. 전통의 식용 꽃은 아니지만 잘 건조시키면 쓴맛의 자연 차로 마실 수 있다.

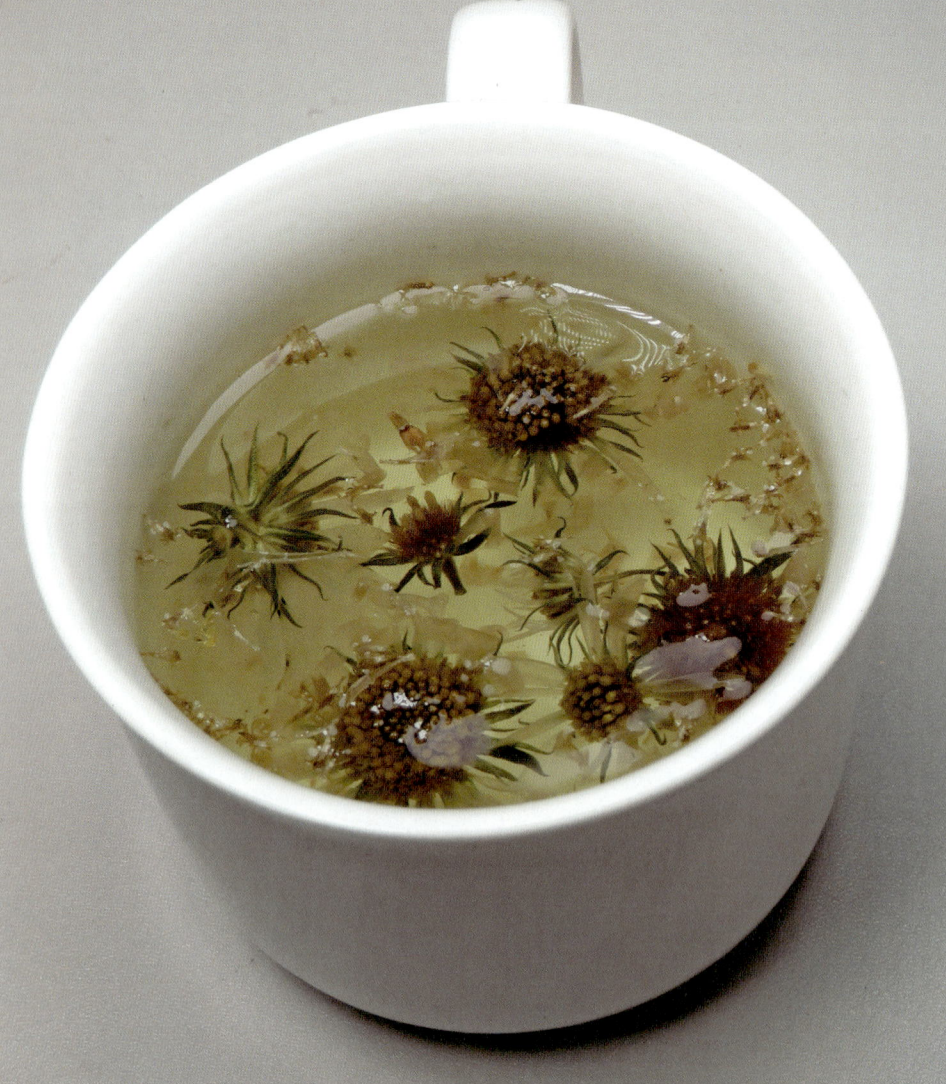

벌개미취/개미취 꽃차 만들기

벌개미취와 개미취의 꽃은 초여름부터~늦가을에 출현한다. 늦봄에는 보통 키가 작은 벌개미취가, 가을에는 키가 큰 개미취의 꽃이 개화한다. 둘 다 같은 꽃으로 취급하고 채취한다.

벌개미취 꽃차의 맛
벌개미취 꽃차는 쓰고 특유의 향미가 있다. 조금은 쑥 향과 비슷하기 때문에 연한 쑥차라고 생각하고 마실 수 있다.

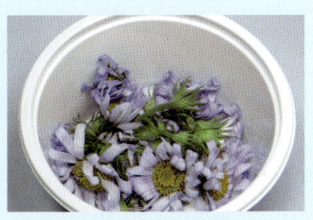

벌개미취나 개미취의 꽃을 꽃받침을 포함해 채취한다. 가급적 흙먼지나 자동차 매연에 오염된 도로변이 아닌 한적한 산과 들에서 채취한다.

자연에서 건조시킬 경우 응달에서 건조시키되 날벌레들이 꼬이지 않도록 망사로 덮어준다. 인공 건조시키려면 식품건조기에 넣고 40~60도 온도에서 10시간 이상 건조시키는데 수량이 많을수록 건조 시간은 배로 늘어난다.

식품건조기로 건조시킨 경우 습기가 남아 있을 수 있으므로 옥외에서 한 번 더 바삭하게 건조시킨다. 건조된 꽃은 냉동실이나 건냉암소에 보관한다.

필요할 때마다 꽃 1~2송이 분량을 뜨거운 물에 우려마신다. 기호에 따라 감초와 함께 우려마시거나 또는 설탕이나 꿀을 첨가해 마신다.

벌개미취의 특징과 영양 성분 백서

01. 벌개미취는 중남부지방의 오염원이 없는 들녘, 얕은 산자락 풀밭, 등산로에서 자생하지만 오래 전부터 약초 식물로 재배하거나 가정집 관화식물로 흔히 심었다. 현대에 들어서는 원예종이 급격하게 보급되면서 도심지 공원에서도 흔히 볼 수 있다.

02. 벌개미취는 높이 60cm 내외로 자라고 유사종인 개미취는 높이 1.5m로 자란다. 개화 시기는 벌개미취는 5~7월, 개미취는 7~9월이다.

03. 벌개미취를 약용한 기록은 없지만 개미취를 '자원'이라는 생약명으로 약용하고 있으므로 개미취와 비슷한 효능이 있을 것으로 추정된다. 개미취(자원)의 약효는 폐와 담에 좋고 기침, 해수, 천식, 이뇨에 효능이 있다.

04. 벌개미취와 개미취의 어린잎은 나물로 식용할 수 있지만 맛있는 나물은 아니다. 인기가 없는 나물이기 때문에 다른 맛없는 나물들과 혼합되어 막나물이란 이름으로 판매된다.

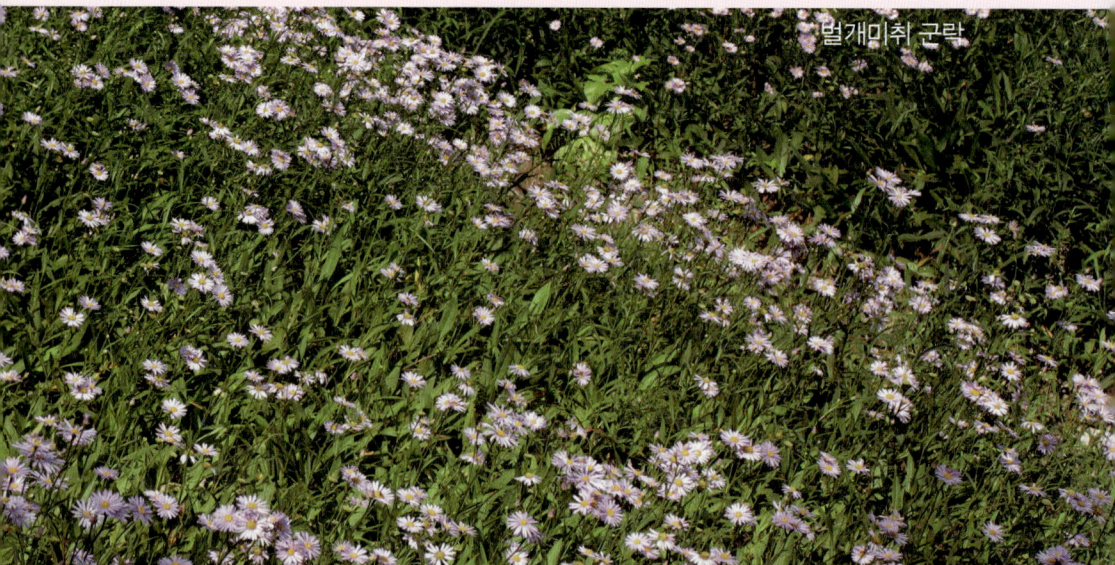

벌개미취 군락

간에 좋은
씀바귀 꽃차

국화과 *Ixeridium dentatum*   꽃 : 4~8월   높이 : 20cm

씀바귀나물로 유명한 씀바귀는 뿌리를 식용하는 식물이지만 꽃으로도 꽃차를 만들 수 있다. 꽃차의 맛은 씀바귀 뿌리처럼 쓴맛이지만 재료의 양에 따라 쓴맛을 조금 줄일 수 있다.

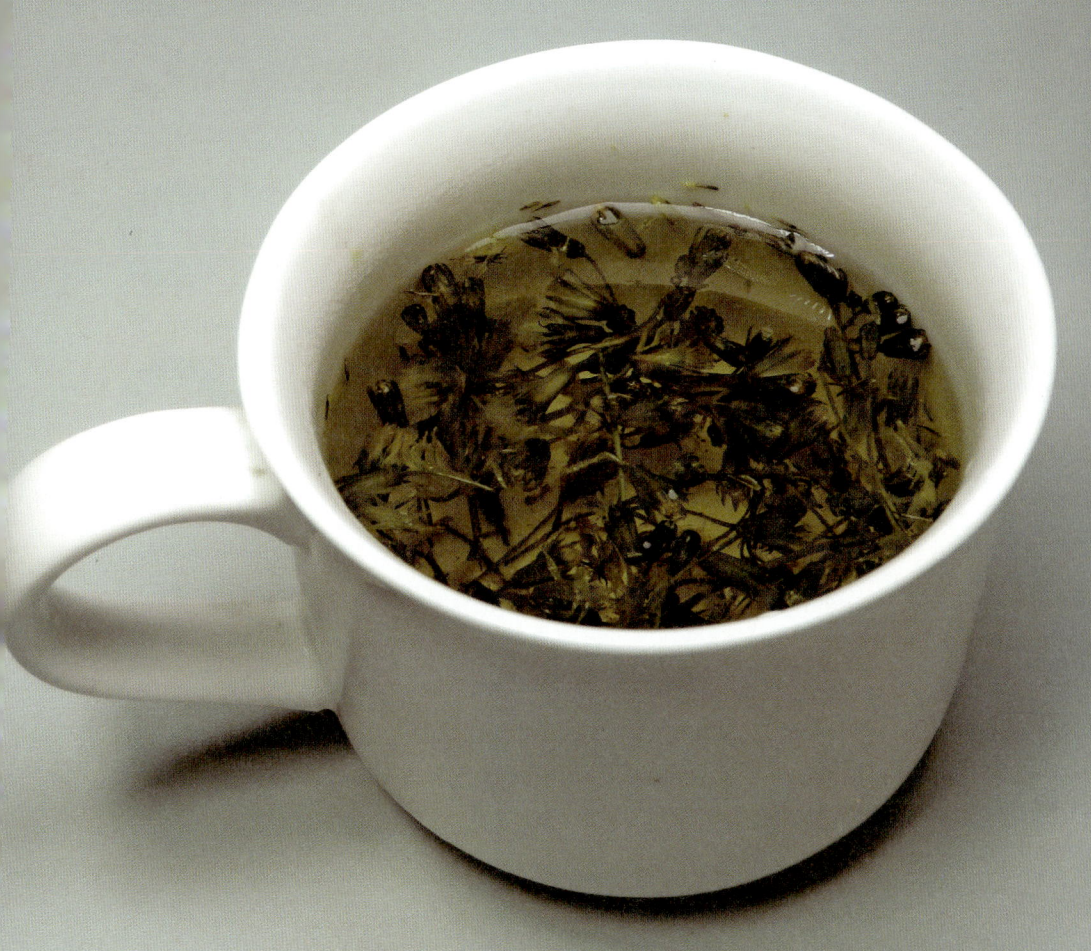

씀바귀/선씀바귀 꽃차 만들기

씀바귀와 노랑선씀바귀 꽃을 꽃차로 마신다. 도라지를 씹는 것처럼 쓴맛이 강하므로 일종의 약초 차라고 할 수 있다.

씀바귀 꽃차 맛

씀바귀 꽃차는 제법 시큼하고 쓴맛과 떫은 맛이 있다. 그 외 잡맛은 없지만 뒷맛이 조금 떫고 쓴 것이 특징이다. 몸에 좋은 성분이므로 약초 차라고 생각하고 마신다.

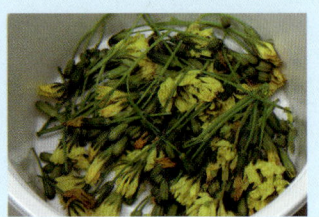

봄~여름에 씀바귀 꽃을 꽃자루를 포함해 채취한다. 가급적 흙먼지나 자동차 매연에 오염된 도로변이 아닌 한적한 밭에서 꽃을 채취한다.

자연에서 건조시킬 경우 응달에서 건조시키되 날벌레들이 꼬이지 않도록 망사로 덮어준다. 또는 식품건조기에 넣고 50~60도 온도에서 6시간 이상 건조시키는데 수량이 많을수록 건조 시간은 배로 늘어난다.

식품건조기로 건조시킨 경우 습기가 남아 있을 수 있으므로 한 번 더 바짝 건조시킨다. 건조된 꽃은 통풍이 잘 되는 곳에서 상온에 보관하거나 냉동실에 넣어 보관한다.

필요할 때마다 꽃 4~7송이를 뜨거운 물에 우려마신다. 기호에 따라 설탕이나 꿀을 첨가한다. 꽃차를 우릴 때 감초와 함께 우려도 된다.

씀바귀의 특징과 영양 성분 백서

01. 씀바귀는 오염원이 없는 들과 산의 길가나 풀밭에서 자생한다. 이와 달리 노랑선씀바귀는 도심지의 공원 풀밭과 아파트 단지의 풀밭에서도 흔히 볼 수 있다.
02. 씀바귀 꽃을 채취할 때는 가급적 도로변은 피하고 흙먼지에 의해 오염되지 않는 산과 들판의 꽃을 채집한다.
03. 씀바귀의 어린잎과 뿌리는 나물로 식용할 수 있다. 시장에서 판매하는 '씀바귀나물'은 씀바귀의 뿌리를 말한다.
04. 씀바귀의 전초는 해독, 부종, 타박상에 약용할 수 있다. 독사에 물린 상처에는 씀바귀 잎을 짓이겨서 바른다.
05. 현대에 들어서는 씀바귀에 노화예방, 고혈압, 간에 유효한 성분이 있음이 밝혀졌다.

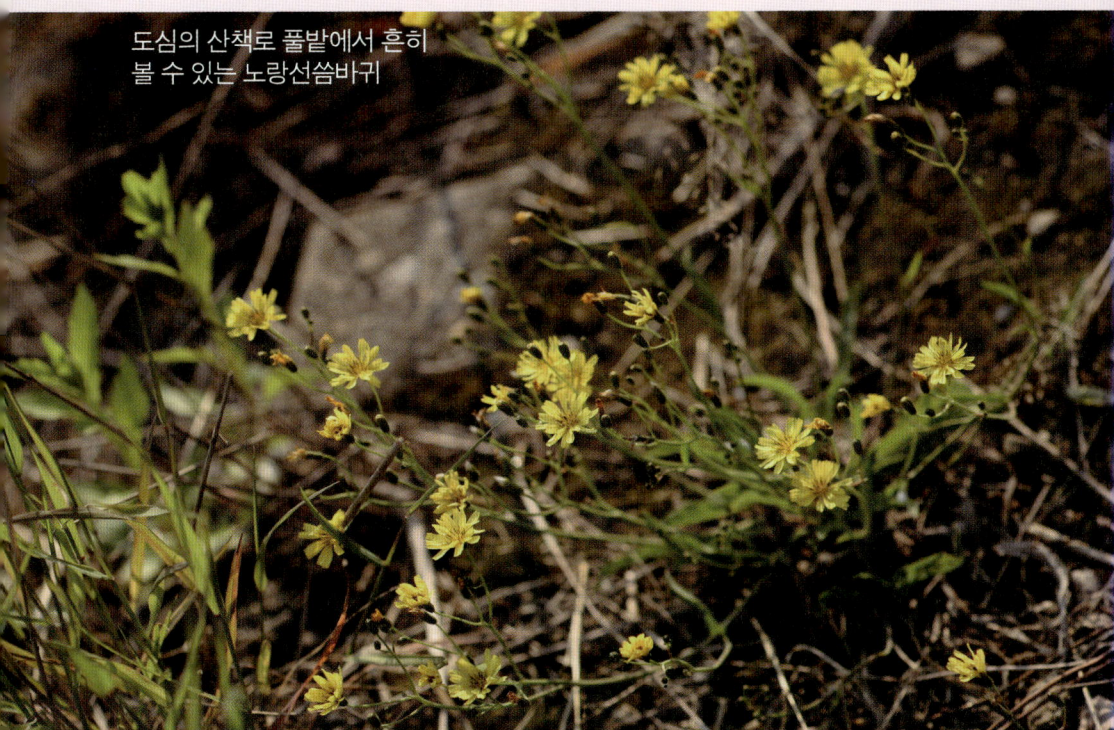

도심의 산책로 풀밭에서 흔히 볼 수 있는 노랑선씀바귀

씀바귀와 비슷한 쓴맛의 꽃차

민들레 꽃차

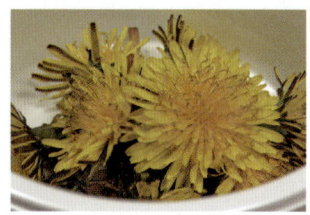

민들레의 꽃을 건조시킨 후 꽃차로 우려 먹는데 쓴맛이 난다. 땅에 붙어서 자라는 꽃이르며 채집시 흙먼지를 잘 털어내야 한다.

고들빼기 꽃차, 왕고들빼기 꽃차

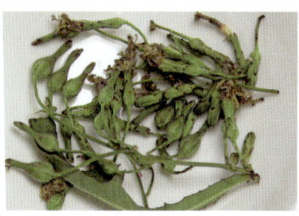

고들빼기 또는 왕고들빼기의 꽃은 채취 즉시 시들어 버리기 때문에 꽃차로 마시기에는 어려운 점이 많다. 줄기를 자르면 백색 유액이 나오는데 도라지에서 볼 수 있는 사포닌 성분이다. 이 성분 때문에 쓴맛이 나온다.

개나리 꽃차

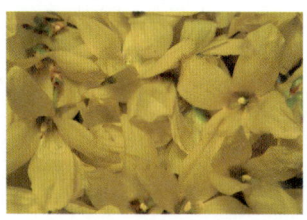

개나리 꽃은 아주 쓰기 때문에 일반적인 건조 방법이 아니라 설탕이나 꿀로 재워서 꽃차를 만든다. 켜켜이 개나리 꽃을 겹쳐서 사이사이에 설탕이나 꿀을 재워 10일 뒤부터 뜨거운 물에 우려서 음용한다.

관절염에 좋은 차
갈퀴나물 꽃차

콩과　*Vicia amoena*　꽃 : 6~8월　길 : 1.8m

늦봄이면 길가의 풀숲에서 지천으로 깔려 있는 꽃이 갈퀴나물 꽃이다. 콩과 식물인 갈퀴나물의 꽃은 매력적인 맛은 아니지만 아쉬울 때는 꽃차로 음용할 만한 꽃 가운데 하나이다.

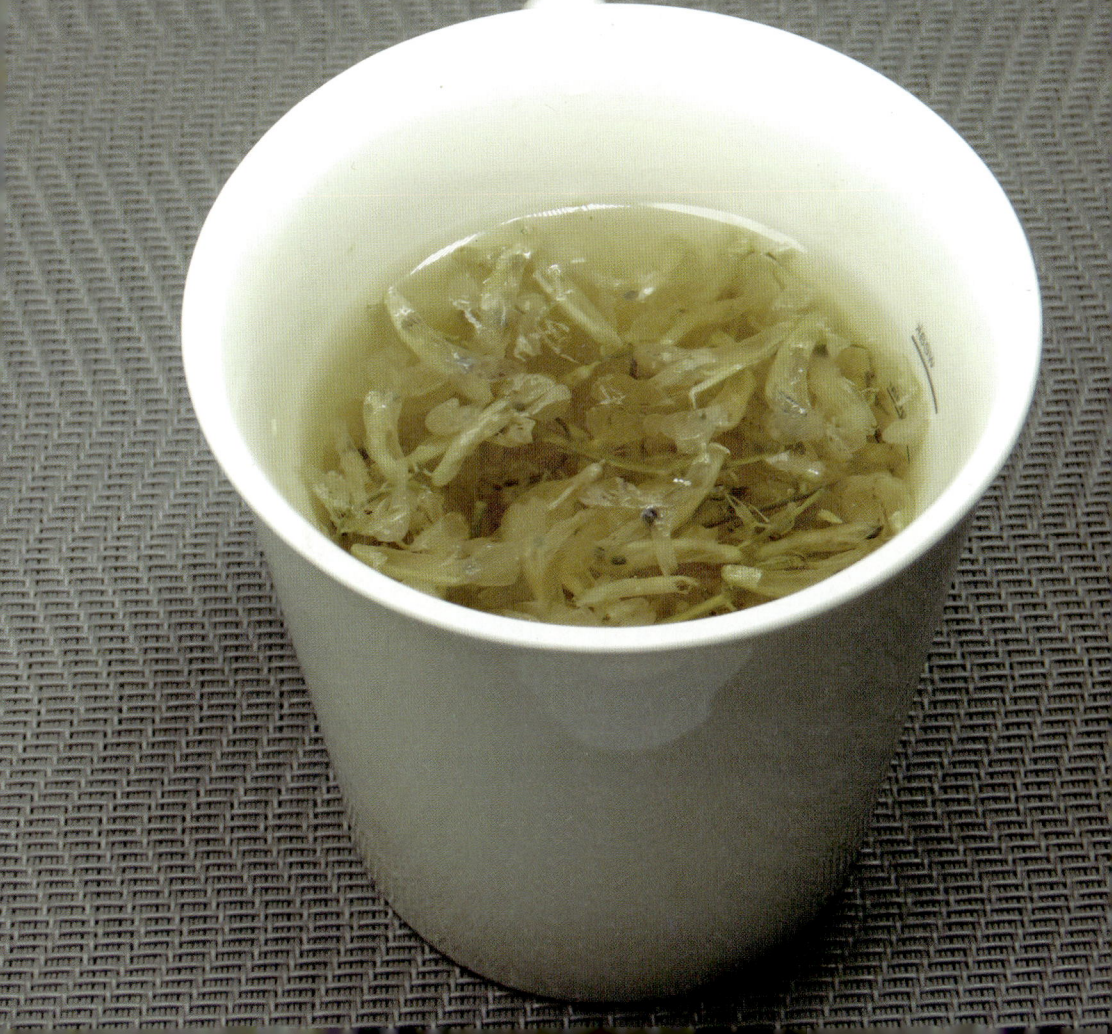

갈퀴나물 꽃차 만들기

갈퀴나물은 늦봄~가을에 농촌의 길가나 풀밭에서 흔히 볼 수 있는 덩굴성 여러해살이풀이다. 꽃차로 채집할 때는 등갈퀴나물 등의 유사종도 같은 꽃으로 취급한다.

갈퀴나물 꽃차의 맛
맛은 시큼하고 살짝 떫은 맛이 있다.

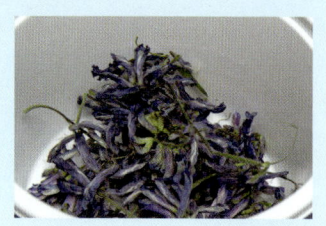

 늦봄~가을에 갈퀴나물 꽃을 채취하되 5월을 넘어서면 꽃에 꿀벌은 물론 각종 날벌레가 기생할 수도 있으므로 꽃봉오리 안을 확인하면서 이물질이 없는 깨끗한 꽃을 채취한다.

 자연에서 건조시킬 경우 통풍이 잘 되는 응달에서 건조시키되 날벌레들이 꼬이지 않도록 망사로 덮어준다. 또는 식품건조기에 넣고 40~50도 온도에서 6시간 이상 건조시키는데 수량이 많을수록 건조 시간은 배로 늘어난다.

 식품건조기로 건조시킨 경우 습기가 남아 있을 수 있으므로 한 번 더 바삭 건조시킨다. 잘 건조된 꽃은 냉동실 또는 건냉암소에 보관한다.

 필요할 때마다 갈퀴나물 꽃 10~20송이를 뜨거운 물에 우려마신다. 기호에 따라 감초와 함께 우려내거나 또는 설탕이나 꿀을 가미한다.

갈퀴나물의 특징과 영양 성분 백서

01. 갈퀴나물 중에서 꽃이 다발로 열리는 종은 '등갈퀴나물', '가는갈퀴나물', '각시갈퀴나물' 등이다.
02. 갈퀴나물은 잎의 끝에 3~5개로 갈라진 덩굴손이 있어 물체나 벽을 타고 오르며 자란다.
03. 갈퀴나물은 잡초류 중에서는 단백질 함량이 10% 안팎일 정도로 단백질을 많이 함유하고 있다. 영양가가 높은 잡초이기 때문에 가축에게 좋은 먹이가 된다.
04. 어린잎은 끓는 물에 데친 후 나물로 무쳐먹을 수 있다.
05. 갈퀴나물의 뿌리는 류머티스성 관절염에 좋고 혈액순환을 활발하게 할 뿐 아니라 근육을 이완하는 효능이 있고 음낭습진, 해독, 지통에 효능이 있다.

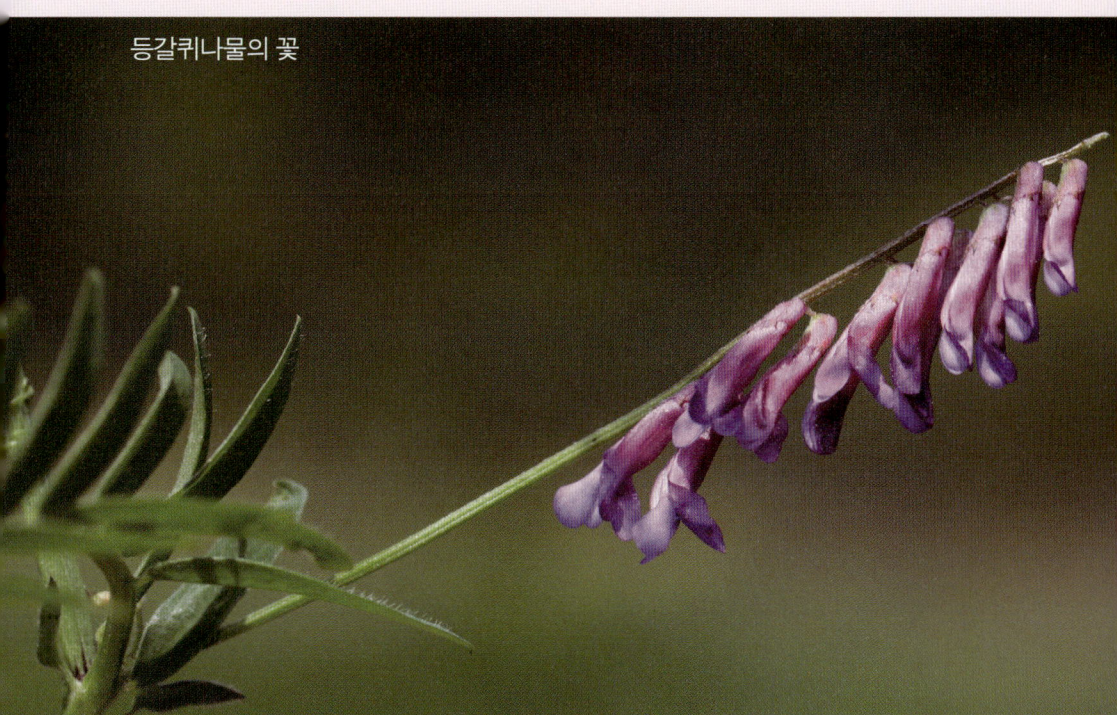

등갈퀴나물의 꽃

구수하고 참 맛있는 차
맥문동 꽃차

백합과　*Liriope platyphylla*　꽃 : 5~6월　높이 : 20~50cm

　　맥문동은 극동아시아와 베트남 일원에 약 10여 종이 자생하는데 약용의 경우 모두 같은 것으로 취급한다. 맥문동의 약용 부위는 뿌리인데 주로 노인허약증과 당뇨에 좋다. 꽃을 말린 후 우려내면 의외로 구수한 차가 나온다.

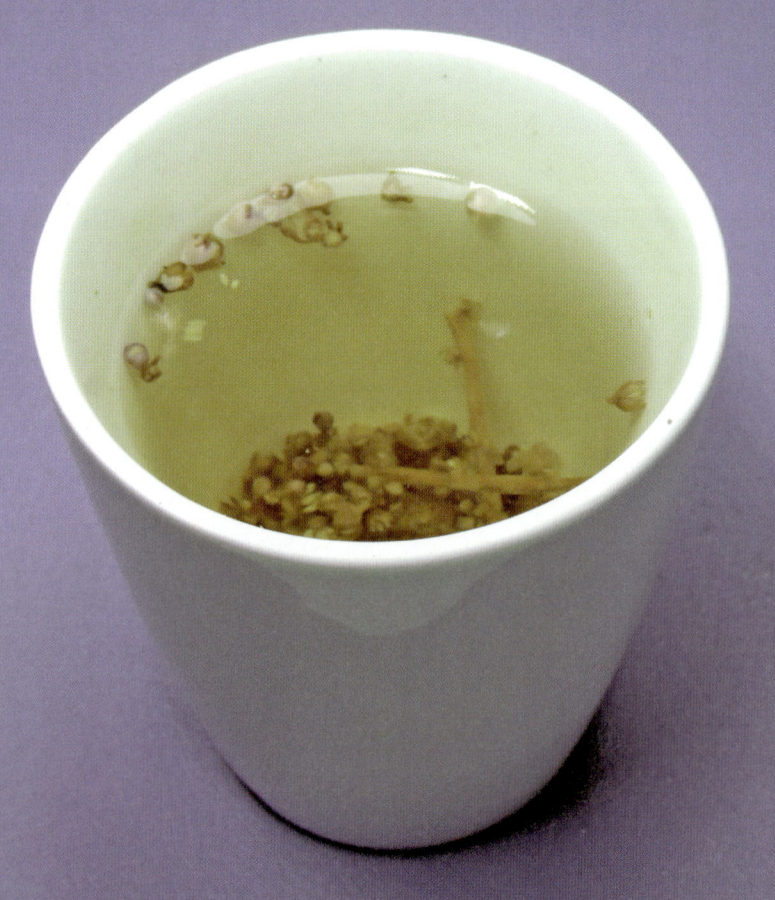

맥문동 꽃차 만들기

맥문동의 꽃, 설익은 열매, 꽃대를 건조시킨 후 차로 우려마신다. 둥굴레차와 비슷한 맛의 괜찮은 차이다.

맥문동 꽃차의 맛
잡맛은 없고 구수한 숭늉 맛이 나는 꽤 괜찮은 음료이다. 둥굴레차와 거의 비슷한 맛이다. 한 번에 많이 준비한 후 냉장 보관하면서 보리차 대용으로 상시 음용하는 것도 좋은 생각이 된다.

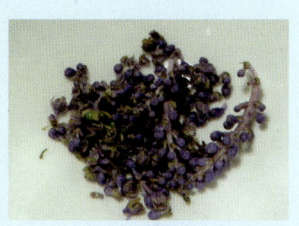

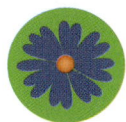
개화기인 5~6월에 맥문동 꽃을 채취하되 대기오염이 없는 농촌의 풀밭이나 산의 응달에서 채집한다. 또는 맥문동 재배밭에서 채집한다. 꽃대를 포함해 채취하고 꽃이 지고 열매가 생기고 있어도 상관없다.

자연에서 건조시킬 경우 그늘에서 건조시키되 날벌레들이 꼬이지 않도록 망사로 덮어준다. 인공 건조시키려면 식품건조기에 넣고 40~50도 온도에서 8시간 이상 건조시키는데 수량이 많을수록 건조 시간은 배로 늘어난다.

식품건조기로 건조시킨 경우 수분이 잔존하고 있을 수 있으므로 옥외에서 다시 한 번 바삭하게 건조시킨다. 건조시킨 재료는 밀폐 용기에 담은 뒤 냉동실이나 건냉암소에 보관한다.

필요할 때마다 티스푼으로 1~3스푼씩 뜨거운 물에 우려마신다. 기호에 따라 설탕이나 꿀을 가미하지만 둥굴레차와 비슷하기 때문에 당분을 가미할 필요는 없다.

맥문동의 특징과 영양 성분 백서

01. 백합과 식물은 대개 약간의 독성이 있지만 맥문동만큼은 예로부터 뿌리를 약용한 전통의 약초 식물이다.

02. 중부 이남 산속의 나무 그늘 풀밭에서 자생하는 식물이지만 도심공원의 나무 밑이나 화단에 지피식물로도 많이 심는다. 도심에서 채취할 때는 가급적 대기오염이 없는 야산 등에서 채취하되 공원에 심은 것은 주인이 있으므로 야산 등에서 찾아본다.

03. 맥문동의 뿌리를 맥문동(麥門冬)이라 하며 약용한다. 맥문동은 뿌리와 잎이 보리와 비슷하고 한겨울에도 푸르다고 하여 이름 붙었다.

04. 맥문동의 뿌리는 심장, 위장, 폐를 보하고 진을 보충한다. 객혈, 쇠약, 당뇨, 변비에 효능이 있으므로 당뇨나 노인허약증인 사람은 맥문동 줄기나 잎을 차로 우려마시는 것도 좋다.

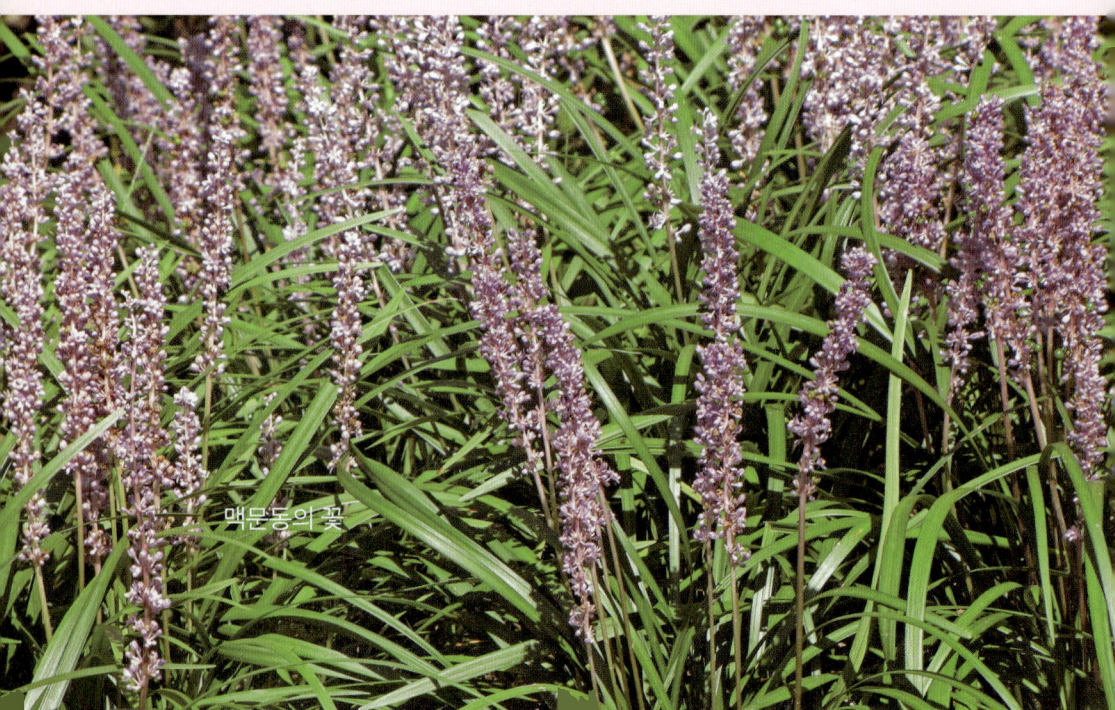

맥문동의 꽃

기와 사지를 원활히 하는
전호 꽃차

산형과 *Anthriscus sylvestris*   꽃 : 5~6월   높이 : 1m

최근 들어 출하량이 많아지고 있는 전호나물의 꽃은 부드러운 맛에 약간의 약초 향이 나는 꽃차이다. 봄이면 농촌의 들녘에서 흔히 자라므로 꽃을 구하러 다니는 것도 쉬운 편이다.

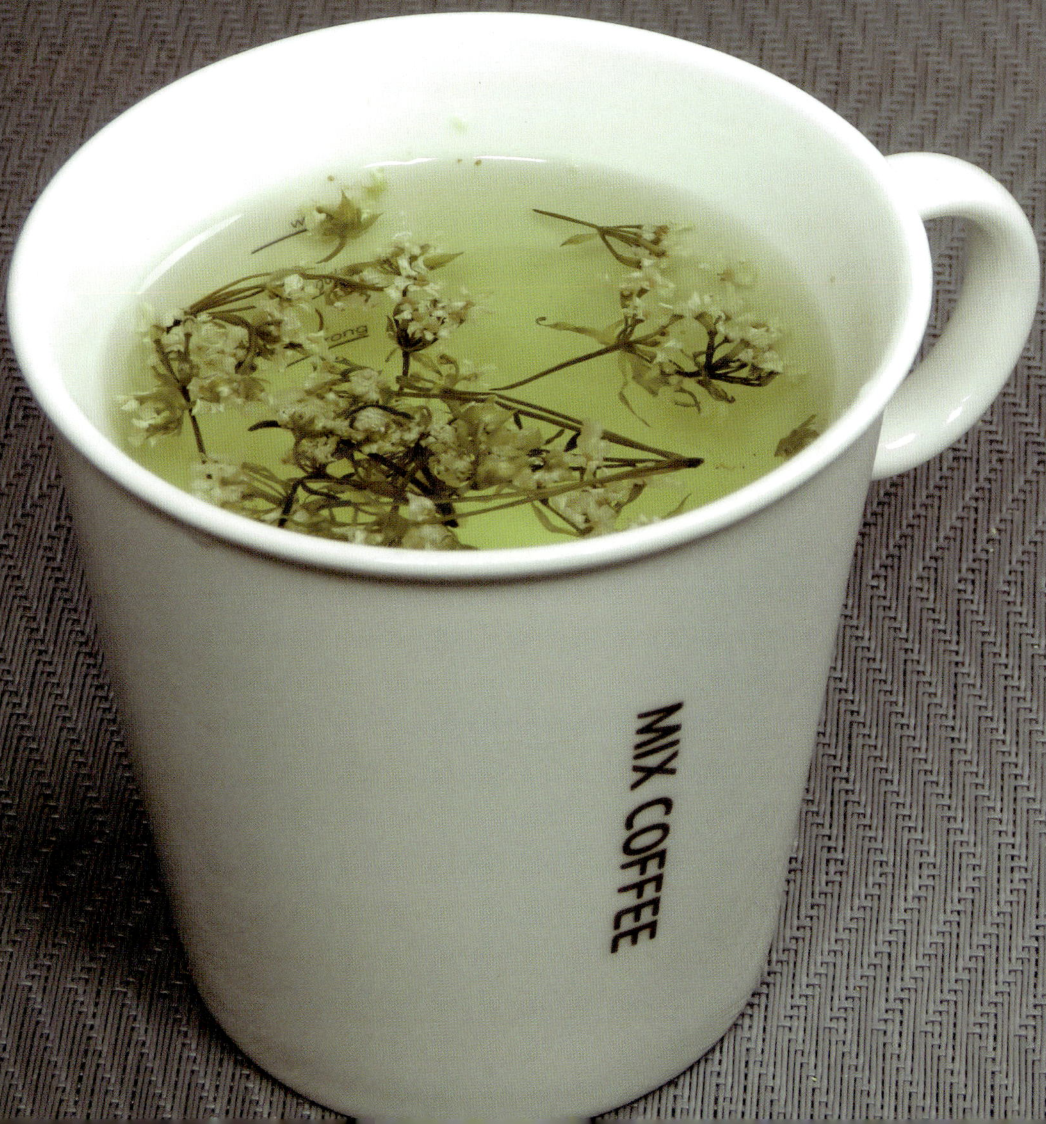

전호 꽃차 만들기

전호 꽃차는 봄~초 여름 사이에 개화하는 전호의 꽃을 건조시킨 후 뜨거운 물에 우려마시는 차이다. 전호와 비슷한 미나리냉이도 이와 같은 방식으로 꽃차를 만들 수 있다.

전호 꽃차의 맛
전호 꽃차는 시큼한 맛에 약간은 순한 잡초 맛과 순한 약초 맛이 난다. 매력적인 맛은 아니지만 나쁘지는 않다. 당분이 거의 없는 꽃차이므로 감초와 함께 우려 보자.

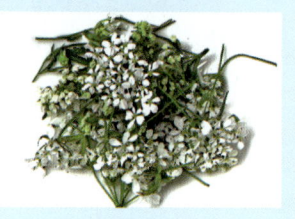

 봄~초여름에 전호 꽃을 채취하되 우산 모양 꽃대 전체를 채취한다. 5월 이후에는 꽃에 날벌레가 많으므로 벌레가 없는 깨끗한 꽃을 채취한다.

 자연에서 건조시킬 경우 응달에서 건조시키되 날벌레들이 꼬이지 않도록 망으로 덮어준다. 또는 식품건조기에 넣고 40~50도 온도에서 6시간 이상 건조시키는데 수량이 많을수록 건조 시간은 배로 늘어난다.

 식품건조기로 건조시킨 경우 습기가 남아 있을 수 있으므로 바싹 마르도록 다시 한 번 건조시켜 잘게 부순 뒤 냉동실이나 건냉암소에 보관한다.

 필요할 때마다 티스푼으로 1스푼, 감초 1조각을 뜨거운 물에 우려 마신다.

전호의 특징과 영양 성분 백서

01. 전호는 유럽전호, 털전호 등 유사한 꽃이 많지만 같은 품종으로 취급하고 꽃을 채취한다. 이때 사상자 등의 비슷한 식물은 이용이 가능해도 채취를 피하고, 꽃 모양은 비슷해도 잎 모양이 아예 다른 식물 중에 독성 식물도 있으므로 잎 모양이 다르면 채취를 피한다.
02. 우리나라에서 자생하는 전호는 여러해살이풀이지만, 유럽에서 전래된 유럽전호는 한해살이풀이다.
03. 전호의 어린잎은 나물로 무쳐먹을 수 있다. 최근 들어서는 사시사철 전호 잎이 출하되는 실정이다.
04. 전호는 전초를 약용한다. 주요 효능으로는 기와 폐를 보하고 사지무력, 야뇨, 부종, 타박상에 약효가 있는데 특히 몸 속 기를 원활하게 하는 통기의 효능이 높다.

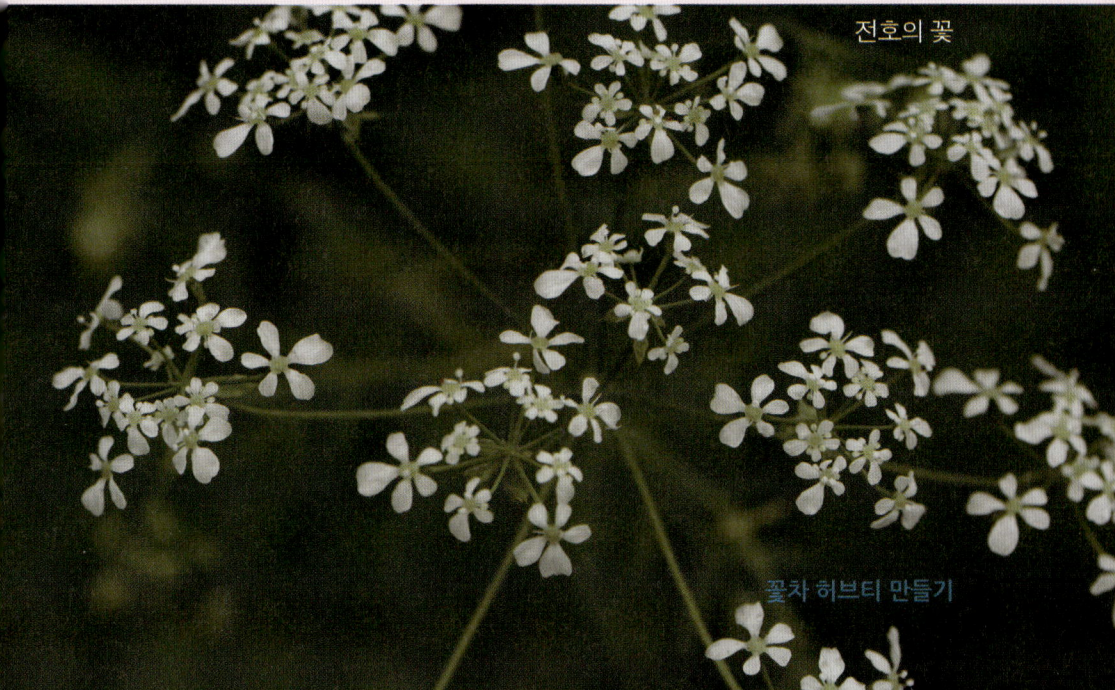

전호의 꽃

뇌 건강에 좋은 차
당개지치 꽃차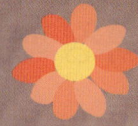

지치과　*Brachybotrys paridiformis*　꽃 : 4~6월　높이 : 40~80cm

    당개지치는 극동지역 중 우리나라와 중국의 만주, 러시아의 연해주 일원에서 자생하는 야생화이다. 자생지가 한정되어 있어 예로부터 약용해 온 기록은 별로 없지만 최근 연구에 의하면 콩나물 못지않은 상큼한 성분이 있음이 밝혀졌다. 실제 당개지치를 나물로 섭취해 보면 꽤 맛있는 나물 중 하나이다.

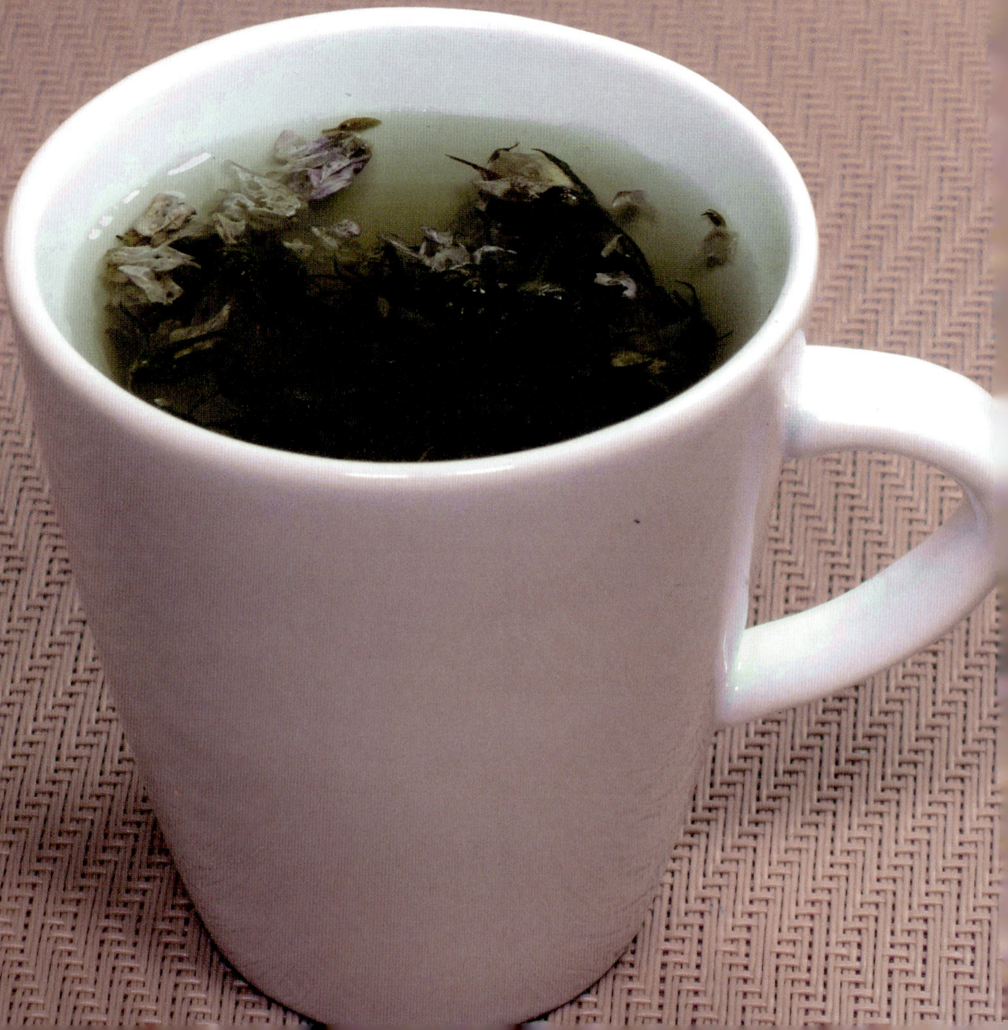

당개지치 꽃차 만들기

당개지치 꽃은 늦봄에 깊은 산의 오염원이 없는 계곡가의 풀밭에서 자생한다. 서울 인근 높은 산에서도 비교적 쉽게 볼 수 있다.

당개지치 꽃차의 맛
미세하게 달고 시큰한 맛이 난다. 감초와 같이 우려내면 마일드한 맛으로 즐길 수 있다.

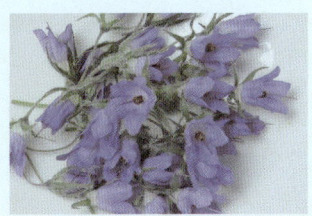

늦봄에 대도시 인근의 해발 700m급 이상 산의 골짜기나 등산로 주변 풀밭에서 잘 찾으면 당개지치 꽃이 보일 것이다. 멸종 위기종은 아니지만 자생지가 적기 때문에 씨앗을 받아온 뒤 꽃을 수확할 목적으로 재배하는 것이 좋은 생각이 된다.

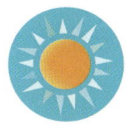
자연에서 건조시킬 경우 응달에서 건조시키되 날벌레들이 꼬이지 않도록 망으로 덮어준다. 또는 식품건조기에 넣고 40~50도 온도에서 6시간 이상 건조시키는데 수량이 많을수록 건조 시간은 배로 늘어난다.

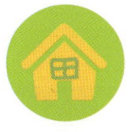
식품건조기로 건조시킨 경우 습기가 남아 있을 수 있으므로 한 번 더 건조시킨다. 작은 조각으로 분쇄하여 소분한 후 냉동실이나 건냉암소에 보관한다.

필요할 때마다 티스푼으로 2~3스푼과 감초 1조각을 뜨거운 물에 우려마신다.

당개지치의 특징과 영양 성분 백서

01. 여러해살이풀인 당개지치는 깊은 산 골짜기 주변의 풀밭에서 다른 야생화들과 함께 자란다.
02. 당개지취의 꽃, 어린잎, 어린 줄기는 식용할 수 있다.
03. 중국에서는 당개지치를 '산가자'라고 부르는데 가지과의 독성 식물과 같은 생약명을 사용하고 있으므로 혼동하지 않도록 주의한다.
04. 당개지치의 약용 기록은 알려진 내용이 없지만 최근 연구에 의하면 당개지치에 함유된 성분은 아래와 같다.
05. 콩나물의 시원한 맛을 내는 성분인 아스파르트산이 17mg/g 함유되어 당개지치 꽃을 씹으면 조금은 아삭하고 싱싱한 맛이 난다. 그 외 트레오닌, 세린, 글루타민산, 알라닌, 아르기닌, 발린, 메티오닌, 이소류신, 글리신, 류신, 티로신, 페닐알라닌, 라이신, 히스티딘, 프롤린 등의 필수 아미노산류와 감미 성분이 조금씩 다채롭게 함유되어 나물로는 고급 나물이고 꽤 맛있는 나물이다. 함유된 아미노산의 기능들을 보면 특히 뇌 건강에 유용한 나물이라고 할 수 있다.

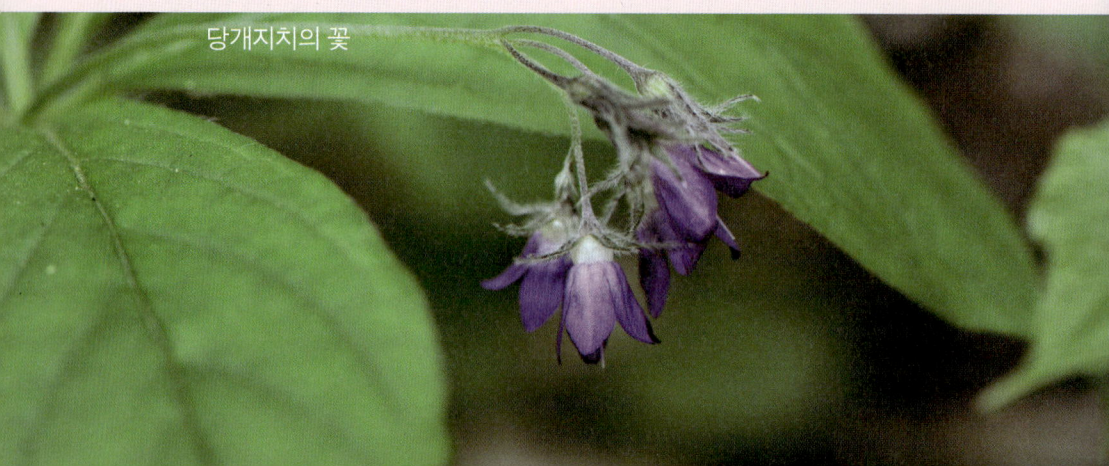

당개지치의 꽃

하고초로 유명한
꿀풀(하고초) 꽃차

꿀풀과 *Prunella vulgaris* 꽃 : 5~7월 높이 : 20~30cm

영어로 '셀프 치유(Self Heal)'라는 이름을 가진 꿀풀은 예로부터 전초를 식용해 온 식용 꽃이다. 각종 국물 요리는 물론 차가운 음료에도 잘 어울린다.

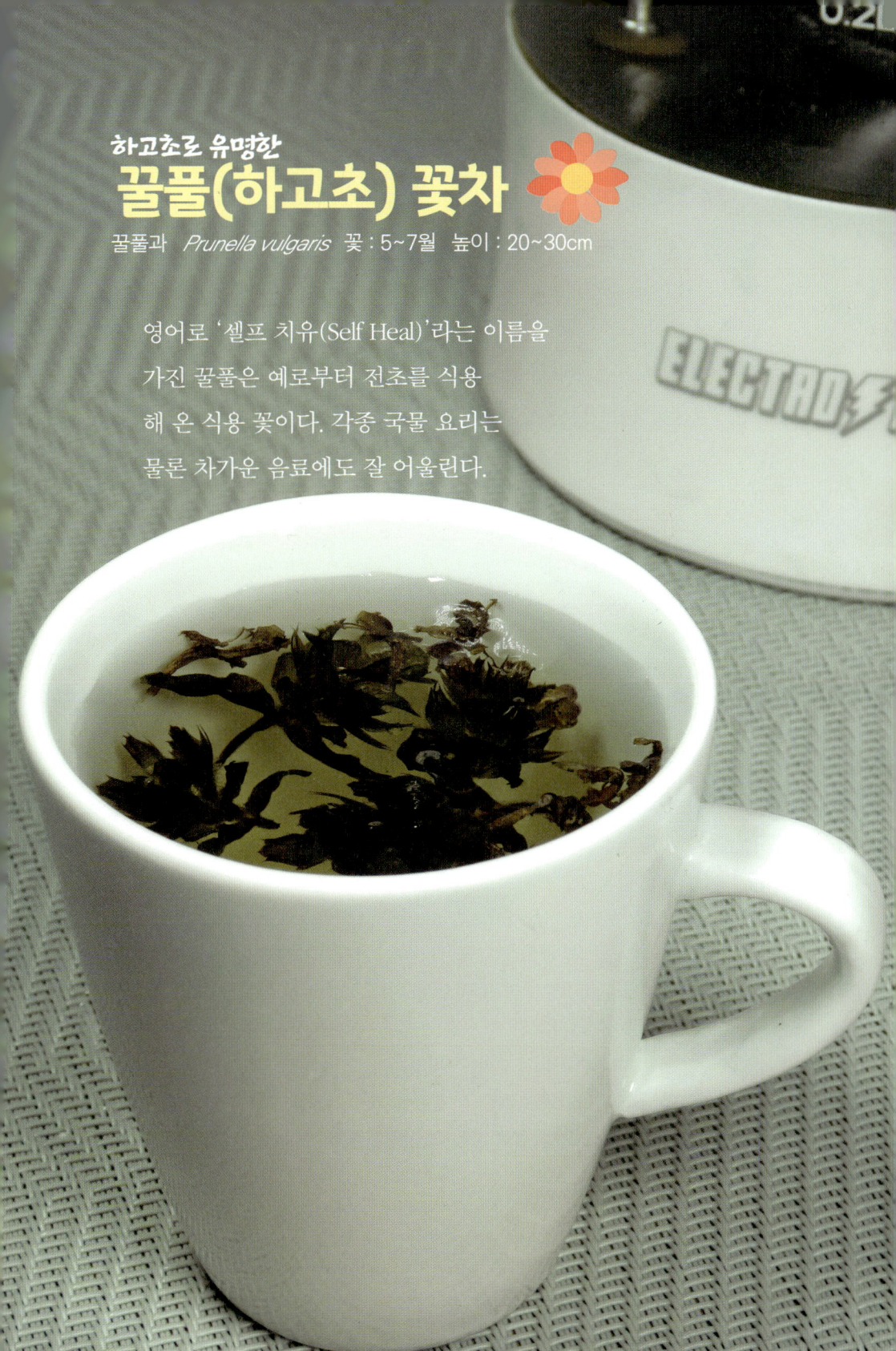

꿀풀 꽃차 만들기

꿀풀 꽃차는 연한 쓴맛과 단맛, 약초 맛이 나는 약초 차 느낌의 차이기 때문에 평상시에 무난하게 마실 수 있다. 더 맛있게 즐기려면 레몬밤 같은 민트류 잎을 조금 혼합한다.

꿀풀 꽃차의 맛
연한 쓴맛과 단맛이 난다.

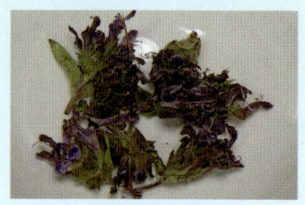

여름~가을에 꽃받침을 포함해 꿀풀 꽃을 채취한다. 통상 여름~가을 꽃은 날벌레나 진딧물이 꽃 봉우리 안에 서식할 수도 있으므로 벌레가 없는 깨끗한 꽃을 잘 찾아서 채취한다.

자연에서 건조시킬 경우 응달에서 건조시키게 날벌레가 꼬이지 않도록 망사로 덮어준다. 인공적으로 건조시키려면 식품건조기에 넣고 40~50도 온도에서 8시간 이상 건조시킨다.

식품건조기로 건조시킨 경우 다시 한 번 옥외에서 바짝 건조시킨다. 꽃 종류는 열매류에 비해 곰팡이가 덜 생기지만 일단 곰팡이가 생기면 꽃잎부터 갈아먹으므로 상온보다는 냉동 보관하는 것이 좋다.

필요할 때마다 1g을 차로 우려먹는다. 단맛이 조금 더 필요하면 꿀풀 9, 감초 1 비율로 우려낸다. 곁에 두고 즐겨 마시고 싶다면 꿀풀 6, 레몬밤 3, 감초 1 비율로 혼합 꽃차를 만들어 본다.

꿀풀의 특징과 영양 성분 백서

01. 꿀풀은 전국의 산과 들판에서 아주 흔하게 볼 수 있는 식물이다. 대도시 인근의 농어촌 야산에서도 흔히 볼 수 있다.

02. 여러해살이풀인 꿀풀은 꿀샘에 꿀이 많기 때문에 이름 붙었다.

03. 꿀풀의 어린잎은 나물로 무쳐 먹을 수 있고, 지상부는 식용 염료로 사용할 수 있다.

04. 경남 함양의 하고초 마을은 꿀풀을 대규모로 재배하는 마을로 유명하다. 개화기에 방문하면 꿀풀의 보라색 꽃이 융단처럼 펼쳐진 것을 볼 수 있다.

05. 꿀풀의 열매와 열매자루를 통틀어서 '하고초(夏枯草)'라는 생약명으로 부르며 약용한다. 하고초의 주요 효능으로는 간을 보하고 간염, 부기, 이뇨, 고혈압, 나력, 유선염, 현기증, 근동통, 폐결액, 혈붕, 대하 등이다.

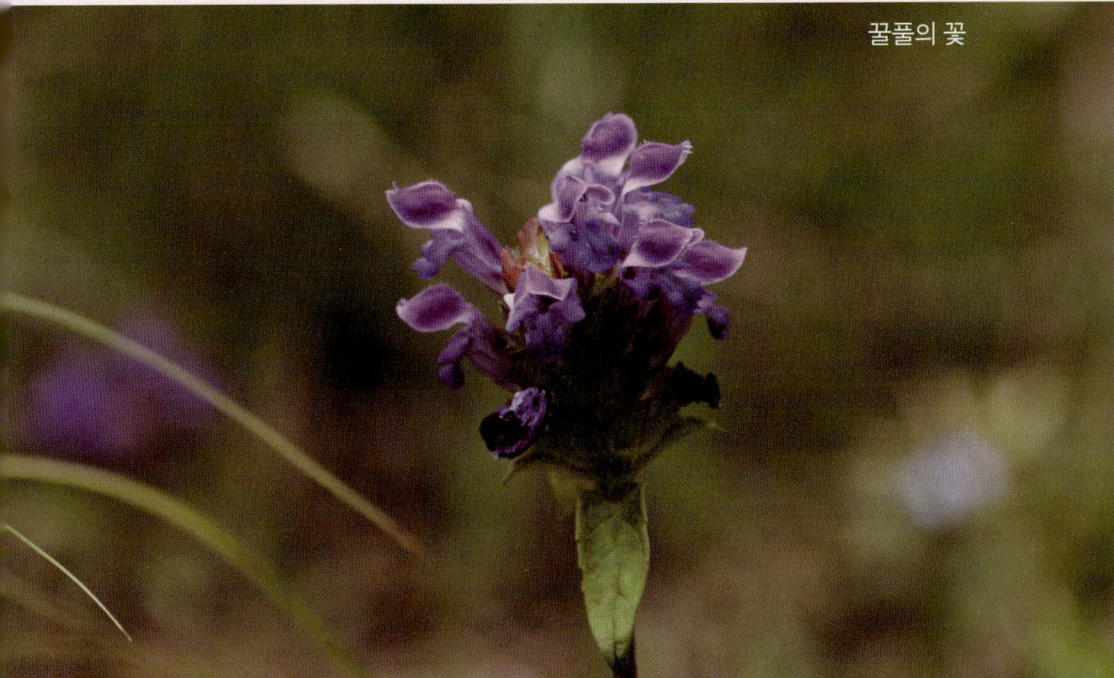

꿀풀의 꽃

진통, 해열에 약용하는
벌깨덩굴 꽃차

꿀풀과 *Meehania urticifolia* 꽃 : 5~6월 높이 : 30cm

극동아시아와 러시아 사할린에서 자생하는 벌깨덩굴은 약초로 이용한 기록은 드물지만 민간에서는 진통, 해열제로 사용하였다. 국내에서는 혼합림이나 침엽수림 하부, 산의 풀밭에서 자생한다.

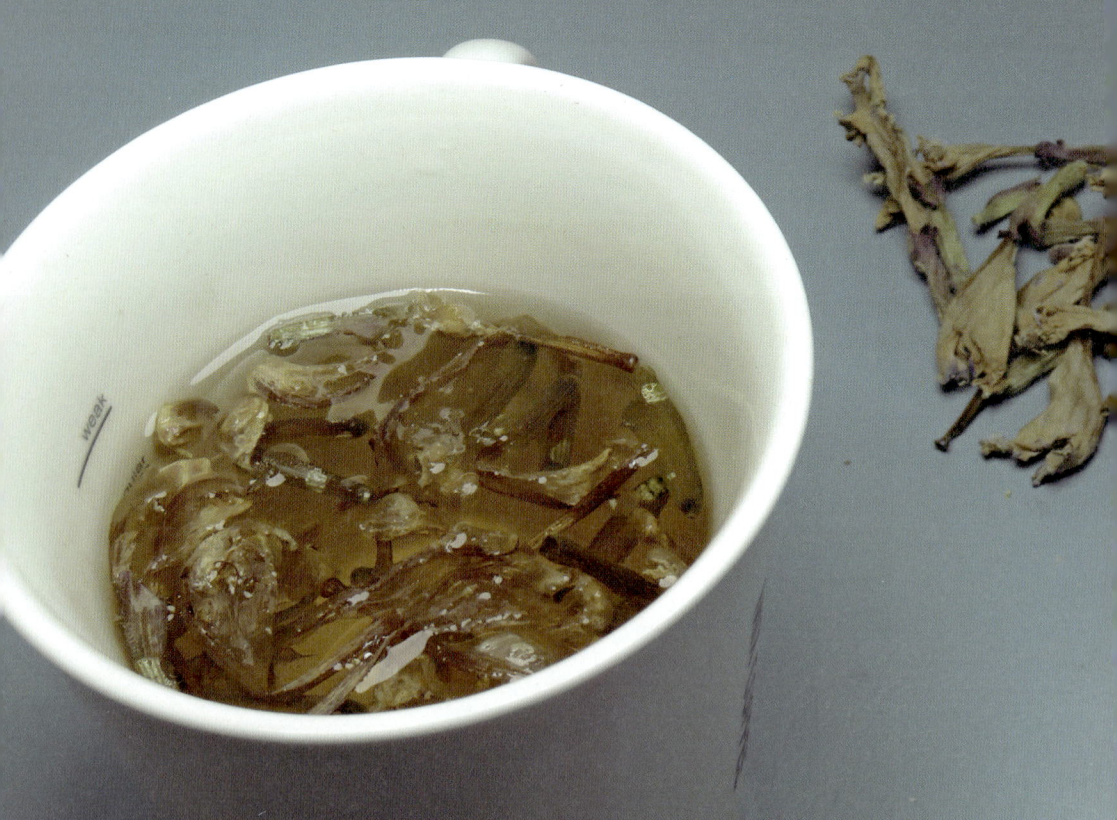

벌개덩굴 꽃차 만들기

벌깨덩굴은 늦봄~초여름에 깊은 산의 반음지~음지에서 자란다. 비교적 오염원이 없는 한적한 곳에서 볼 수 있다.

벌깨덩굴 꽃차의 맛
약간 쓰고 꿀풀과 특유의 박하 향이 연하게 난다. 특별하게 강하거나 인상적인 맛은 아니다. 벌깨덩굴 잎도 이와 같은 방법으로 침출 차로 마실 수 있다.

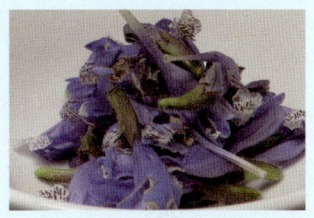

 늦봄~초여름에 야산에서 벌깨덩굴 꽃을 꽃받침을 포함해 함께 채취한다.

 자연에서 건조시킬 경우 응달에서 건조시키되 날벌레들이 꼬이지 않도록 망사로 덮어준다. 인공적으로 건조시키려면 식품건조기에 넣고 40~60도 온도에서 8시간 이상 건조시키는데 수량이 많을수록 건조 시간은 배로 늘어난다.

 식품건조기로 건조시킨 경우 습기가 남아 있을 수 있으므로 바삭한 상태가 되도록 햇볕에 한 번 더 건조시킨다. 꽃잎은 얇고 특유의 향과 당도가 있기 때문에 상온에 보관하면 곰팡이가 생길 수 있으므로 가급적 냉동실에 보관한다.

 필요할 때마다 꽃 대여섯 개를 뜨거운 물에 우려마신다.

벌깨덩굴의 특징과 영양 성분 백서

01. 벌깨덩굴은 깊은 산의 계곡 주변 풀밭에서 자라는 여러해살이 풀이다. 유사종은 흰색 꽃이 피는 '흰벌깨덩굴'과 붉은색 꽃이 피는 '붉은벌깨덩굴'이 있다.
02. 이름의 유래는 정확하지 않지만 벌이 좋아하는 꿀이 듬뿍 함유되어 있고 잎 모양이 깻잎과 비슷하다 하여 벌깨덩굴이란 이름이 붙은 것으로 추정된다.
03. 벌깨덩굴의 어린잎은 나물로 식용할 수 있다.
04. 벌깨덩굴의 꽃은 날벌레가 많이 찾으므로 채취시 깨끗한 꽃을 채취하도록 신경 쓴다.
05. 벌깨덩굴은 꿀풀과나 민트 계열 식물처럼 항균 및 살균, 해독에 효능이 있고 진통, 해열, 감기, 대하에 약용한다.

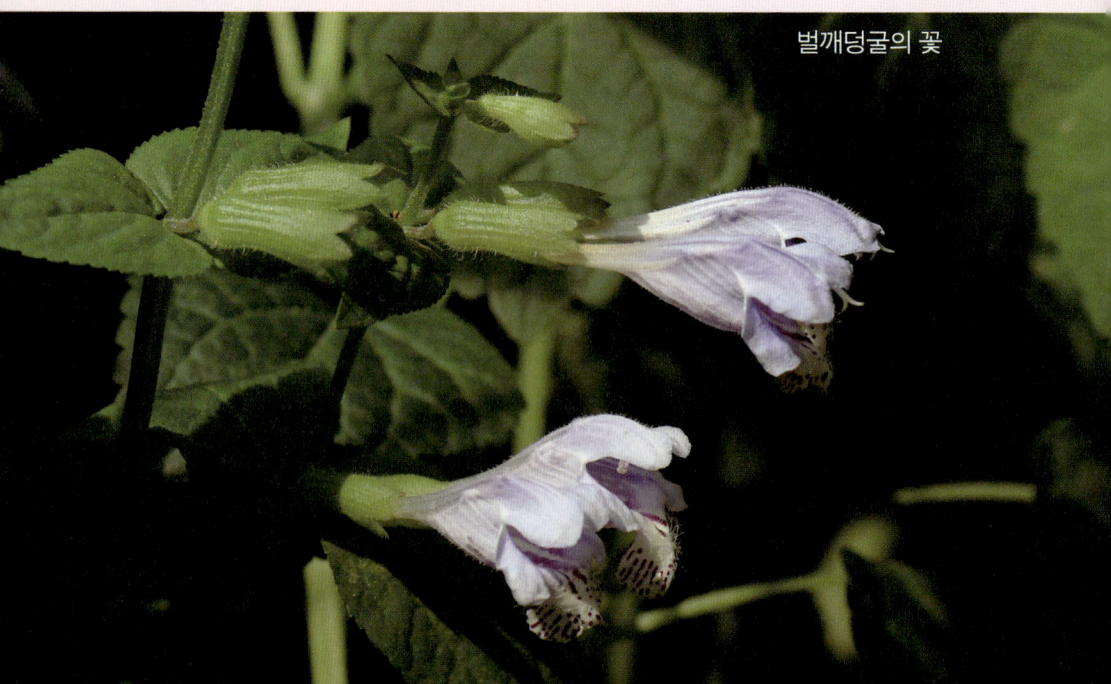

벌깨덩굴의 꽃

구취와 가슴이 답답할 때는
배초향(방아잎나물) 꽃차

꿀풀과 *Agastache rugosa* 꽃 : 7~9월 높이 : 1m

경상도 남부에서 흔히 '방아잎나물'이라고 부르며 식용하는 향채 식물이다. 깻잎과 비슷하지만 전혀 상반된 진한 향의 들꽃이다. 꽃차는 살균력이 강해 구취에 효능이 있다.

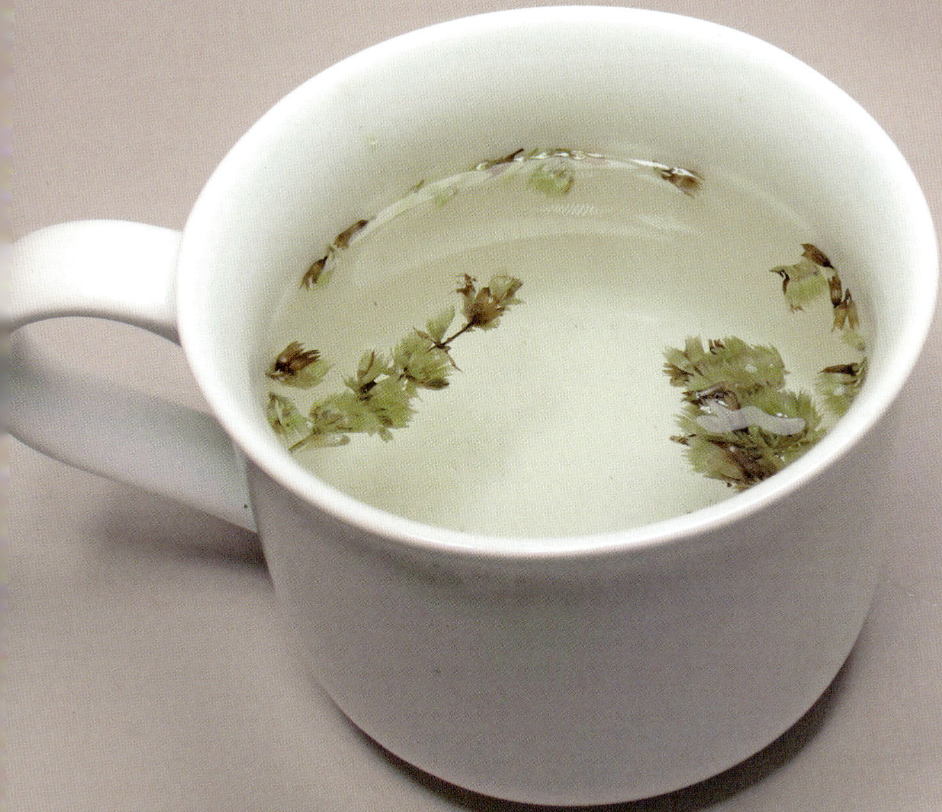

배초향 꽃차 만들기

경상도 지방에서 방아잎나물로 알려진 배초향은 우리나라 자생종 중 가장 민트 향이 강한 식물이다. 그래서 서양에서 들어온 허브 식물로 착각하는데 우리나라에서 자생하는 토종 꽃이다.

배초향 꽃차의 맛

매우 쓰고 특유의 진한 박하 향과 향미가 있다. 차로 음용하려면 1티스푼 이하가 적당하다. 향이 진하기 때문에 상시로 즐길 만한 차는 아니지만 비염 등이 있을 때는 약초로 삼을 만한 꽃차이다.

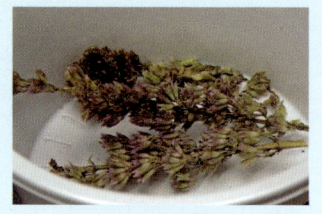

여름에 동네 화단 등에서 심어 기르는 깨끗한 배초향의 꽃을 꽃자루를 포함해 채취한다. 꽃이 진 후 열매가 생길 무렵의 꽃자루도 차로 우릴 수 있으므로 채집한다.

자연에서 건조시킬 경우 응달에서 건조시키되 날벌레들이 꼬이지 않도록 망사로 덮어준다. 또는 식품건조기에 넣고 40~60도 온도에서 8시간 이상 건조시키는데 수량이 많을수록 건조 시간은 배로 늘어난다.

식품건조기로 건조시킨 경우 습기가 남아 있을 수 있으므로 햇볕에 한 번 더 건조시킨다. 꽃의 향이 진하고 독특한 살균력이 있어 상온 보관도 가능하지만 가급적 냉동실에 보관한다.

필요할 때마다 1티스푼 이하 분량을 차로 우려마신다.

배초향의 특징과 영양 성분 백서

01. 배초향은 꿀풀과의 여러해살이풀로서 깊은 산에서 자생하지만 가정집 화단에서 흔히 기른다.
02. 향이 아주 진해 다른 풀의 향을 밀어내는 식물이란 뜻에서 배초향(排草香)이란 이름이 붙었다.
03. 꽃뿐만 아니라 잎과 줄기 등 전초를 차로 우려마실 수 있다. 가급적 어린잎과 어린 줄기를 채취해 준비한다.
04. 민간에서는 생잎을 생선 비린내나 육류 잡냄새를 제거하는 목적으로 사용하기도 했다. 배초향의 어린잎은 장아찌, 볶음, 튀김으로 먹을 수 있는데 특유의 비누 향 비슷한 향이 있다.
05. 한방에서는 곽향(藿香)이라 부르며 해열, 구토, 복통, 가슴답답증에 사용하고, 살균 및 방부 성분이 있어 구취예방에도 좋다.

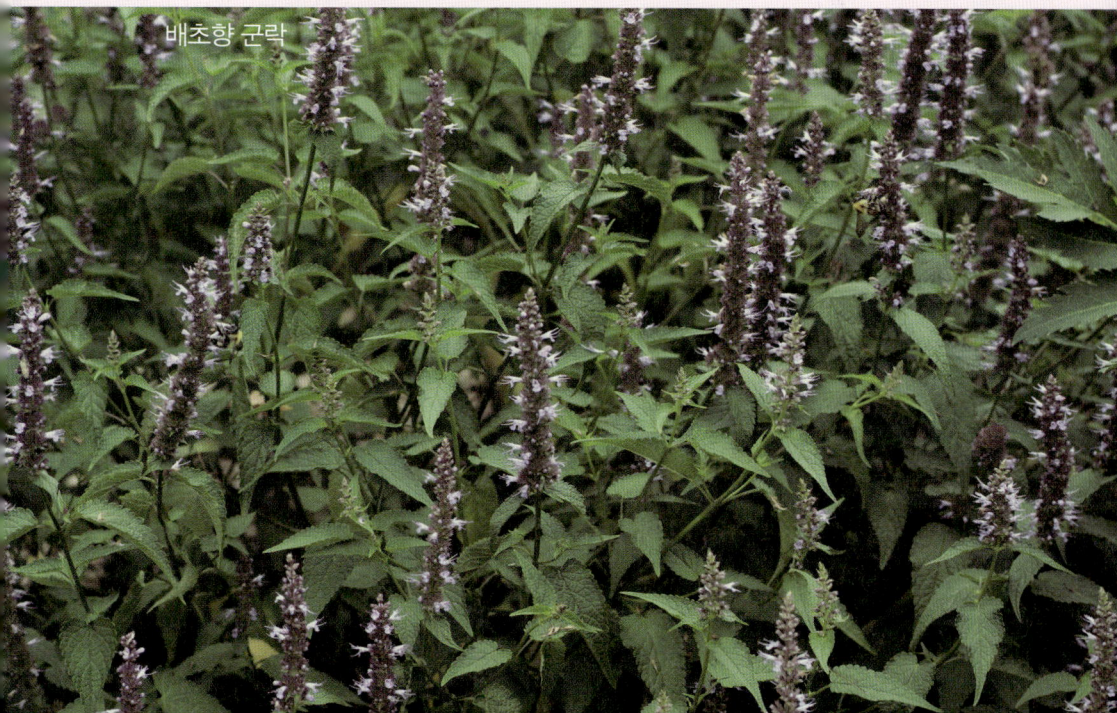

배초향 군락

진한 귤 향기가 나는
백선차 (백선 꽃차)

운향과 *Dictamnus dasycarpus* 꽃 : 5~6월 높이 : 50~90cm

백선은 예로부터 뿌리를 약용해 온 운향과 식물이다. 최근 연구에 의하면 뿌리를 약용한 사람에게 부작용이 발생한 사례가 있으므로 꽃으로 만든 백선차 역시 건강상 문제가 있는 사람은 과다섭취를 피하자.

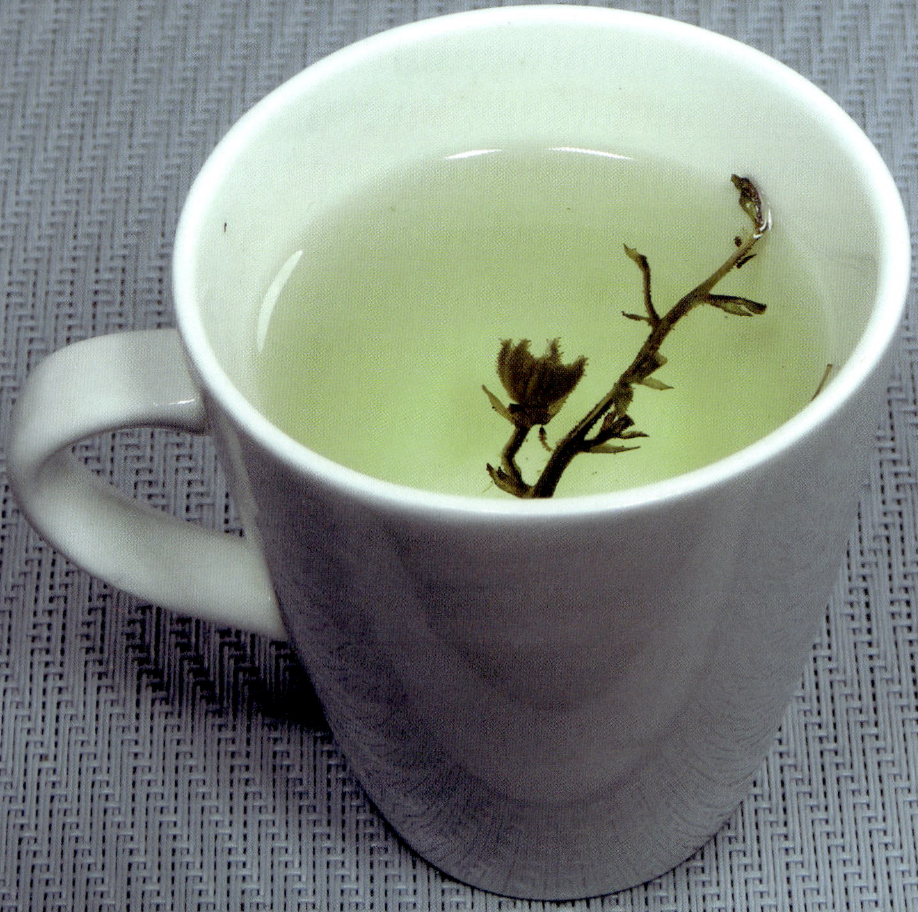

백선 꽃차 만들기

백선은 늦봄에 해변가 얕은 산에서 흔히 자란다. 주로 오염원이 없는 한적한 야산에서 자라는 야생화이다.

백선차의 맛
운향과 특유의 방향을 풍기는데 아주 강한 귤 냄새라고 생각하면 된다. 맛은 매우 쓰며 시고 텁텁하다. 목련차와 비슷한 맛이므로 비염 같은 코막힘에 효능이 있을 것으로 추정되지만 뿌리를 약으로 복용한 사람 중 간염이 발생한 기록이 있으므로 과다섭취는 피한다.

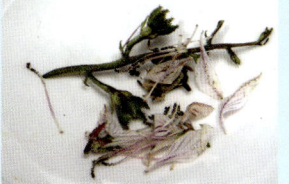

늦봄에 해안가 야산 같은 인적 없는 농촌 야산에서 백선 꽃을 볼 수 있다. 꽃잎이 잘 떨어지기 때문에 꽃대를 함께 채집한다. 자생지가 점점 줄어들고 있으므로 가급적 씨앗을 받아온 뒤 재배한 것을 사용한다.

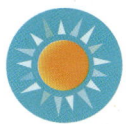
자연에서 건조시킬 경우 응달에서 건조시키되 날벌레들이 꼬이지 않도록 망사로 덮어준다. 또는 식품건조기에 넣고 40~60도 온도에서 6시간 이상 건조시키는데 수량이 많을수록 건조 시간은 배로 늘어난다.

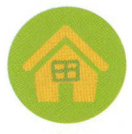
식품건조기로 건조시킨 경우 습기가 남아 있을 수 있으므로 옥외에서 다시 한 번 건조시킨다. 잎이 얇기 때문에 상온에 보관하면 곰팡이가 생길 수 있으므로 반드시 냉동실에 보관한다.

필요할 때마다 꽃대 한 가닥을 우려마신다. 한 가닥만으로도 아주 강한 귤 향미를 음미할 수 있는 차이다.

백선의 특징과 영양 성분 백서

01. 여러해살이풀인 백선은 전국에서 흔히 자생하는데 도로변에서 조금 들어간 오염원이 없는 한적한 야산의 반그늘에서 볼 수 있다.
02. 백선(白蘚)이란 이름은 이 식물의 생약명에서 유래된 이름으로서 뿌리 색이 흰색이라고 하여 이름 붙었다.
03. 백선은 뿌리 모양이 짝퉁 산삼이라고 하여 '봉삼'이라는 별명이 있다. 유사종으로는 잎에 털이 많은 '털백선'이 있다.
04. 백선은 식물 전초에서 운향과 특유의 귤 향기가 나는데 강하지 않은 귤 향이다.
05. 백선의 뿌리는 신경통, 감기, 해열, 해독에 효능이 있다. 뿌리를 달인 물은 개선(옴) 같은 전염성 피부염이나 습진에 바르면 효능이 있고, 살충력이 강해 농업용 살충제로도 사용할 수 있다.

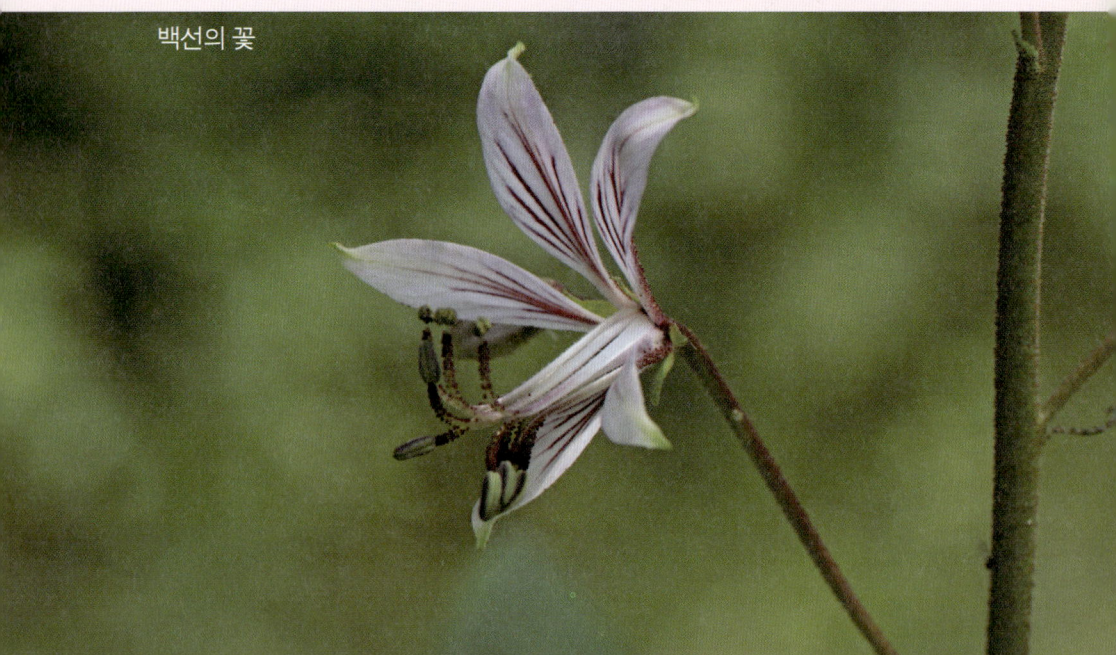

백선의 꽃

기를 보하고 조루증에 좋은
양지꽃 꽃차

장미과   *Potentilla fragarioides*   꽃 : 4~6월   높이 : 30~50cm

   극동아시아와 몽고, 러시아의 시베리아 일대에서 자생하는 양지꽃은 뱀딸기와 유사한 식물로서 뱀딸기보다 이른 봄에 노란색 꽃을 개화한다. 양지꽃이란 이름은 산의 양지바른 길가나 풀밭에서 자생한다 하여 이름 붙었다.

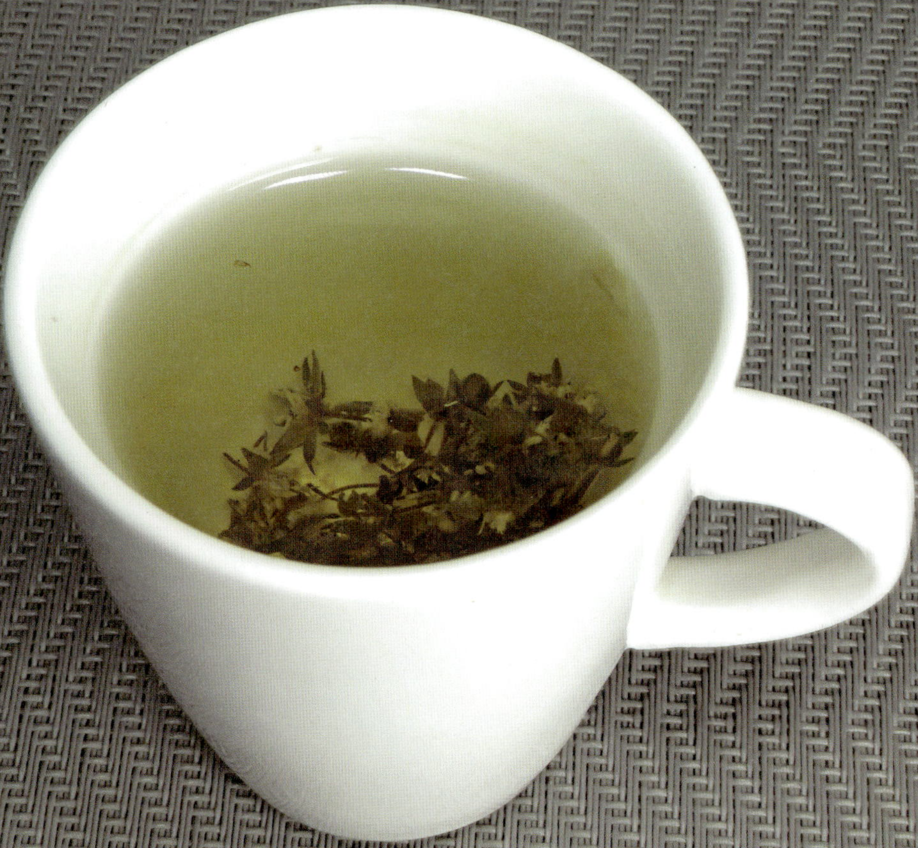

양지꽃 꽃차 만들기

양지꽃은 이른 봄 등산로 옆 풀밭에서 자생한다. 등산로에서 자생하기 때문에 흙이 묻지 않은 싱싱한 꽃을 찾아봐야 한다.

양지꽃 꽃차의 맛
장미과 식물 꽃은 대부분 순한 맛이다 양지꽃 꽃차도 거의 비슷하게 순한 맛이고 특별하게 쓴맛이나 잡맛은 없다.

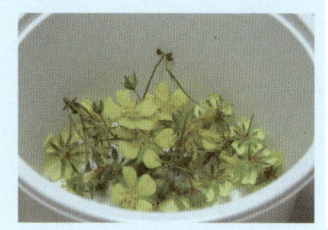

봄에 등산로 가에서 양지꽃을 채취하되 흙이 묻지 않은 깨끗한 꽃을 채취한다.

자연에서 건조시키려면 응달에서 건조시키되 날벌레들이 꼬이지 않도록 망사로 덮어준다. 또는 식품건조기에 넣고 40~50도 온도에서 6시간 이상 건조시키는데 수량이 많을수록 건조 시간은 배로 늘어난다.

식품건조기로 건조시킨 경우 습기가 남아 있을 수 있으므로 햇볕에서 다시 한 번 더 건조시킨다. 꽃잎이 얇은 꽃이므로 상온에 보관하면 곰팡이가 생길 수 있다. 밀폐 용기에 담고 건냉암소나 냉동실에 보관한다.

필요할 때마다 양지꽃 10여 송이를 차로 우려마신다.

양지꽃의 특징과 영양 성분 백서

01. 양지꽃은 땅을 기면서 자라는 습성이 있기 때문에 꽃이나 잎에 흙이 묻어 있는 경우가 많다. 가급적 흙에 오염되지 않은 꽃을 찾아보거나 씨앗을 받아와 재배한 후 채취한다.

02. 양지꽃의 어린잎은 나물로 섭취할 수 있다.

03. 양지꽃의 유사종은 좀양지꽃, 세잎양지꽃, 솜양지꽃, 딱지꽃 등이 있다. 꽃 모양은 서로 비슷한 반면 잎 모양은 조금씩 다르다. 꽃을 채취할 때는 모두 같은 꽃으로 취급한다.

04. 양지꽃의 생약명은 '치자연(雉子筵)'이라고 한다. 한방에서는 기와 음이 허한 것을 보하기 때문에 조루증에도 약용할 수 있다. 아울러 혈액순환 불량으로 인한 영양흡수장애, 지혈, 자궁출혈, 산후출혈, 월경과다, 객혈에 효능이 있다.

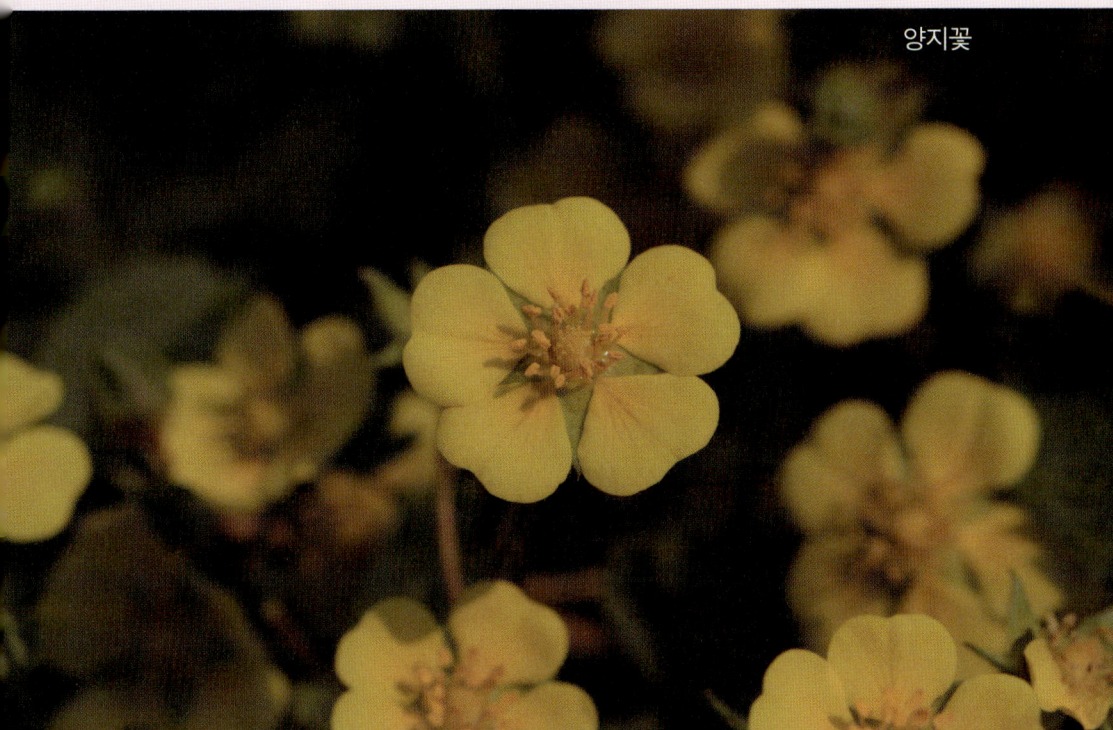

양지꽃

혈액순환에 좋은
뱀무 꽃차(큰뱀무 꽃차)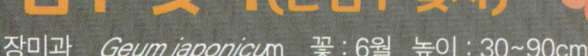

장미과 *Geum japonicum*   꽃 : 6월   높이 : 30~90cm

양지꽃과 비슷하지만 깊은 산에서 자생하는 것이 큰뱀무나 뱀무이다. 나물로도 섭취할 수 있는데 맛은 오히려 양지꽃보다 더 근사하다. 군락이 점점 줄어들고 있으므로 씨앗을 받아서 키운 뒤 차로 이용한다.

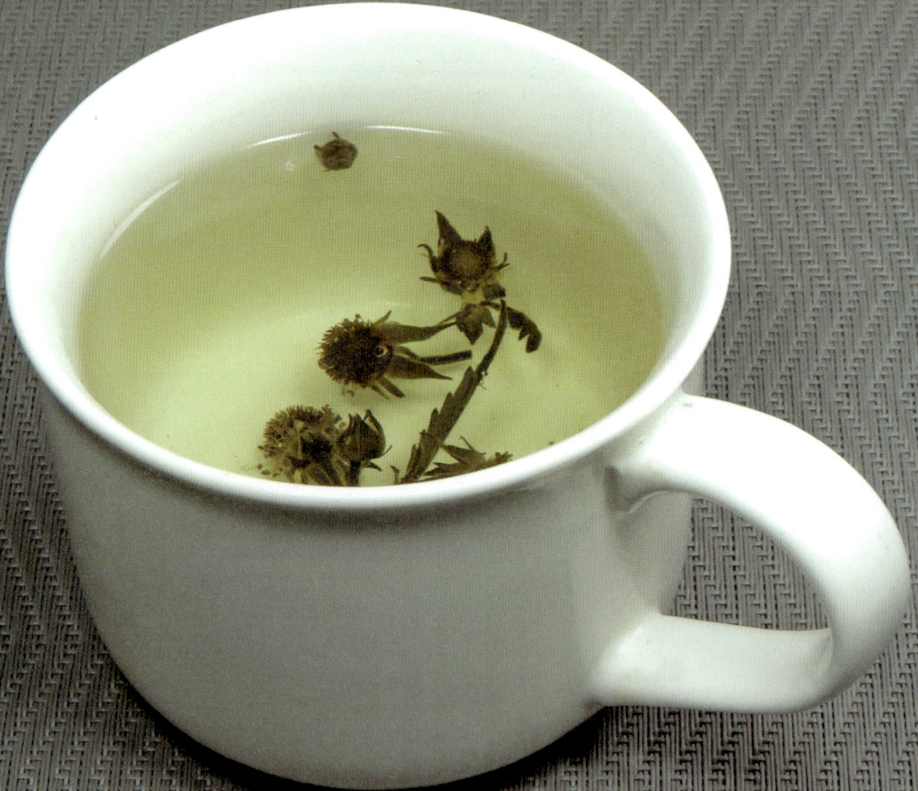

뱀무/큰뱀무 꽃차 만들기

늦봄~여름에 산과 들판에서 흔히 볼 수 있다. 오염원이 없는 한적한 산에서 자라는 야생화로서 '뱀무'와 '큰뱀무'가 있다. 차로 우려마실 때는 뱀무와 큰뱀무를 같은 것으로 취급한다.

뱀무 꽃차의 맛

장미과 야생화로서 온화하고 시큼한 맛이 난다. 뜨거운 물에 우릴 때는 장시간 우려야 시큼한 맛이 나오므로 보통은 우려마시기보다는 끓여 마시는 것이 좋다.

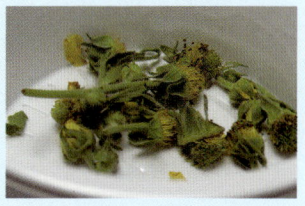

늦봄~여름에 오염원이 없는 깊은 산에서 큰뱀무 꽃을 꽃봉오리를 포함해 채취한다. 꽃잎이 잘 떨어지기 때문에 꽃봉오리를 채취해서 꽃잎이 없을 경우 꽃봉오리를 차로 우려마시면 된다.

자연에서 건조시킬 경우 응달에서 건조시키되 날벌레들이 꼬이지 않도록 망사로 덮어준다. 또는 식품건조기에 넣고 40~50도 온도에서 6시간 이상 건조시키는데 수량이 많을수록 건조 시간은 배로 늘어난다.

식품건조기로 건조시킨 경우 습기가 남아 있을 수 있으므로 햇볕에 한 번 더 바삭거리도록 건조시킨다. 밀폐 용기에 담고 건냉암소나 냉동실에 보관한다.

필요할 때마다 꽃봉오리 몇 개를 우려마시되 끓여 마시는 것이 더 좋다. 맛은 꽤 시큼하고 약간은 달달하다.

뱀무의 특징과 영양 성분 백서

01. 뱀무와 큰뱀무는 오염원이 없는 깨끗한 산야에서 자생하는 여러해살이풀이다. 대개 계곡 주변의 반그늘이나 양지바른 풀밭에서 볼 수 있다.
02. 뱀무의 근생엽은 소엽이 1~2쌍, 큰뱀무는 소엽이 3~5쌍이므로 이런 점으로 구별할 수 있다. 꽃의 모양은 거의 똑같고 꽃받침과 꽃자루의 털 모양이 조금 다르다.
03. 뱀무와 큰뱀무의 어린잎은 나물로 섭취할 수 있다.
04. 야생에서 채취시 꽃이 비슷한 미나리아재비 같은 독초를 오인하지 않도록 주의한다.
05. 뱀무는 뿌리를 포함한 전초를 '오기조양초(伍氣朝陽草)'라 하며 약용한다. 혈액순환, 이질, 타박상, 백대하, 유선염, 거풍(祛風), 부종에 효능이 있다.

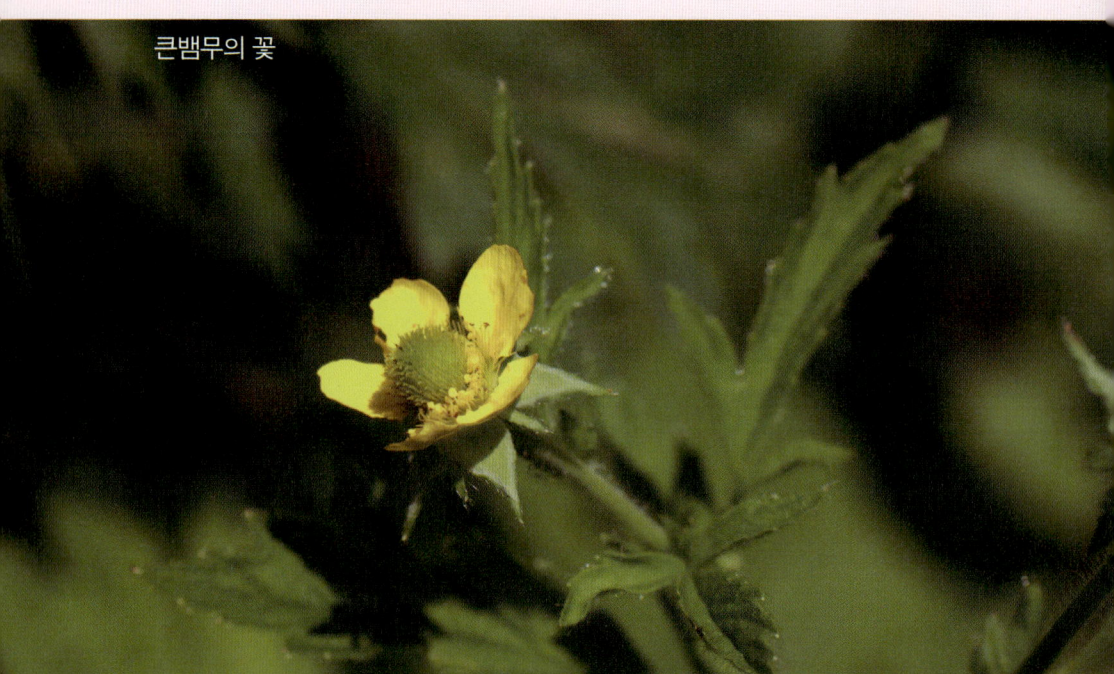

큰뱀무의 꽃

각종 항염에 좋은
제비꽃 꽃차

제비꽃과 Viola mandshurica   꽃 : 4~8월   높이 : 10~15cm

　식용 꽃의 하나인 제비꽃은 순한 맛이 좋기 때문에 흔히 샐러드로 먹을 수 있다. 꽃차로 만들면 과연 무슨 맛일까? 제비꽃을 찾을 때는 흔하게 보이는 종지나물(미국제비꽃) 위주로 채취하고, 토종 제비꽃은 가급적 보호해 주자.

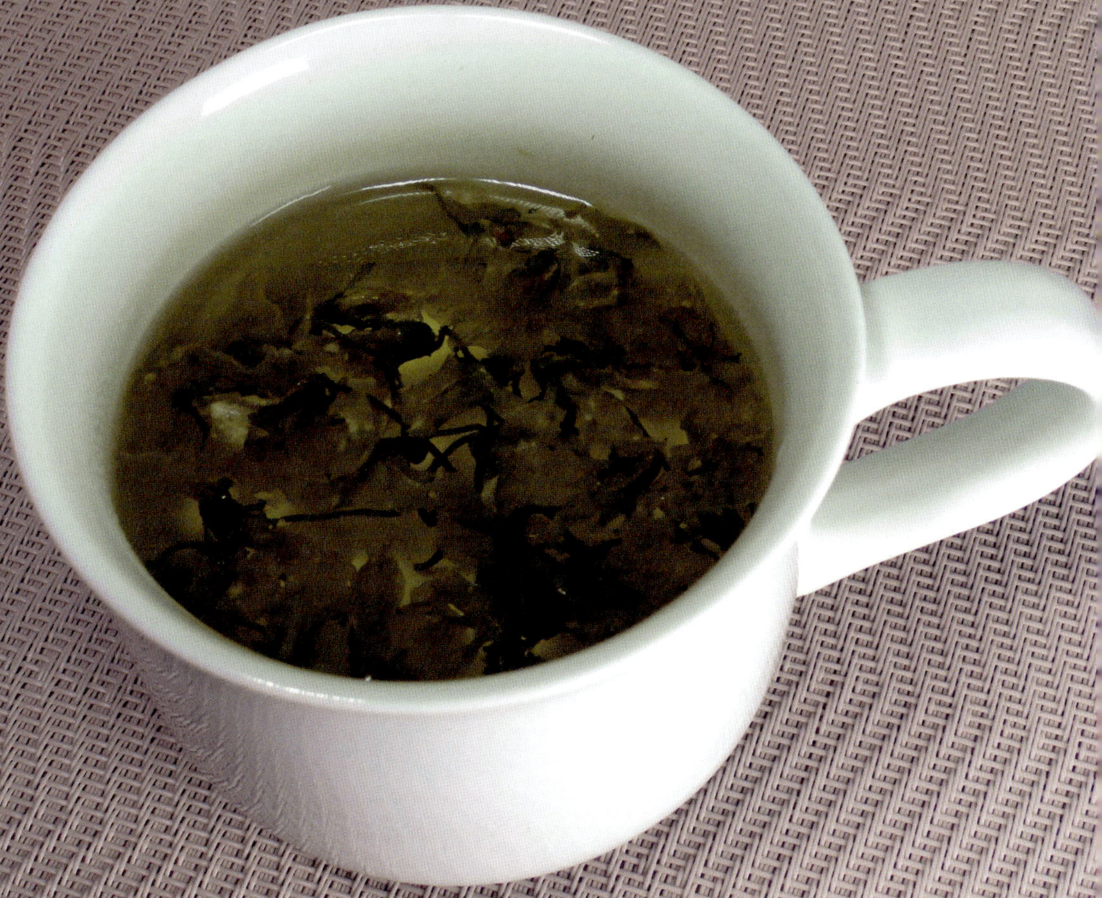

제비꽃 꽃차 만들기

제비꽃은 봄~여름에 길가나 풀밭, 도로변에서 흔히 자란다. 흙먼지나 대기오염에 노출되지 않은 꽃을 찾아서 준비한다.

제비꽃 꽃차의 맛
잡맛은 없고 순하고 시큼한 맛이 난다. 장시간 우려야 시큼한 맛이 나오므로 주전자로 끓이는 것이 좋다.

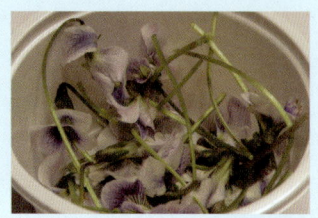

봄에 아파트 산책로, 풀밭, 동네 뒷산의 등산로 등에서 꽃받침을 포함한 꽃을 채집한다. 가급적 자동차나 사람이 다니지 않는 곳에서 채취한다.

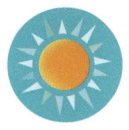
자연에서 건조시킬 경우 응달에서 건조시키되 날벌레들이 꼬이지 않도록 망사로 덮어준다. 인공적으로 건조시키려면 식품건조기에 넣고 40~50도 온도에서 6시간 이상 건조시키는데 수량이 많을수록 건조 시간은 배로 늘어난다.

식품건조기로 건조시킨 경우 습기가 남아 있을 수 있으므로 햇볕에 한 번 더 건조시킨다. 꽃잎은 얇고 미세하게 꿀샘이 있는 꽃이므로 상온에서 보관하면 곰팡이가 생길 수 있다. 가급적 밀폐 용기에 담은 뒤 건냉암소나 냉동실에 보관한다.

필요할 때마다 꽃 10여 송이를 차로 우려마신다.

제비꽃의 특징과 영양 성분 백서

01. 제비꽃은 수십여 유사종이 있지만 거의 다 꽃을 식용할 수 있는 식용 식물이다. 꽃의 모양은 전부 다 비슷한 모양이지만 맛은 조금씩 다르다.

02. 제비꽃은 우리나라와 중국, 몽골, 일본, 러시아 극동지역 등 동아시아에서 자생한다. 유럽에서는 제비꽃 대신 야생 팬지 품종이 자생한다.

03. 일반적으로 식용하는 제비꽃은 풀밭에서 흔히 보는 제비꽃 종류이다. 그 외의 다른 제비꽃에는 멸종 위기종도 포함되어 있으므로 채취를 피하고 보호해 준다.

04. 제비꽃은 진달래처럼 화전으로 섭취하거나 샐러드 요리의 재료로 사용한다.

05. 제비꽃의 생약명은 '지정(地丁)'이라고 한다. 해열, 해독, 설사, 부종, 나력, 충혈, 임파결핵, 유선염, 전립선염, 방광염, 위염, 코피, 혈변, 황달에 약용하고 독사에 물린 상처에는 잎을 찢어서 바른다.

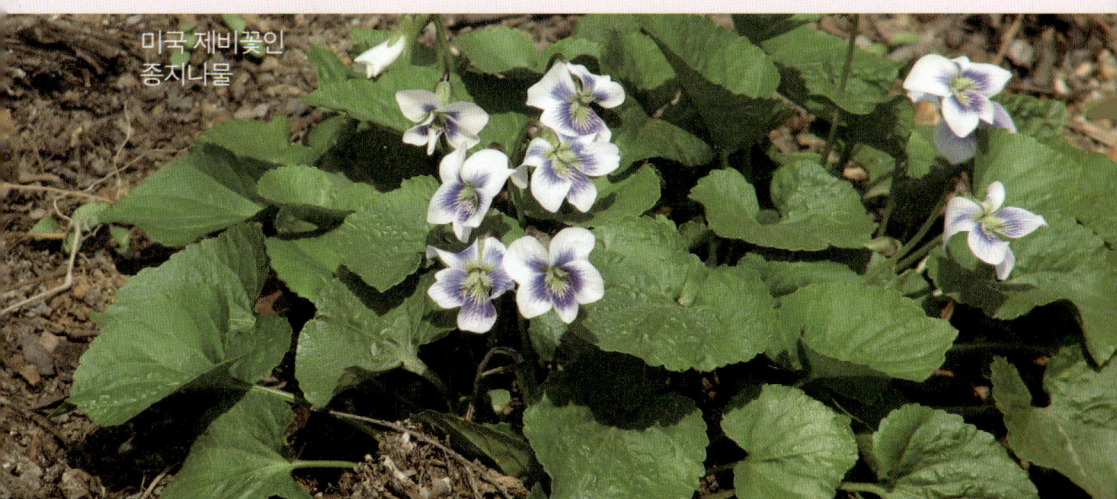

미국 제비꽃인 종지나물

제비꽃과 다른 팬지꽃을 닮은 맛
노랑제비꽃 꽃차

제비꽃과   Viola orientalisa   꽃 : 4~5월   높이 : 10~20cm

노랑제비꽃은 꽃의 색상이 노란색인 제비꽃으로 유럽 제비꽃인 팬지와 닮은 우리나라 자생 제비꽃이다. 꽃의 육질도 팬지꽃처럼 두툼한 편이다.

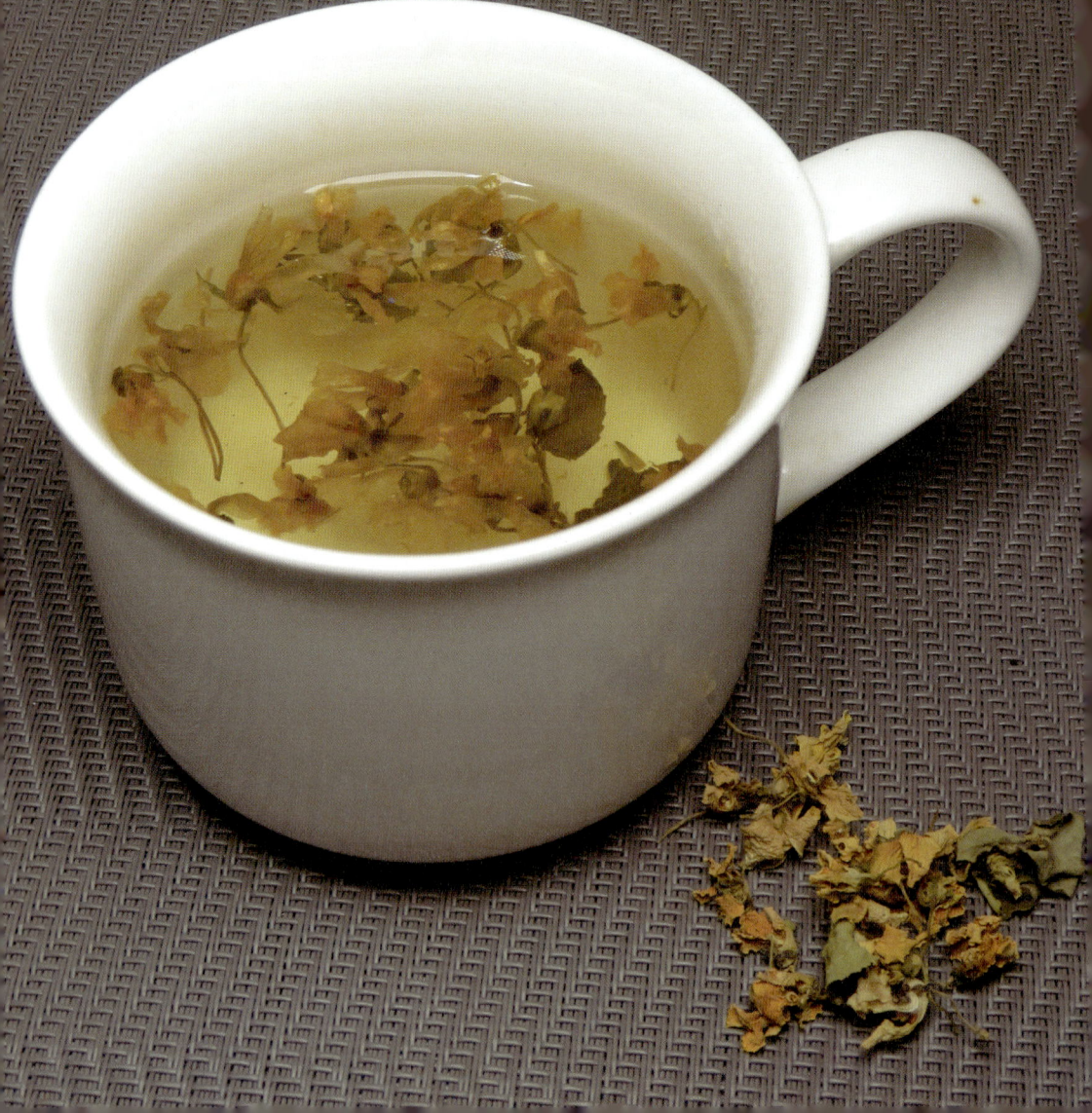

노랑제비꽃 꽃차 만들기

노랑제비꽃은 봄에 대도시 근교 높은 산의 등산로나 양지바른 풀밭에서 흔히 자란다. 일반적인 제비꽃에 비해 식용 가치는 떨어진다.

노랑제비꽃 꽃차의 맛
제비꽃과의 야생화는 대부분 순한 맛을 제공하지만 노랑제비꽃차는 조금 쓰고 조금 텁텁하며 조금 신맛이 난다.

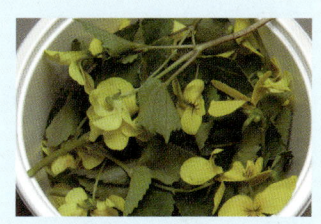

봄에 오염원이 없는 깊은 산의 등산로 주변 풀밭에서 꽃을 채집한다. 가급적 씨앗을 받아온 뒤 가정에서 재배한 것에서 꽃을 채취하는 것을 권한다.

자연에서 건조시킬 경우 응달에서 건조시키되 날벌레들이 꼬이지 않도록 망사로 덮어준다. 인공적으로 건조시키려면 식품건조기에 넣고 40~50도 온도에서 6시간 이상 건조시키는데 수량이 많을수록 건조 시간은 배로 늘어난다.

식품건조기로 건조시킨 경우 습기가 남아 있을 수 있으므로 햇볕에 하루 정도 더 바짝 건조시킨다. 밀폐 용기에 담은 뒤 겅냉암소나 냉동실에 보관한다.

필요할 때마다 꽃봉오리 몇 개를 차로 우려마신다.

노랑제비꽃 특징과 영양 성분 백서

01. 노랑제비꽃은 깊은 산의 등산로 주변 풀밭에서 군락을 이루며 자란다. 서식지는 해발 100~1,100m의 산, 숲, 덤불, 언덕, 풀밭이다. 우리나라의 경우 대도시 인근의 높은 산에서 노랑제비꽃을 볼 수 있다.

02. 제비꽃과 마찬가지로 노랑제비꽃은 동아시아에서만 자생하는 품종이다.

03. 노랑제비꽃은 여러해살이풀이다. 꽃은 줄기당 보통 1~3개씩 달린다.

04. 노랑제비꽃의 어린잎은 나물로 식용할 수 있다.

05. 노랑제비꽃의 약용 기록은 없지만 제비꽃과 비슷한 효능이 있을 것으로 추정된다.

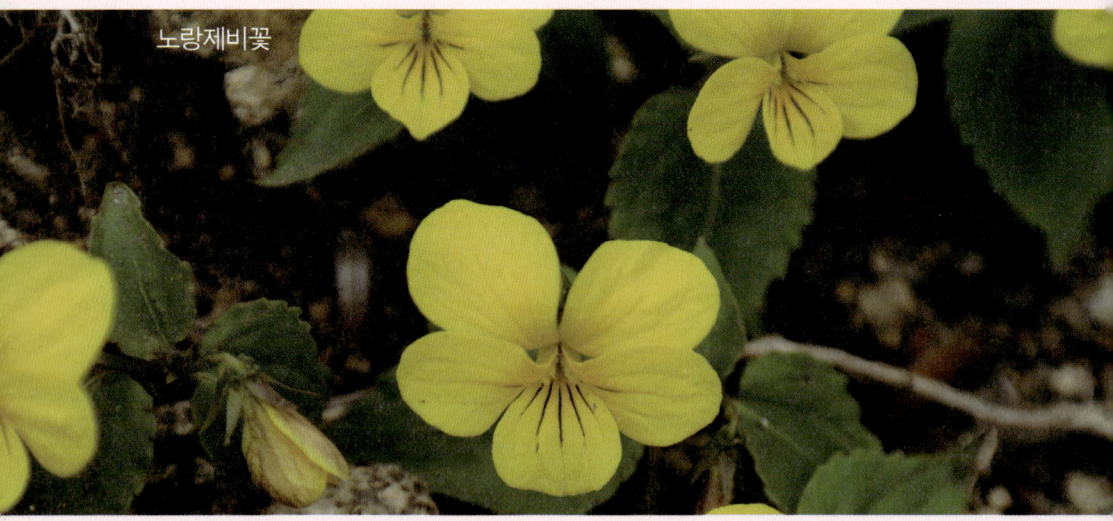

노랑제비꽃

생리불순에 좋은
물레나물 꽃차

물레나물과 *Hypericum ascyron* 꽃 :6~8월 높이 : 1m

꽃이 물레처럼 빙빙 도는 모양이라서 이름 붙은 물레나물. 예로부터 어린 싹을 나물로 섭취해 왔던 토종 들꽃이다. 물레나물 꽃으로 우린 꽃차는 인상적인 맛은 아니지만 꽃차를 장식하는 데코레이션 꽃으로는 괜찮지 않을까?

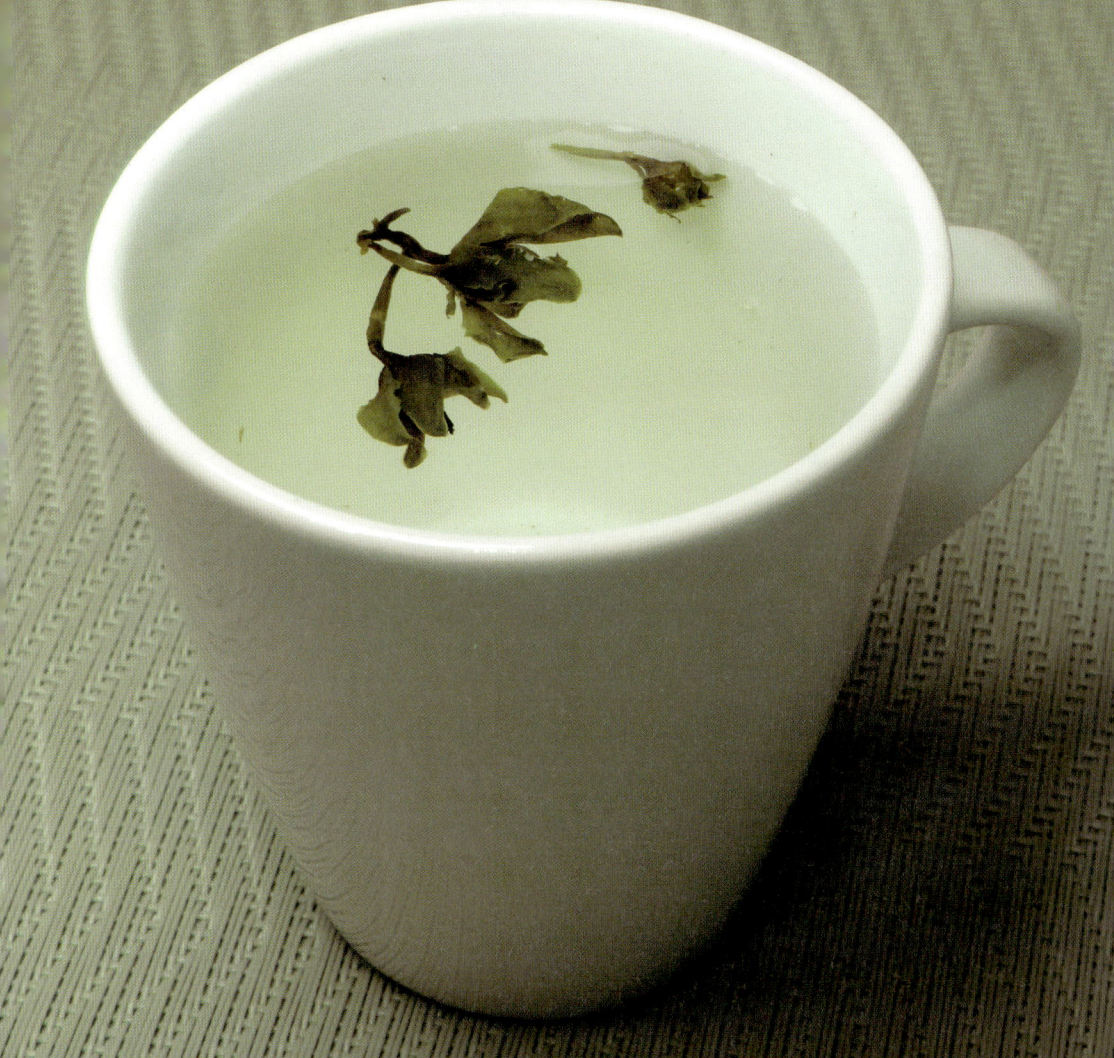

물레나물 꽃차 만들기

물레나물 꽃차는 물레나무의 꽃으로 만든 차이다. 강한 맛의 차는 아니므로 다른 차에 물레나물 꽃을 데코레이션으로 이용하는 것도 생각해 볼 만하다.

물레나물 꽃차의 맛
약간 시큼한 맛이고 특별하게 매력적인 맛은 아니다.

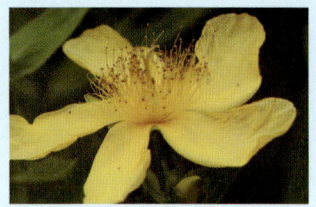

여름에 물레나물 꽃을 채취한 후 꽃받침은 제거한 꽃잎 부분만 뜯어내어서 세척 후 물기를 잘 빼낸다. 5월 이후로는 꽃에 날벌레가 많으므로 가급적 깨끗한 꽃을 채집한다.

자연에서 건조시킬 경우 응달에서 건조시키되 날벌레들이 꼬이지 않도록 망사로 덮어준다. 인공적으로 건조시키려면 식품건조기에 넣고 40~60도 온도에서 8시간 이상 건조시키는데 수량이 많을수록 건조시간은 배로 늘어난다.

식품건조기로 건조시킨 경우 바삭한 상태가 되도록 하루 정도 햇볕에 바짝 건조시킨다. 상온에 보관할 경우 꽃잎에 곰팡이가 생길 수 있으니 건냉암소나 냉동실에 보관한다.

필요할 때마다 꽃 한송이 분량을 차로 우려먹는다. 단맛이 조금 더 필요하면 설탕이나 꿀을 첨가한다. 또는 감초 한 조각과 같이 우려낸다.

물레나물의 특징과 영양 성분 백서

01. 물레나물은 꽃잎의 모양이 물레처럼 빙빙 돌려진 형태라서 이름이 붙었다.
02. 물레나물은 전국의 산야나 논두렁·밭두렁의 양지바른 곳에서 볼 수 있는 여러해살이풀이지만 원예종이 많이 보급되어 도심 공원이나 식물원에서도 흔히 볼 수 있다.
03. 어린잎은 나물로 식용하고, 잎은 바삭하게 건조시킨 후 차로 우려마실 수 있다.
04. 물레나물은 뿌리를 포함한 전초를 '홍한련(紅旱蓮)'이라며 약용하는데 간을 보하고 두통, 지혈, 부종, 조개 식중독, 자궁출혈, 생리불순, 류머티즘, 항염에 좋고 칼에 베인 상처나 타박상에는 외용한다.

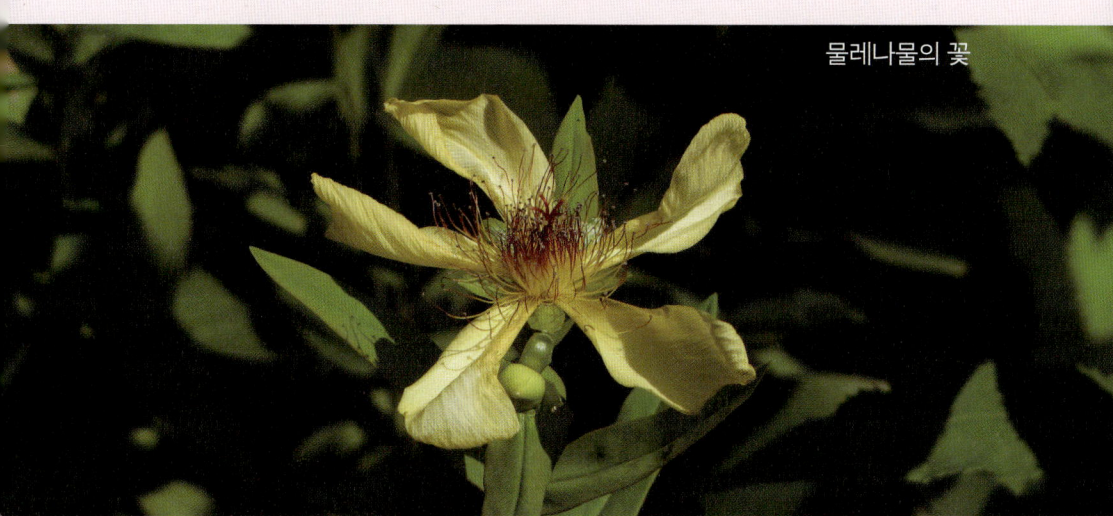

물레나물의 꽃

알코올 독, 자양강장에 좋은
원추리 꽃차

백합과 *Hemerocallis fulva* 꽃 : 6~8월 높이 : 1m

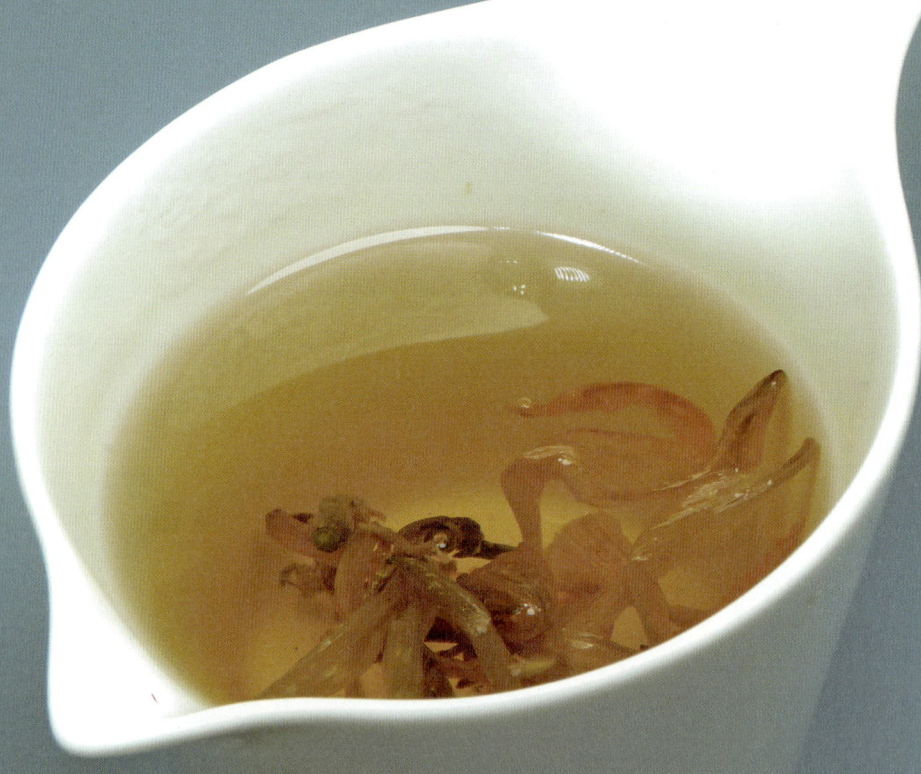

도심지의 공원 화단에서 흔히 볼 수 있는 원추리는 백합은 아니지만 백합이라고 오해받는 꽃이다. 원추리의 꽃은 백합과는 달리 각각의 꽃이 개화 후 하루만 유지된 뒤 지는 것이 특징이다.

원추리 꽃차 만들기

원추리의 어린잎은 이른 봄에 채취한 뒤 나물로 식용할 수 있는데 마취 성분이 있으므로 조금씩 섭취해야 한다. 꽃 역시 특유의 성분이 있으므로 과다 식용하지 않도록 주의한다.

원추리 꽃차의 맛
원추리 잎과 비슷한 특유의 맛이 나는 차이다. 과다하게 마시지 않도록 주의한다.

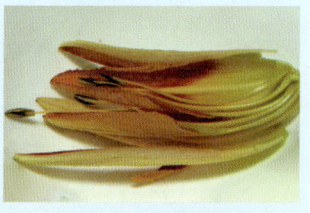

여름에 원추리 꽃을 채취한다. 여름 꽃은 꽃에 날벌레나 알이 있을 수 있으므로 가급적 깨끗한 꽃을 채취한다.

원추리 꽃을 깨끗이 세척한 후 물기를 완전히 말린 뒤 프라이팬에서 덖음을 해준다. 또는 식품건조기에 넣고 50~60도 온도에서 8시간 이상 건조시키는데 수량이 많을수록 건조 시간은 배로 늘어난다.

건조시킨 꽃은 밀폐 용기에 담은 뒤 건냉암소나 냉동실에 보관한다.

필요할 때마다 꽃잎 1~2개 분량을 차로 우려마신다. 과다하게 식용하면 현기증 등의 마취 작용이 일어날 수 있으므로 주의한다.

원추리의 특징과 영양 성분 백서

01. 원추리는 우리나라 전국의 산야, 바닷가에서 자생하며 자생지에 따라 조금씩 품종이 다른 원추리가 자생한다.
02. 여러해살이풀인 원추리는 원줄기는 없고 띠처럼 보이는 잎과 줄기처럼 보이는 꽃대가 있다.
03. 원추리의 유사종은 왕원추리, 각시원추리, 골잎원추리, 홍도원추리, 애기원추리 등이 있고 도심 공원에서 볼 수 있는 홑왕원추리 등의 다양한 개량종이 있다. 꽃의 생김새는 백합과 비슷하지만 잎 모양이 다르므로 백합과는 잎 모양을 보고 구별한다.
04. 원추리의 어린잎은 데친 후 초고추장에 찍어 먹는다.
05. 원추리의 꽃은 잘 건조시킨 후 술을 담글 수 있다.
06. 원추리는 뿌리를 포함한 전초를 약용한다. 자양강장, 지혈, 이뇨, 황달, 유선염, 요로결석의 효능과 알코올독을 풀어준다.

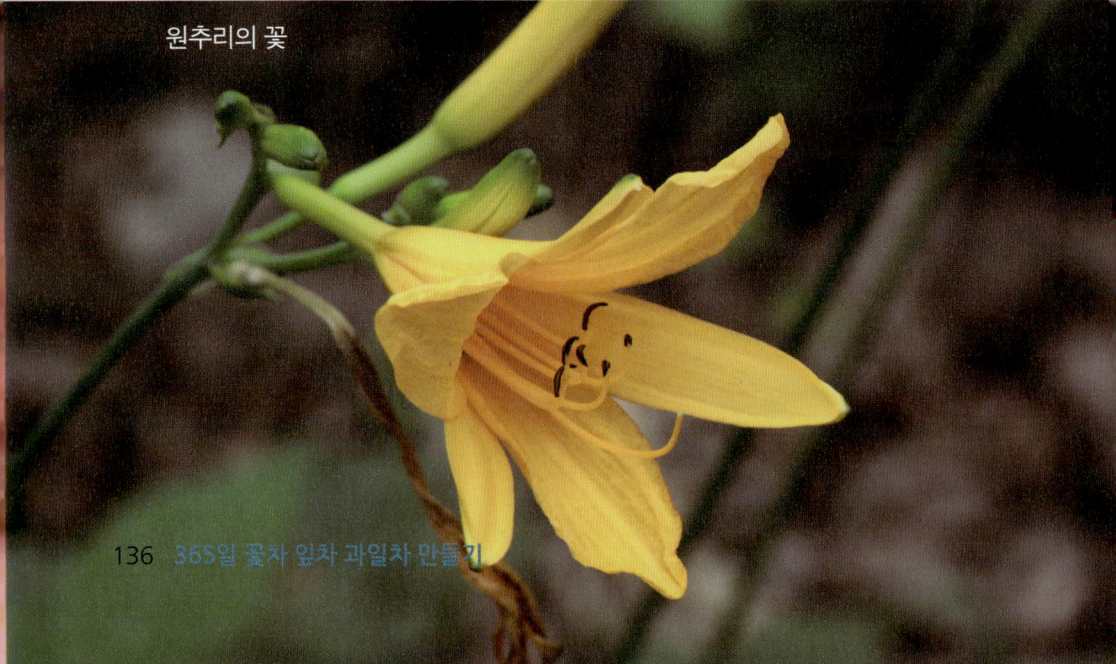

원추리의 꽃

북미인디언들이 주머티즘 약으로 사용한
꽃잔디(지면패랭이) 꽃차

꽃고비과 *Phlox subulata* 꽃 : 4~9월 높이 : 10~20cm

언뜻 보면 패랭이꽃과 비슷하지만 이 식물은 석죽과 식물이 아닌 꽃고비과 식물로서 플록스의 근연종이다. 미국 동부 원산지에서 자생하는 종을 개량한 종들이 지피식물로 전세계에 전파되었다.

꽃잔디 꽃차 만들기

꽃잔디는 지면패랭이라고도 한다. 도시의 대로변 화단은 물론 지방도로의 도로변 쉼터 풀밭에서 관상용으로 심는 지피식물이다.

꽃잔디 꽃차의 맛

꽃고비과 식물은 대부분 특유의 쓴맛이 있고 식용 꽃은 아니지만 때에 따라서는 소량을 차로 우려마실 수 있을 것이다. 맛은 은은하지만 특유의 향이 있고 쓴맛이 난다.

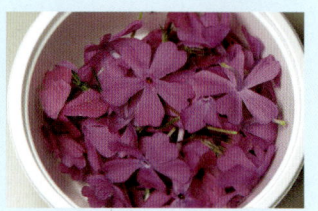

봄에 오염원이 없는 화단에서 꽃봉오리를 포함한 꽃을 채취한다. 또는 가정의 정원에서 재배한 것을 채취한다.

자연에서 건조시킬 경우 응달에서 건조시키되 날벌레들이 꼬이지 않도록 망사로 덮어준다. 인공적으로 건조시키려면 식품건조기에 넣고 40~50도 온도에서 6시간 이상 건조시키는데 수량이 많을수록 건조 시간은 배로 늘어난다.

식품건조기로 건조시킨 경우 습기가 남아 있을 수 있으므로 햇볕에 하루 정도 바삭하게 건조시킨다. 상온에 보관하면 곰팡이가 생길 수 있으므로 가급적 냉동실에 보관한다.

필요할 때마다 컵당 꽃봉오리 몇 개를 우려마신다.

꽃잔디의 특징과 영양 성분 백서

01. 꽃잔디는 꽃이 패랭이꽃과 비슷하고 지면을 기면서 자란다고 하여 지면패랭이꽃이라는 별명이 있다.

02. 원산지는 미국 동부지역이고 전세계에 귀화하였다. 우리나라에서는 원산지와 마찬가지로 여러해살이풀로 취급한다.

03. 꽃잔디는 언뜻 보면 패랭이꽃과 비슷해 보이지만 꽃 모양이 플록스와 같은 꽃고비과 식물이고, 패랭이꽃은 석죽과 식물이다.

04. 꽃잔디의 향기는 가끔 대마초 향과 비슷하지만 대마초 성분은 없다. 영국에서는 꽃잔디 향을 대마초 냄새로 오인하고 실제 경찰이 출동한 일도 있었다.

05. 꽃잔디는 품종에 따라 분홍색, 흰색 등 다양한 색상의 꽃이 개화한다.

06. 미국의 인디언들은 꽃잔디를 류머티즘 치료 약으로 사용한 기록이 있다.

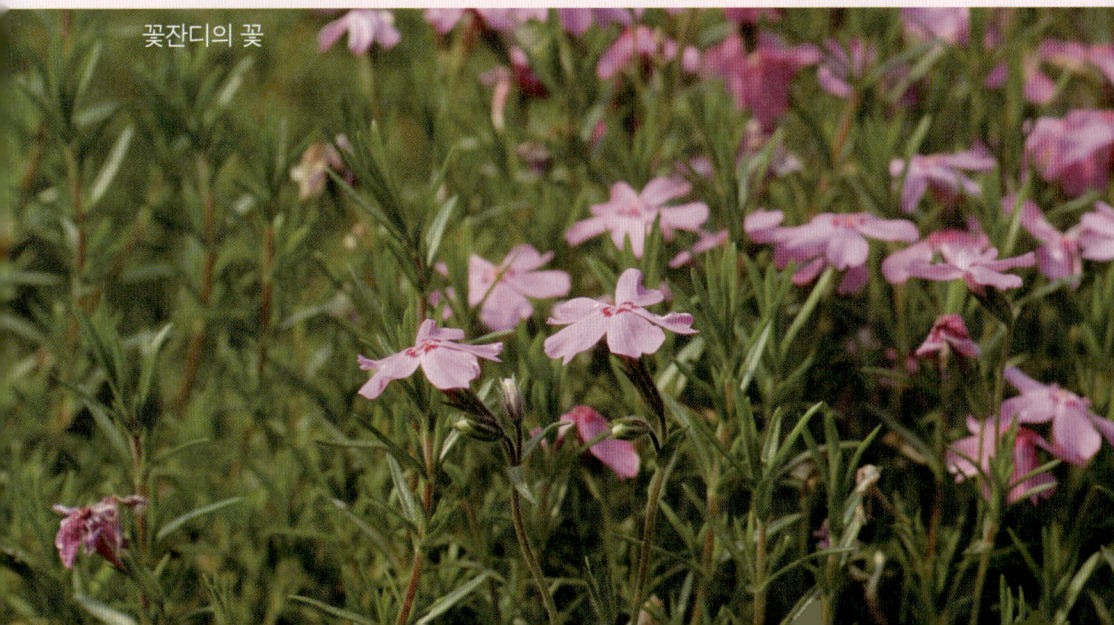

꽃잔디의 꽃

노화예방, 정서안정에 좋은
장미 꽃차

장미과 *Rosa pendulina* 꽃 : 6~9월 높이 : 1~3m

꽃차 중에서는 히비스커스 꽃차, 캐모마일 꽃차, 국화차와 함께 다섯 손가락 안에 드는 차이다. 예로부터 노화예방에 탁월하고 정서 안정에도 도움을 주는 차로 유명한 장미 꽃차는 은은한 향과 마일드한 맛이 좋기 때문에 커피나 녹차를 대신할 수 있는 차이다.

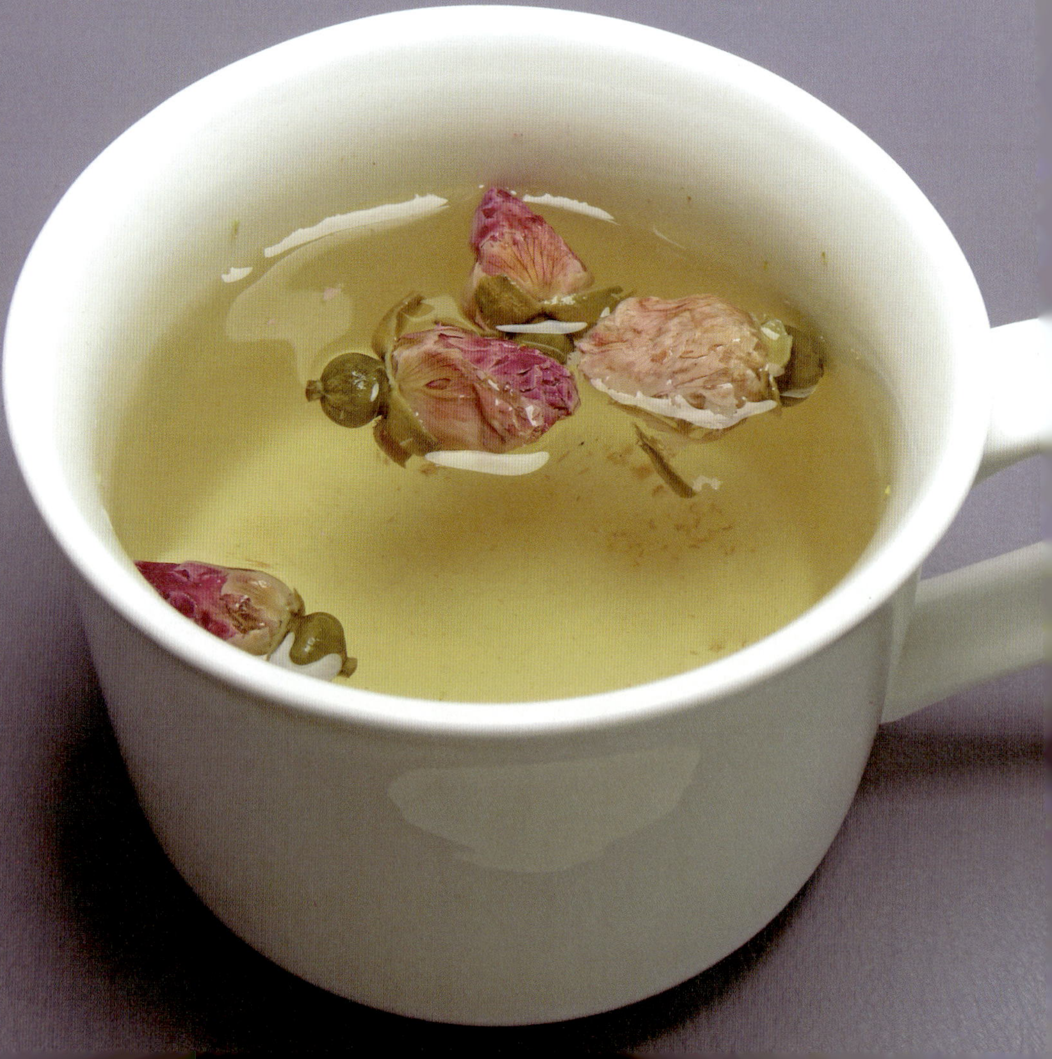

장미 꽃차 만들기

장미 꽃차는 장미의 꽃봉오리를 덖음으로 처리한 후 뜨거운 물에 우려마시는 차이다. 노화예방에는 흰장미가 더 좋다고도 한다.

장미 꽃차의 맛
은은하고 순하고 미세하게 단맛이 있다. 꽃차 중에서는 아주 괜찮은 차이다.

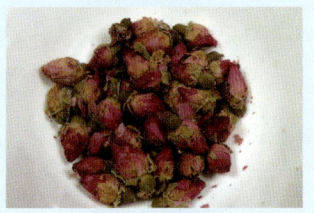

봄에 붉은색 장미꽃 품종의 꽃봉오리를 채취한다. 꽃봉오리의 채취 시기를 놓쳤을 경우에는 꽃을 채취해도 무방하지만 잡맛이 생긴다.

꽃봉오리는 수분이 많기 때문에 자연에서 건조시킬 경우 곰팡이가 생기면서 애를 먹는다. 먼저 식품건조기의 40~50도 온도에서 8시간 이상 건조시켜 기본 수분을 제거한다. (또는 응달에 1~2일 건조)
그 후 프라이팬에 한지를 깔고 최소 약불에서 꽃봉오리를 뒤집어주면서 5분은 덖음, 5분은 식히는 과정을 반복하면서 총 10회 정도 덖음을 한다. 꽃봉오리 속까지 수분이 없을 정도로 덖음을 해야 한다.

바삭하게 덖음된 꽃봉오리는 밀봉한 뒤 건냉암소에 보관하거나 냉동실에 보관한다. 중간에 습기가 생기면 식품건조기에서 다시 건조시킨다.

필요할 때마다 꽃봉오리 1~3개를 차로 우려먹는다. 단맛이 필요하면 설탕이나 꿀을 첨가한다. 혹은 감초 한 조각과 같이 우려낸다.

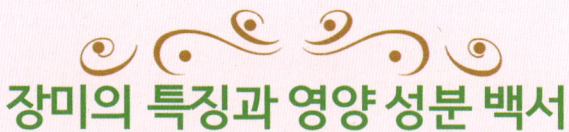

장미의 특징과 영양 성분 백서

01. 우리 주변의 장미는 들장미와 개량종 장미를 거듭 교배해 만든 개량종 장미이므로 장미의 조상은 지금의 장미와는 생김새가 많이 다르다.

02. 장미의 품종은 흰색, 붉은색, 노란색, 보라색 등의 다양한 색상의 꽃이 핀다. 침출 차로 사용하는 장미는 일반적으로 붉은색 장미를 사용하지만 샐러드용 식용 장미는 향수 냄새가 덜한 흰 장미가 좋다.

03. 장미꽃 침출 차는 꽃봉오리로 만드는 것이 잡맛이 없고 순하다. 성숙한 장미꽃잎은 진한 장미 향 냄새 때문에 잡맛이 많아진다.

04. 들장미 종류인 찔레꽃, 산딸기, 해당화 등도 장미와 같은 방식으로 침출 차를 만들 수 있지만 꽃잎의 육질이 장미에 비해 적은 경우에는 차맛이 덜하고, 해당화처럼 꽃이 큰 경우에는 진한 꽃 향기 때문에 차의 맛이 잡맛에 가까워진다.

05. 장미 꽃잎을 증류해서 뽑은 휘발성 오일인 장미 기름은 각종 향수, 화장품, 식용 색소의 재료가 된다. 또한 꽃잎을 이용해 식용 시럽을 만들 수도 있다.

06. 장미의 열매인 로즈힙은 잼으로 식용한다.

07. 장미차는 정서안정, 스트레스 해소, 노화예방의 효능이 있다.

기를 뚫어주고 풀어주는
해당화 꽃차

장미과 *Rosa rugosa* 꽃 : 5~7월 높이 : 0.5~1.5m

해당화(海棠花)는 해안가에서 자라는 아가위나무(장미과 나무)라는 뜻에서 이름 붙은 우리나라 자생종이다. 찔레 같은 들장미 중에서는 가장 꽃 향기가 좋은 나무이다.

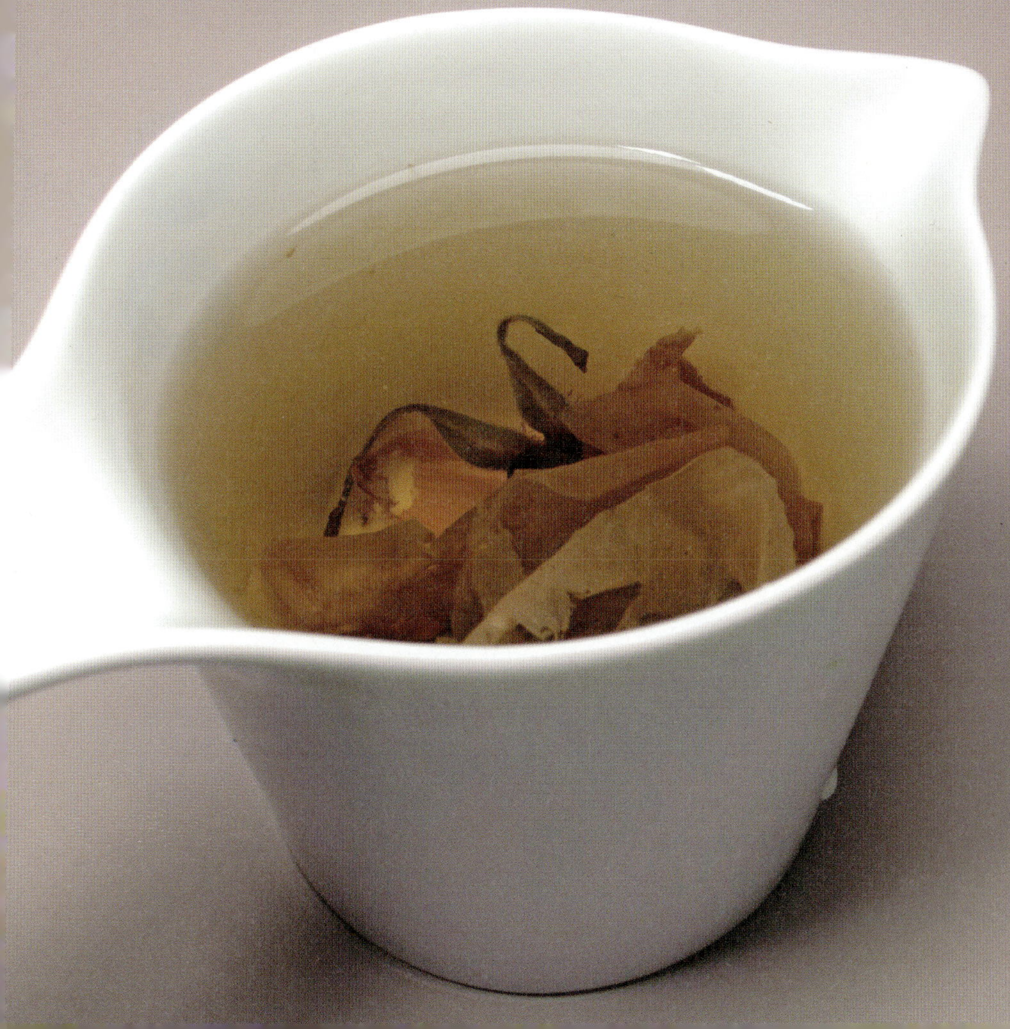

해당화 꽃차 만들기

꽃은 늦봄부터 여름까지 볼 수 있다. 우리나라 전국의 해안가 풀밭에서 자생하기 때문에 꽃을 채취하는 것은 쉬운 편이지만 가급적 집에서 기른 원예종 꽃을 채취해 보자.

해당화 꽃차의 맛
해당화는 장미과 식물이지만 장미보다 진한 장미 향이 난다. 맛은 진한 비누 향이 나므로 꽃잎 1~2장 정도만 우려내거나 어린 꽃봉오리로 차를 우려낸다.

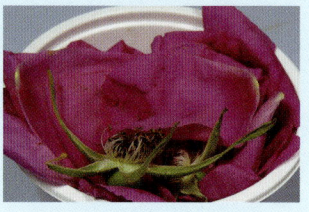

해당화의 꽃봉오리나 꽃을 채취하되 가급적 꽃봉오리를 채취하고 시기를 놓친 경우에는 꽃잎을 채취한다. 여름에는 꽃마다 날벌레나 진딧물이 기승이므로 가급적 깨끗한 꽃을 채취한다.

꽃봉오리나 꽃잎에 수분이 많기 때문에 자연 건조시킬 경우 곰팡이도 생기고 애를 먹는다. 먼저 식품건조기에 넣고 40~50도 온도에서 8시간 이상 건조시켜 기본 수분을 제거한다. 그 후 프라이팬에 한지를 깔고 최소 약불에서 꽃봉오리나 꽃잎을 깔고 뒤집어주면서 5분은 덖음, 5분은 식히는 작업을 반복하면서 10회 정도 덖음을 한다. 꽃봉오리 속까지 수분이 없을 정도로 덖음을 한다.

바삭하게 덖음된 꽃봉오리나 꽃잎을 밀봉한 뒤 건냉암소나 냉동실에 보관한다. 중간에 습기가 생기면 식품건조기로 다시 건조시킨다.

필요할 때마다 꽃봉오리 1~3개를 차로 우려먹는다. 단맛이 필요하면 설탕이나 꿀을 첨가하거나 감초 한 조각과 같이 우려낸다.

해당화의 특징과 영양 성분 백서

01. 해당화는 우리나라와 중국, 러시아 등의 동아시아에서 자생하는 야생 장미의 하나이다.
02. 해당화는 해안가의 모래사장이나 바위 틈에서 자생한다. 특히 충청남도와 강원도 해안에서 많이 볼 수 있다.
03. 해당화의 꽃잎은 장미처럼 장미 오일을 추출할 수 있고 장미 오일과 같은 것으로 취급한다.
04. 비타민 C의 함량이 높은 해당화의 열매는 사람이 식용한다.
05. 해당화는 주로 꽃을 약용한다. 기, 간, 위를 보하고 관절풍습통, 유선염, 객혈, 월경불순, 종독, 해울의 효능이 있는데 특히 기를 풀어주고 뚫어주는 효능이 높다.

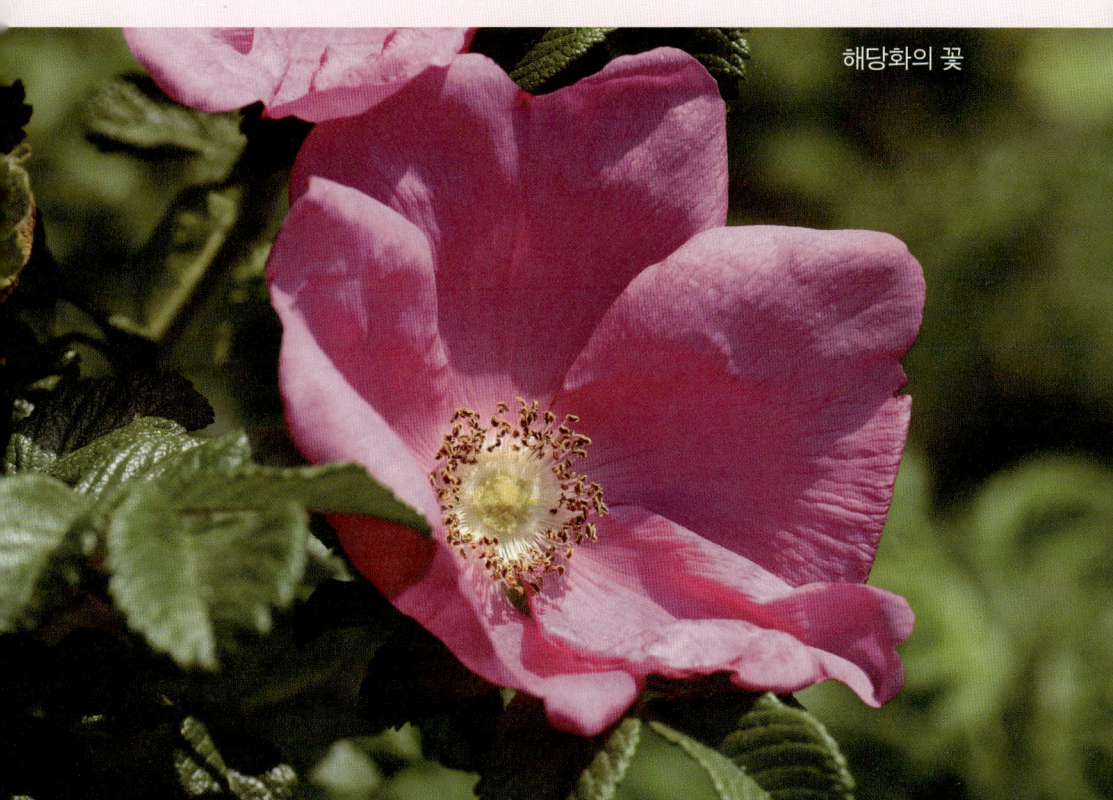

해당화의 꽃

해독에 좋은 꽃차
장딸기/멍석딸기/산딸기 꽃차

장미과 *Rubus hirsutus* 꽃 : 6~8월 높이 : 60cm

> 우리나라의 산에서는 30여 종의 야생 딸기들이 자생하지만 흔히 볼 수 있는 것은 산딸기이다. 산딸기는 30여 품종이 있지만 대부분 꽃잎이 일찍 떨어지기 때문에 아쉽게도 꽃차로는 적합하지 않다.

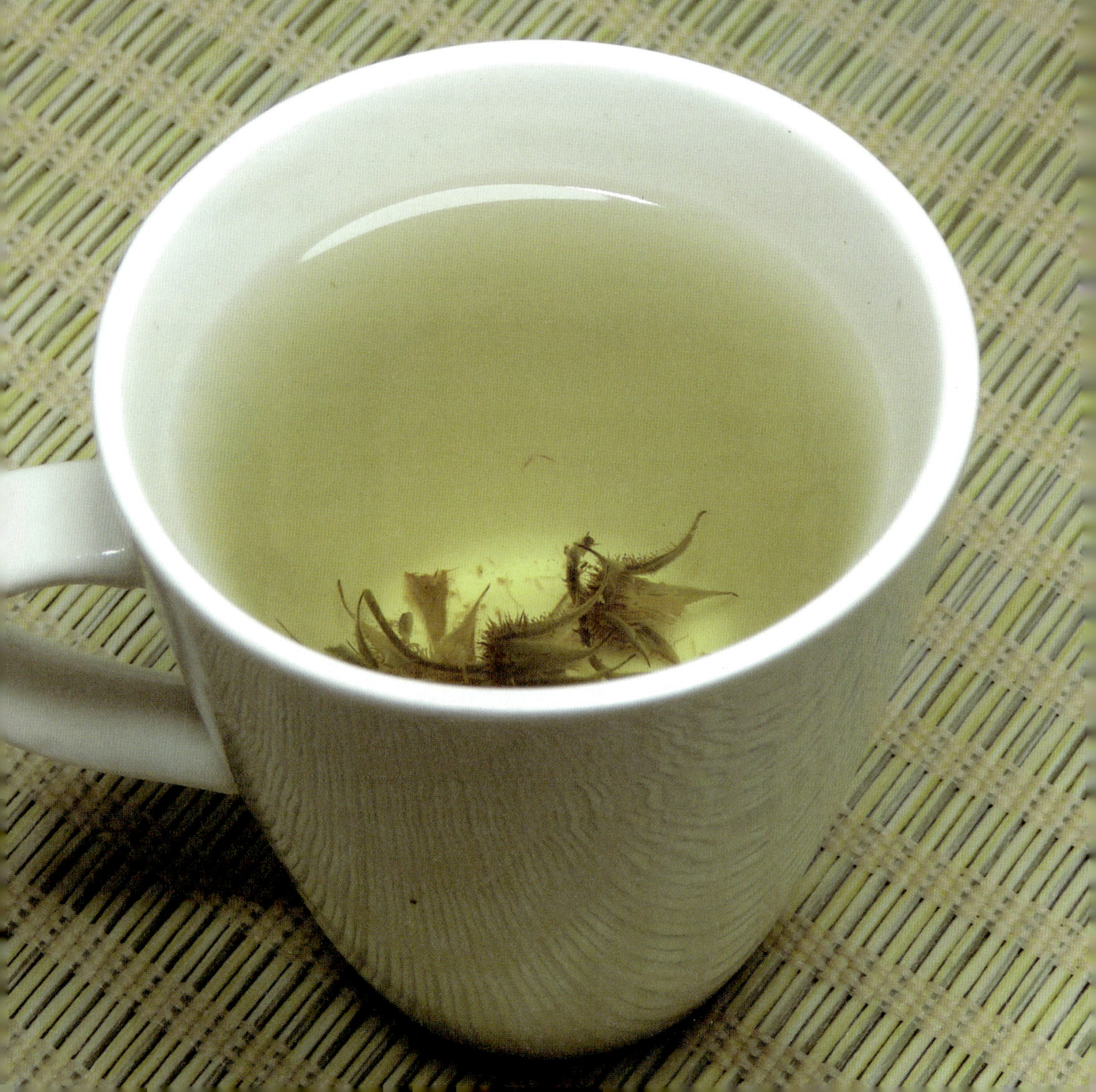

장딸기 꽃차 만들기

장딸기, 멍석딸기, 산딸기는 산야에서 볼 수 있는 야생 산딸기이다. 곰딸기 등의 야생 산딸기들은 모두 이와 같은 방식으로 꽃차를 만들 수 있다.

장딸기 꽃차의 맛
약간 시큼한 맛과 함께 온화한 맛이다. 그 외에 인상적인 맛은 보이지 않는다.

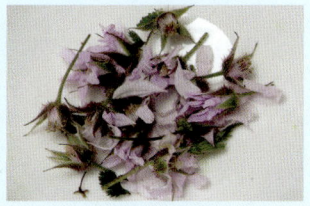

늦봄에 깊은 산 계곡 주변에서 장딸기 꽃을 꽃받침을 포함해 함께 채취한다. 꽃잎이 잘 떨어지기 때문에 꽃받침을 같이 채취해서 꽃잎이 없을 경우 꽃받침을 차로 우려마시게 된다.

자연에서 건조시킬 경우 응달에서 건조시키되 날벌레들이 꼬이지 않도록 망사로 덮어준다. 인공적으로 건조시키려면 식품건조기에 넣고 40~50도 온도에서 6시간 이상 건조시키는데 수량이 많을수록 건조 시간은 배로 늘어난다.

식품건조기로 건조시킨 경우 습기가 남아 있을 수 있으므로 햇볕에 하루 정도 더 건조시킨다. 꽃잎은 얇고 미세하게 꿀샘이 있는 꽃이므로 상온에 보관하면 곰팡이가 생길 수 있으므로 가급적 냉동실에 보관한다.

필요할 때마다 꽃 몇 송이를 뜨거운 물에 우려마신다.

장딸기의 특징과 영양 성분 백서

01. 낙엽활엽반관목인 장딸기는 산에서 자생하는 산딸기이자 야생딸기의 하나이다.
02. 장딸기의 유사종은 산딸기, 멍석딸기, 복분자딸기, 섬딸기 등이 있다.
03. 장딸기를 다른 산딸기와 구별하는 포인트는 잎 모양인데 깃모양 겹잎이 어긋나고, 소엽이 3~5개인 경우 장딸기이다.
04. 장딸기의 뿌리와 잎을 약용한다. 해열, 해독, 토사, 두통, 감기, 황달에 효능이 있다.

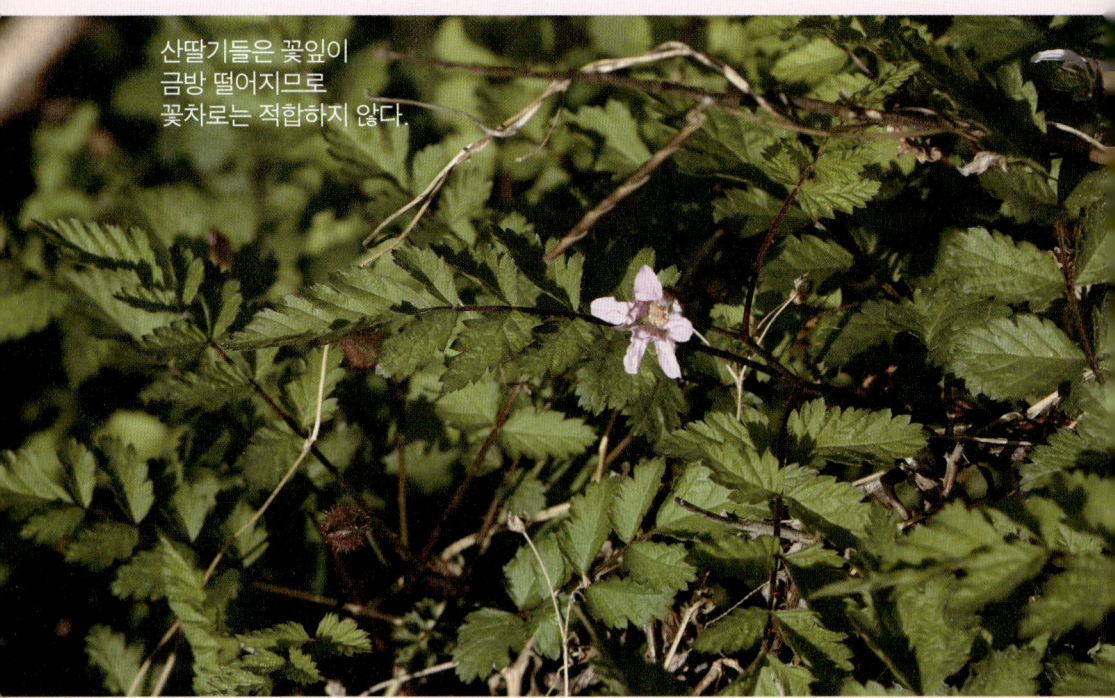

산딸기들은 꽃잎이 금방 떨어지므로 꽃차로는 적합하지 않다.

그 외의 봄나무 꽃차들

벚나무 꽃차

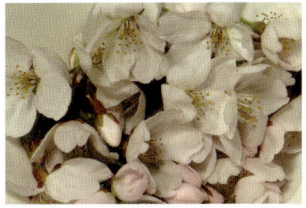

　벚나무 꽃은 식용 꽃으로 사용할 수 있다. 꽃차로도 사용할 만하지만 꽃이 작고 꽃잎이 얇아 수집이 어려울 뿐 아니라 노력만큼 매력적인 맛은 아니다. 녹차 같은 다른 차에 띄우는 데코레이션 꽃으로 사용할 수 있다.

산당화(명자나무) 꽃차

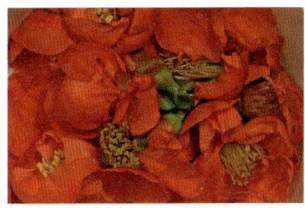

　산당화 꽃은 단독 꽃차로 활용할 수도 있지만 녹차 같은 다른 차의 데코레이션 꽃으로 오히려 잘 어울린다.

진달래 꽃차

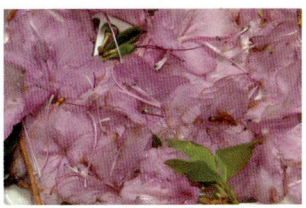

　진달래 화전으로 유명한 진달래는 꽃차보다는 화전으로 먹을 때가 맛있다. 꽃차는 풀냄새가 조금 나는 편이다.

박태기나무 꽃차

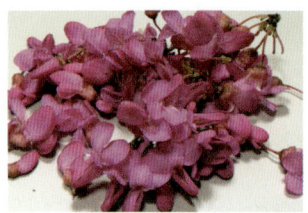

박태기나무 꽃은 아삭하지만 쓴맛이 있고 풀냄새가 조금 심한 편이다. 다른 차의 장식 꽃으로 한두 송이를 사용할 수 있다.

배나무, 산사나무 꽃차

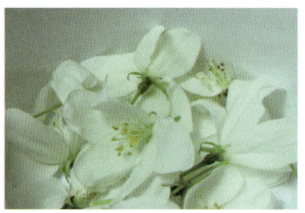

장미과 식물 중 배나무, 돌배나무, 산사나무 꽃은 독성은 없지만 냄새가 심해 식용은 하지 않는 것이 좋다. 꽃이 필 무렵이면 날벌레가 활동을 시작하기 때문에 꽃 안에 작은 벌레들이 있을 수 있다. 종이 위에 꽃을 펼쳐놓은 뒤 하루를 보내면 벌레들은 어디론가 사라진다.

복사나무 꽃차

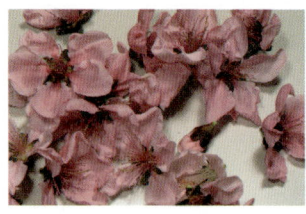

복사나무는 단독의 꽃차로 사용할 수 있다. 일반적으로 개화하기 전의 꽃봉오리를 채집하여 건조시킨 후 뜨거운 물에 우려낸다.

알레르기성 비염에 좋은 차
목련차(목련 꽃차)

목련과 *Magnolia kobus* 꽃 : 3~4월 높이 : 10m

　목련의 영문명은 프랑스 식물학자 피에르 마그놀(Pierre Magnol)의 이름에서 따온 말로 '메그놀리아'라고 한다. 자생지에 따라 아시아 품종과 북중미 품종으로 나누는데 아시아 품종이 주력종이다. 학자들에 따라서는 목련의 근연종이 1억 년 전 화석에서 발견되었다고 하여, 목련을 꿀벌이 진화하기 전에 등장한 식물이라고 말한다.

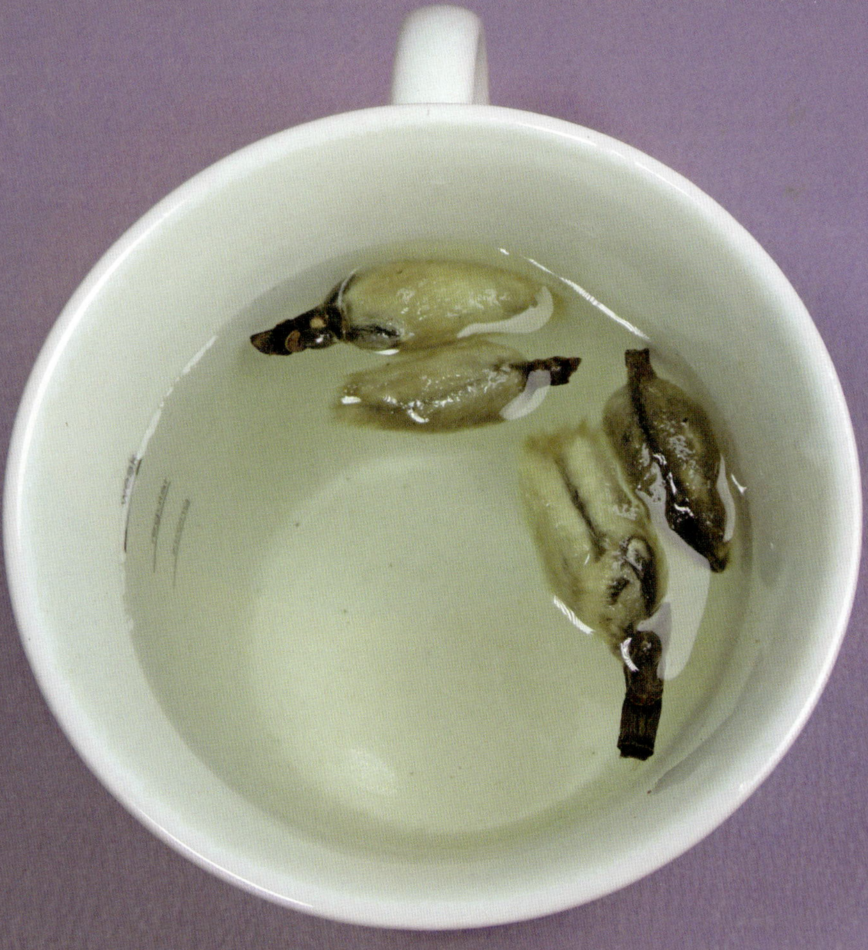

목련 꽃차 만들기

이른 봄인 2~3월에 목련 꽃이 개화하기 전의 어린 꽃봉오리를 수확해 건조시키면 목련 꽃차로 만들 수 있다. 코막힘 같은 비염에 특히 좋은 차이다.

목련 꽃차의 맛
특유의 방향과 함께 매우 쓴 맛이 난다. 어린 꽃봉오리일수록 쓴맛이 적어진다. 쓴맛이 강하지만 상시로 즐길 수 있는 차의 하나이다.

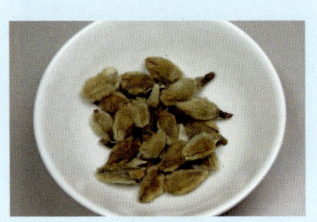

이른 봄인 2월에 목련 꽃이 개화하기 전의 어린 꽃봉오리를 채취한다. 가급적 대기오염이 심한 도로변이 아닌 농촌에서 목련 꽃봉오리를 채취해 본다.

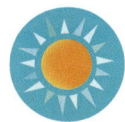
꽃봉오리 덖음은 자연에서 건조시킬 경우 햇볕이나 그늘에서 오랫동안 건조시키거나, 또는 식품건조기에 넣고 40~50도 온도에서 24시간 이상 건조시킨다. 껍데기 속 안의 수분이 사라질 때까지 건조시켜야 한다.

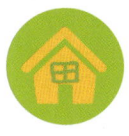
빨리 건조시키려면 덖음을 한다. 목련 꽃 덖음은 먼저 25도 전후 상온에서 하루 정도 둔다. 또는 식품건조기에 넣고 40~50도 온도에서 6시간 이상 건조시켜 기본 습기를 제거한다. 그 후 프라이팬에 한지를 깔고 최소 약불에서 꽃잎을 뒤집어주면서 5분 동안 덖음, 5분 동안 식힘을 반복하면서 10회 정도 덖음을 한다.

완전 건조시킨 뒤에는 필요할 때마다 꽃봉오리 3~5개를 우려먹는다. 특유의 쓴맛이 있는데 이것이 비염 같은 코막힘에 효능이 있다.

목련의 특징과 영양 성분 백서

01. 목련은 우리나라 제주도와 일본 등지에서 자생하는 낙엽활엽교목이다.
02. 건물이나 가정집의 정원수로 흔히 만나는 목련은 목련의 개량종인 백목련 종류이고 제주도에서 자생하는 것이 토종 목련인데, 토종 목련은 산목련 종류이다.
03. 목련은 보통 산목련을 말하지만 자생지가 제주도 외에는 없기 때문에 일반적으로 백목련을 목련이라고 말한다.
04. 목련(산목련)의 유사종은 산목련에 비해 꽃이 큰 백목련, 꽃의 색상이 자줏빛인 자목련, 꽃이 대접처럼 벌어지는 일본목련이 있다.
05. 목련과 백목련의 꽃봉오리를 '신이(辛夷)'라고 하며 약용한다. 두통, 축농증, 비염, 치통, 거풍의 효능이 있는데 민간에서는 주로 알레르기성 비염에 사용한다. 목력의 꽃잎은 담에 좋고 기를 보하는 효능이 있다.

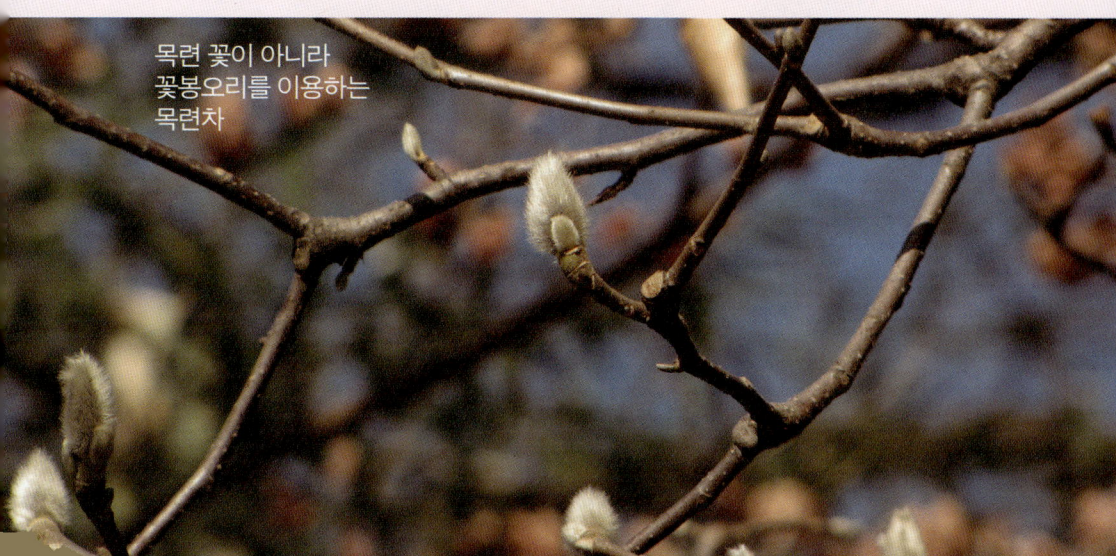

목련 꽃이 아니라 꽃봉오리를 이용하는 목련차

목련과 가까운 동생
함박꽃나무 꽃차

목련과 *Magnolia sieboldii* 꽃 : 5~6월 높이 : 7m

늦봄이 되면 서서히 함박꽃이 개화하는 함박꽃철이 된다. 함박꽃은 대도시 근교의 오염원이 없는 산, 계곡가, 절벽에서 자생하는 우리 토종 꽃이다. 산이나 오지 강가에서 흰색의 손바닥만한 큰 꽃을 봤다면 대개 함박꽃이다.

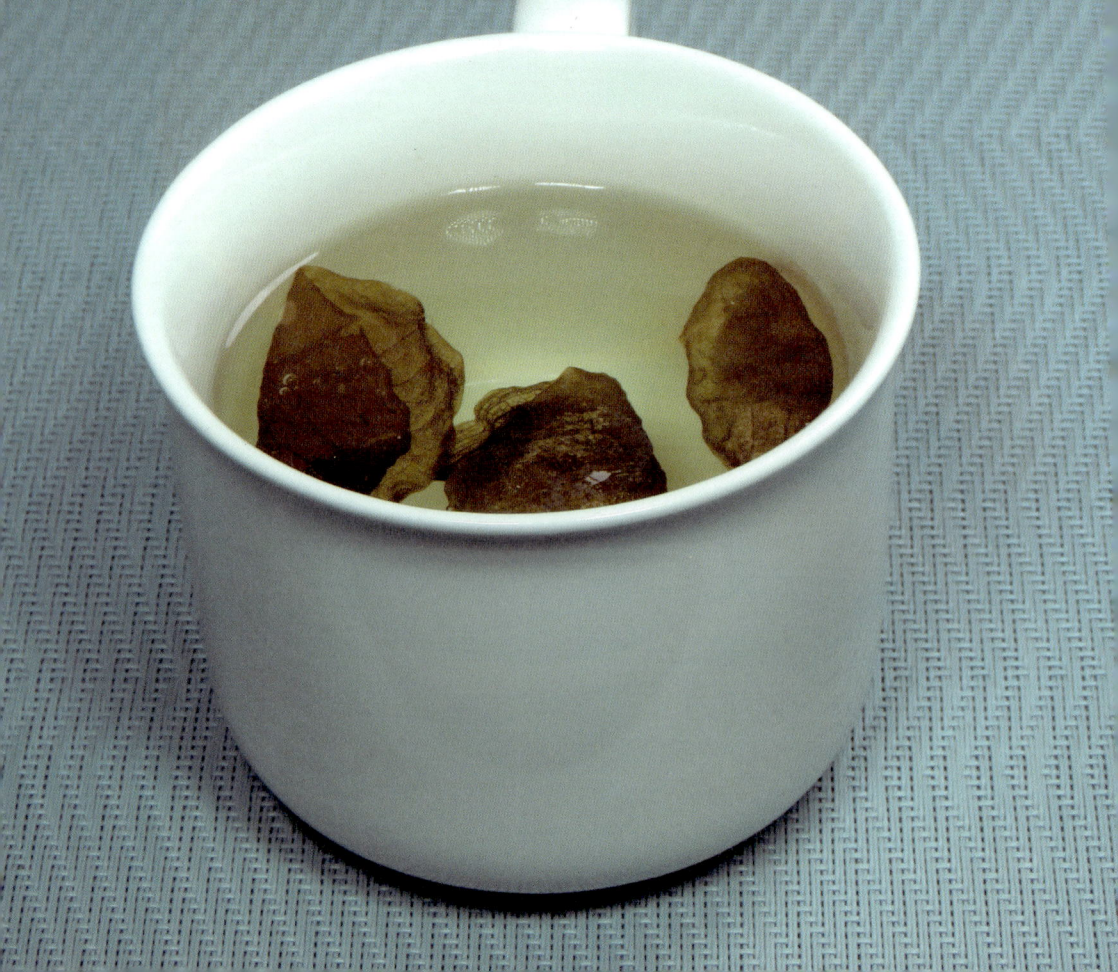

함박꽃나무 꽃차 만들기

함박꽃나무는 깊은 산의 계곡가에서 초여름에 만날 수 있다.

함박꽃나무 꽃차의 맛

목련과 특유의 꽃향과 함께 쓴맛이 있지만 목련 꽃차에 비해서는 순한 편이다. 맛은 조금 쓰고 시큼하다. 목련 꽃차에 준한 효능이 있을 것으로 추정된다.

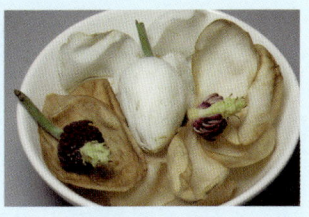

늦봄~초여름에 함박꽃나무 꽃을 채취하되 5월을 넘어서면 꽃에 꿀벌은 물론 각종 날벌레가 기생할 수도 있으므로 꽃봉오리 안을 확인하면서 날벌레가 없는 깨끗한 꽃을 채집한다. 또는 꽃받침은 제거한 꽃잎만 채집한다.

꽃봉오리의 경우 자연에서 건조시킬 경우 그늘에서 오랫동안 건조시키거나, 또는 식품건조기에 넣고 40~50도 온도에서 12시간 이상 건조시킨다. 수량이 많으면 건조 시간도 두 배 또는 세 배로 늘려야 한다. 완전 바삭한 상태가 되어야 한다.

만일 덖음차를 만들려면 함박꽃 잎을 25도 전후 상온에서 하루 정도 말린다. 또는 식품건조기에 넣고 40~50도 온도에서 6시간 이상 건조시켜 기본 습기를 제거한다. 그 후 프라이팬에 한지를 깔고 최소 약불에서 꽃잎을 뒤집어주면서 5분 동안 덖음, 5분 동안 식힘을 반복하면서 7회 이상 덖음을 한다. 수분이 없는 완전 바삭한 상태가 되도록 덖음을 하되 타지 않도록 주의한다.

필요할 때마다 꽃잎 2~3장을 우려먹는다. 목련차와 거의 비슷한 맛의 차이지만 상대적으로 조금 순한 편이다.

함박꽃의 특징과 영양 성분 백서

01. 함박꽃나무는 대기오염이 없는 깊은 산과 계곡가에서 자생하는 낙엽활엽소교목이다.
02. 함박꽃나무의 꽃은 백목련 꽃보다 크다. 꽃과 잎이 함박만하다고 해서 함박꽃이란 이름이 붙었다.
03. 함박꽃나무는 꽃이 오랫동안 지속되기 때문에 공원수로 안성맞춤이지만 가지치기에는 약하므로 자연스런 수형으로 키우는 것이 좋다.
04. 함박꽃나무의 유사종은 잎에 반점이 있는 '얼룩함박꽃나무'와 꽃잎이 12장 이상인 '겹함박꽃나무'가 있다.
05. 함박꽃나무의 줄기는 농기구를 만들 수 있고 꽃에서 추출한 오일은 비누나 향수 같은 방향제의 재료로 사용할 수 있다.
06. 민간에서는 함박꽃나무의 뿌리와 잎을 진통, 이뇨, 두통 등의 약으로 사용한 기록이 있고 항균, 항염, 축농증에도 사용한다.

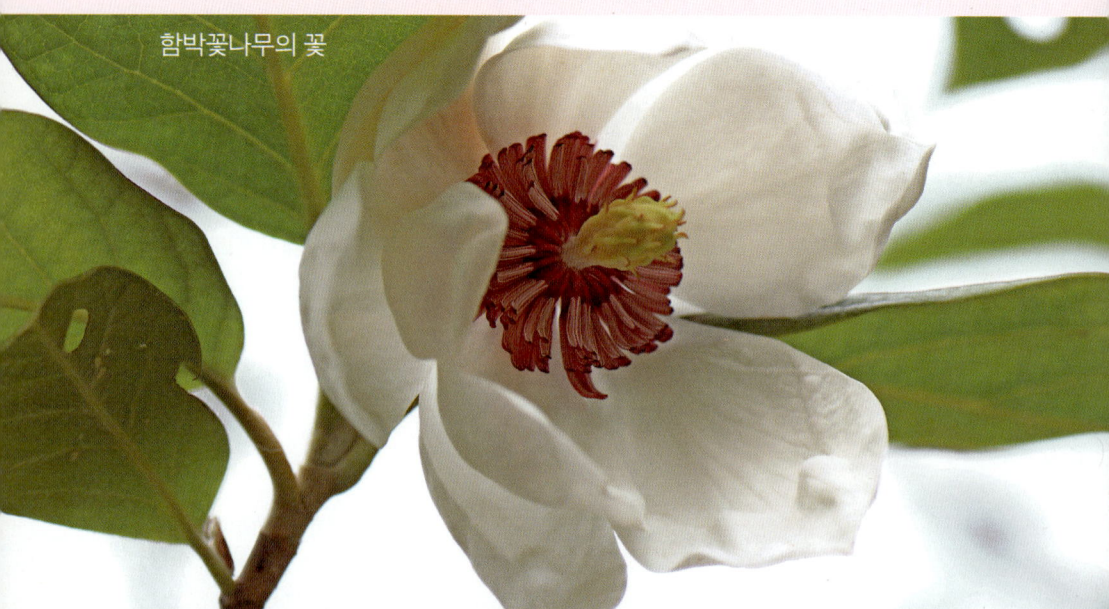

함박꽃나무의 꽃

강장의 효능이 있는
고광나무 꽃차

수국과 *Philadelphus schrenkii* 꽃 : 4~6월 높이 : 2~4m

해마다 봄철이면 어린잎을 오이순나물로 식용하는 고광(孤光)나무의 이름은 '고갱이'에서 유래된 것으로 보인다. 그만큼 부드럽고 연한 나무라는 뜻일까? 아니면 혼자 어둡고 외로운 숲 속에서 고고하게 흰꽃을 만발하기 때문일까?

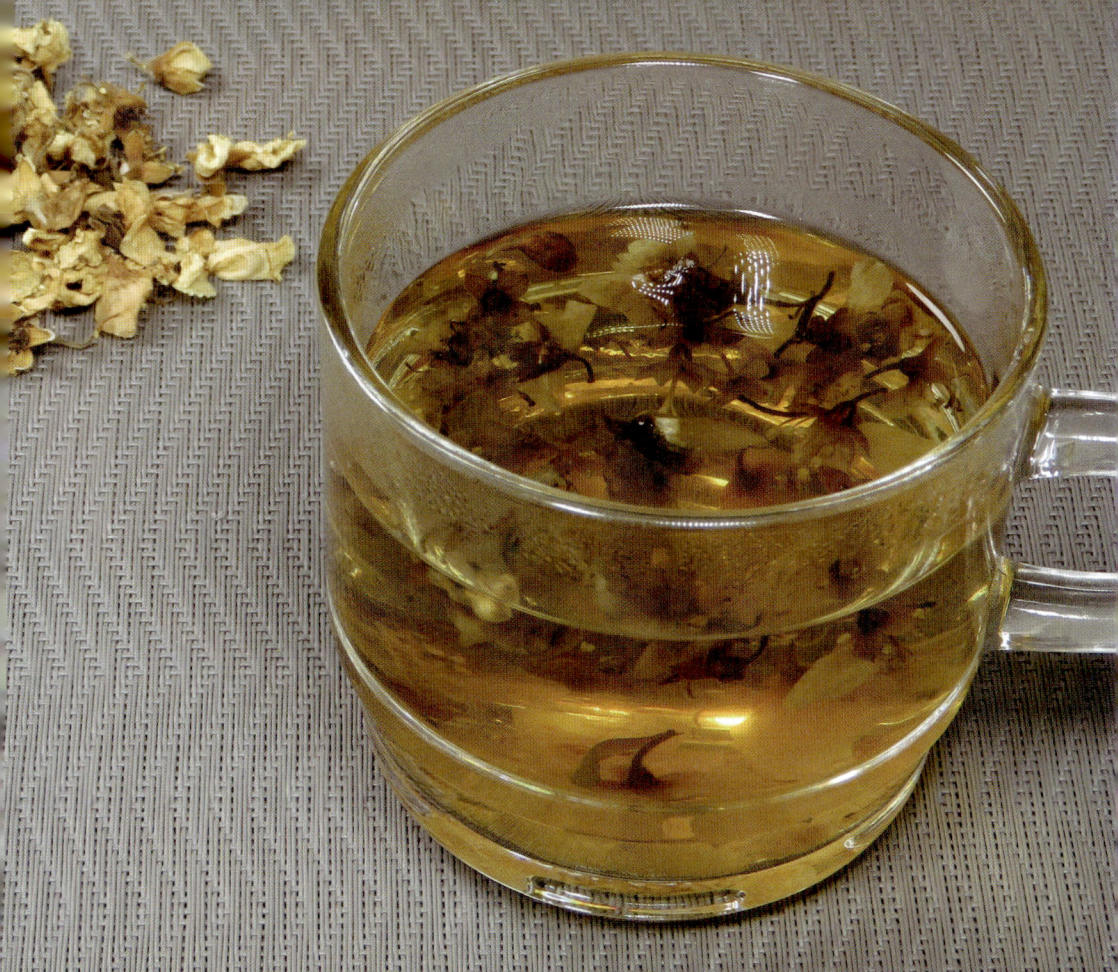

고광나무 꽃차 만들기

고광나무 꽃은 깊은 산이나 계곡에서 봄~초여름에 만날 수 있는 우리나라 토종 꽃으로 독특한 향이 있다. 꽃차를 만들 때는 고광나무 뿐 아니라 섬고광나무 꽃도 같은 꽃으로 취급한다.

고광나무 꽃차의 맛
수국과 특유의 꽃향이 있고 맛은 조금 쓰고 조금 시큼해서 코가 뻥 뚫리는 느낌이 날 수도 있다.

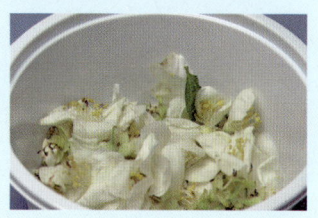

늦봄에 고광나무 꽃을 채취하되 5월을 넘어서면 꽃에 꿀벌은 물론 각종 날벌레가 기생하기 때문에 꽃봉오리 안을 확인하면서 깨끗한 꽃을 채취한다. 깨끗이 세척한 후 물기를 털어낸다.

자연에서 건조시킬 경우 응달에서 건조시키되 날벌레들이 꼬이지 않도록 망사로 덮어준다. 또는 식품건조기에 넣고 40~50도 온도에서 6시간 이상 건조시키는데 수량이 많을수록 건조 시간은 배로 늘어난다.

식품건조기로 건조시킨 경우 습기가 남아 있을 수 있으므로 햇볕이 좋은 날 옥외에서 하룻 동안 한 번 더 건조시킨다. 잘 건조된 꽃은 냉동실 또는 건냉암소에 보관한다.

필요할 때마다 꽃봉오리 3~5개를 우려먹는다. 고광나무 특유의 꽃향과 함께 약간의 쓴맛, 신맛, 단맛이 난다.

고광나무의 특징과 영양 성분 백서

01. 고광나무는 우리나라와 중국, 러시아 등의 동아시아의 깊은 산에서 자생하는 낙엽활엽관목이지만 개량종이 보급되면서 도심 공원의 정원수나 울타리 나무로 흔히 볼 수 있다.

02. 고광나무는 환경에 대한 적응력이 강하고 꽃의 개화기도 길다. 도심 공원은 물론 화단이나 고속도로변, 산책로에 심어도 잘 자란다.

03. 이른 봄에 채취한 고광나무의 어린잎은 '오이순나물'이라고 하는데 이 나물은 산나물 중에서는 맛있는 나물이다.

04. 고광나무의 유사종은 섬고광나무, 털고광나무, 얇은잎고광나무, 꼭지고광나무 등이 있다.

05. 민간에서는 고광나무의 잎, 열매, 뿌리를 약용한다. 해열, 해독, 소종, 이뇨, 강장, 치질의 효능이 있다.

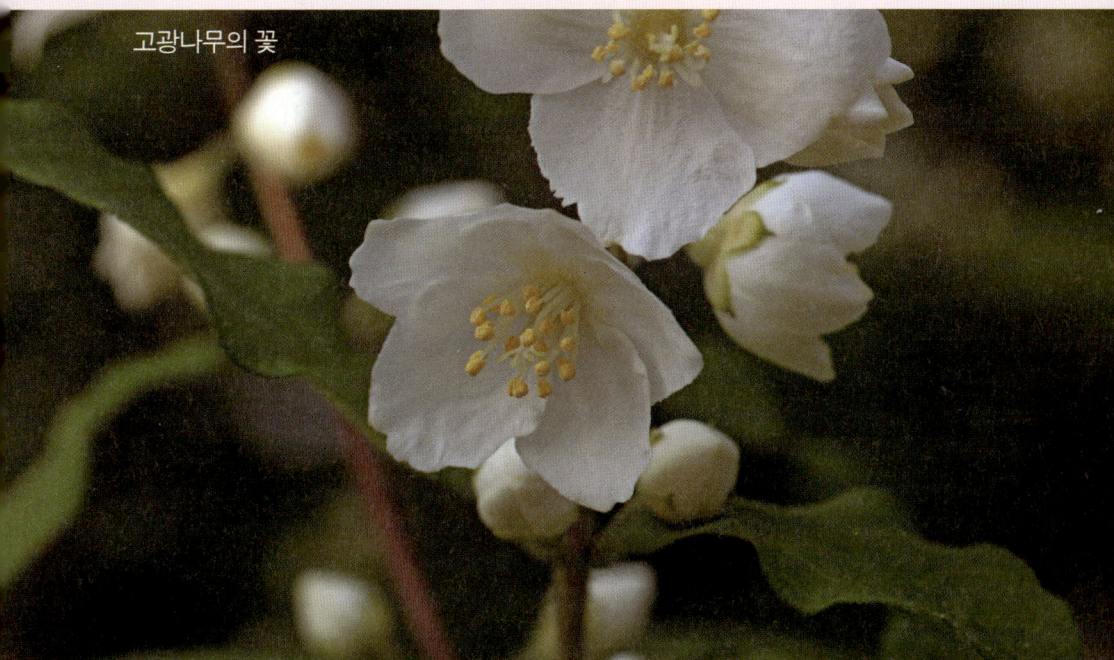

고광나무의 꽃

노화 예방에 좋은
블루베리 꽃차

진달래과   *Vaccinium corymbosum*   꽃 : 5~6월   높이 : 1.5~3m

블루베리는 열매뿐 아니라 꽃도 식용할 수 있는 식용 꽃이다. 그러나 5~6월 무렵이면 꽃에 진딧물이나 날벌레가 날아오는 시기이므로 깨끗한 꽃을 준비해야 한다.

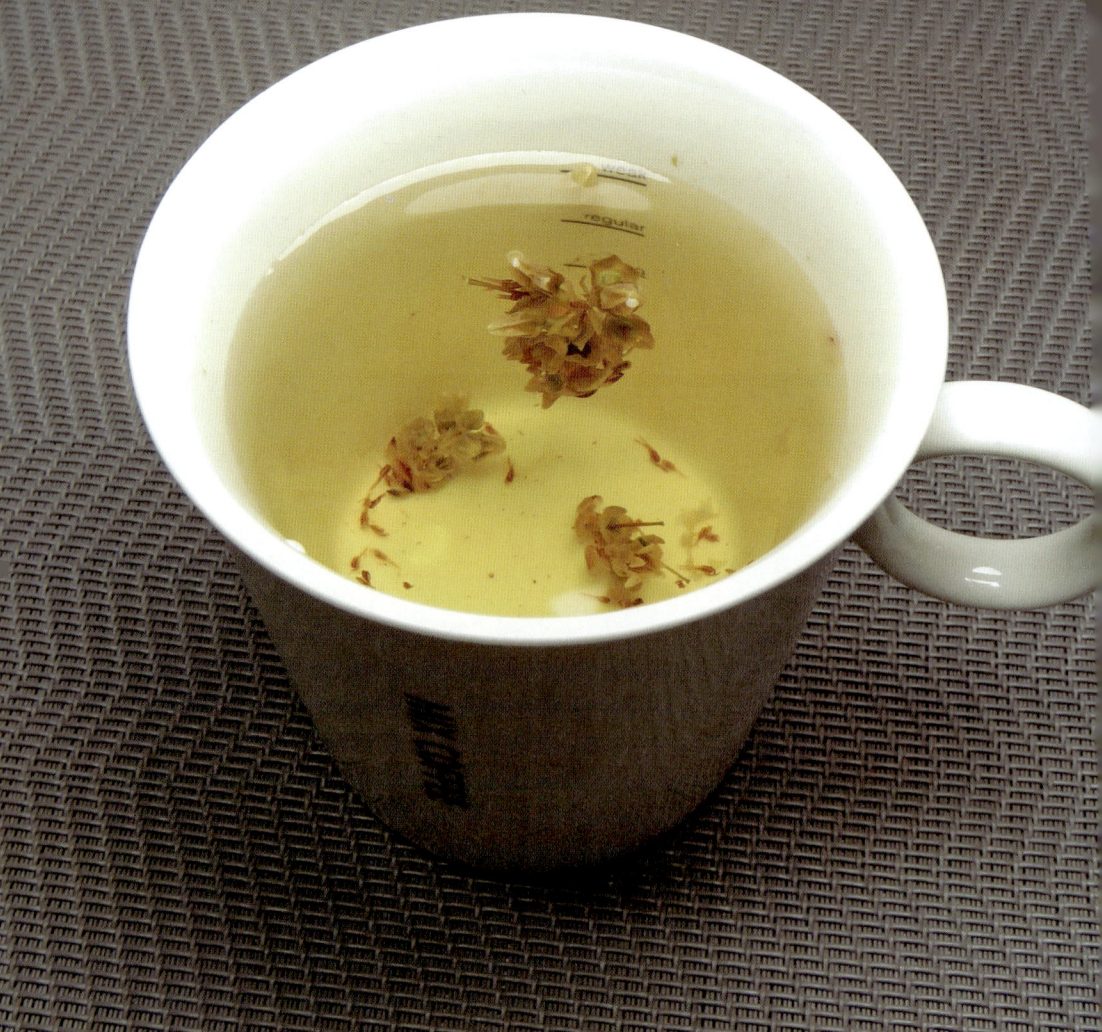

블루베리 꽃차 만들기

블루베리는 꽃을 이용한 꽃차를 만들 수 있을 뿐 아니라 열매로도 분말 차를 만들 수 있다.

블루베리 꽃차의 맛
새콤달콤한 향미가 있지만 전체적으로 순한 맛이다. 진하게 마시려면 꽃을 많이 넣거나 또는 페퍼민트 잎을 1장 섞어서 차를 우려내는데 이 경우 페퍼민트 맛이 강하게 느껴진다.

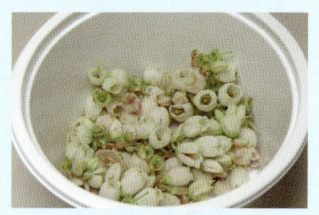

봄에 블루베리 꽃을 채취하되 꽃받침까지 같이 채취한다.

자연에서 건조시킬 경우 응달에서 건조시키되 날벌레들이 꼬이지 않도록 망사로 덮어준다. 인공적으로 건조시키려면 식품건조기에 넣고 40~50도 온도에서 8시간 이상 건조시키는데 수량이 많을수록 건조 시간은 배로 늘어난다.

식품건조기로 건조시킨 경우 습기가 잔존할 수 있으므로 햇볕이 좋은 날 옥외에서 한 번 더 바삭하게 건조시킨 후 밀폐 용기에 담고 냉동실에 보관한다.

필요할 때마다 꽃잎 한 스푼을 차로 우려먹는다. 단맛이 조금 더 필요하면 설탕이나 꿀을 첨가하거나 감초 한 조각과 같이 우려낸다.

블루베리의 특징과 영양 성분 백서

01. 낙엽활엽관목인 블루베리의 원산지는 북미 동부와 중부 지역이다. 전세계에서 상업적으로 재배되는 블루베리 품종들도 대부분 북미를 원산으로 하는 품종들이다.

02. 캐나다 원주민들은 스페인의 식민지 개발 이전인 이미 수천 년 전부터 야생 블루베리를 식용해 왔고, 원주민들이 블루베리를 먹는 것을 보고 유럽의 이주민들도 먹기 시작하였다.

03. 캐나다의 숲에서는 자연산 블루베리가 최소 5개 품종이 경작지 형태가 아닌 자연적으로 재배된 후 상품으로 출하되고 있다.

04. 블루베리 열매의 식용 방법은 생으로 먹거나 잼과 소스, 주스를 만들 수 있고 제과, 제빵, 파이, 시리얼에 넣어 먹기도 한다.

05. 블루베리 열매는 안토시아닌 색소가 다량으로 함유되어 시력 개선과 노화 예방, 치매 예방에 좋다. 아울러 칼로리가 낮은 당뇨식 과일이다.

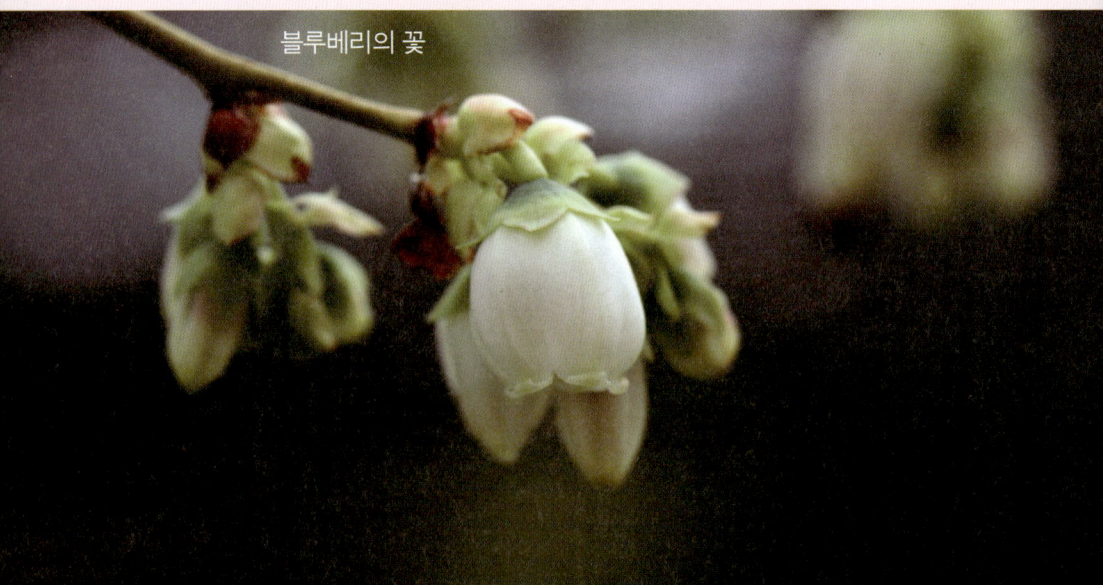

블루베리의 꽃

지혈의 효능이 있는
아까시 꽃차 (아카시아나무 꽃차)

콩과 *Robinia pseudoacacia* 꽃 : 5~6월 높이 : 25m

늦봄이 되면 온 산야에서 아까시 꽃이 개화하면서 향기로운 꽃 향기가 벌을 불러모은다. 미국에서 전래된 나무이지만 어느새 우리 토종 꽃처럼 정겨운 꽃이 된 아까시나무. 아까시 꽃차는 정말 무슨 맛일까?

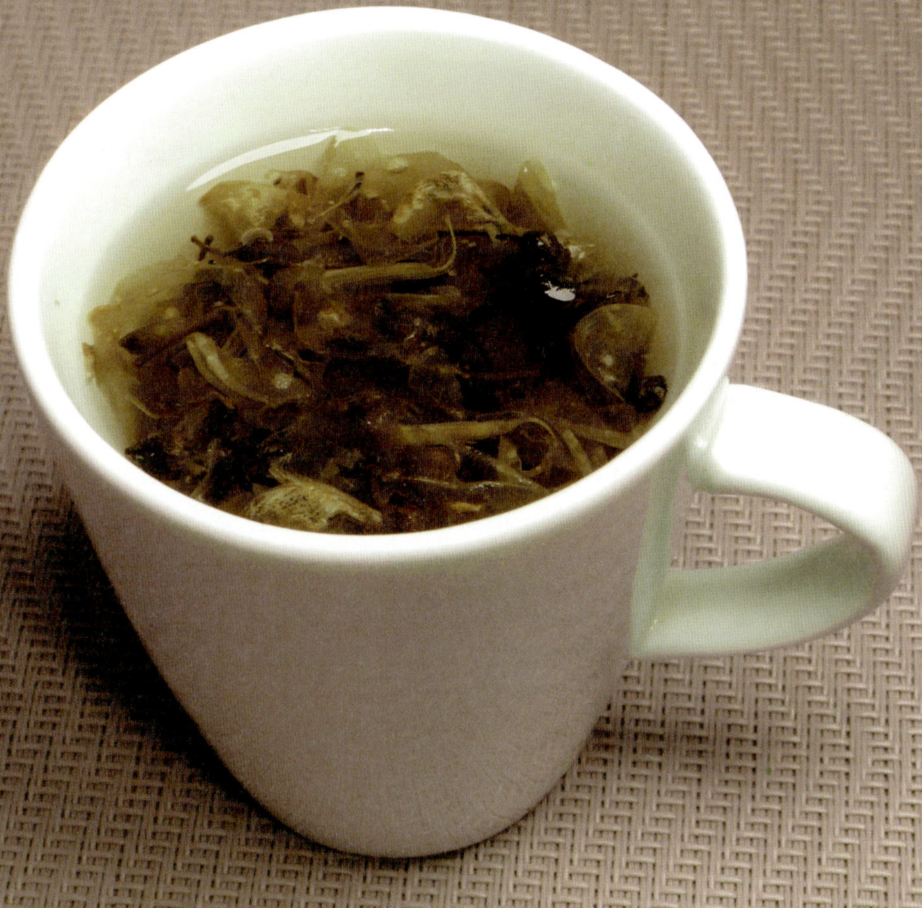

아까시나무 꽃차 만들기

마을 뒷산에서 흔히 보는 아까시나무 꽃은 예로부터 화전으로 먹었던 진달래 꽃과 함께 대표적인 식용 꽃이다.

아까시나무 꽃차의 맛
아까시나무 꽃차는 약간 시큼하고 씁쓸한 맛이다. 꽃차로 마시기보다는 찹쌀이나 밀가루 화전으로 먹는 것이 더 맛있을 것이다.

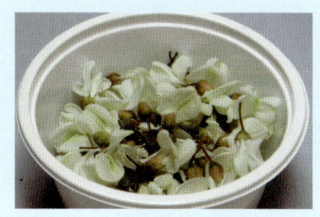

초여름에 아까시 꽃을 채취하되 초여름에는 꽃에 꿀벌은 물론 각종 날벌레가 기생할 수도 있으므로 꽃봉오리 안을 확인하면서 날벌레가 없는 깨끗한 꽃을 채취한다. 또한 도로변의 꽃은 대기오염에 오염되어 있으므로 가급적 오염원이 없는 산에서 채취한다.

자연에서 건조시킬 경우 응달에서 건조시키되 날벌레들이 꼬이지 않도록 망사로 덮어준다. 인공적으로 건조시키려면 식품건조기에 넣고 40~50도 온도에서 8시간 이상 건조시키는데 수량이 많을수록 건조 시간은 배로 늘어난다.

식품건조기로 건조시킨 경우 습기가 남아 있을 수 있으므로 햇볕에 한 번 더 바짝 건조시킨다. 잘 건조된 꽃은 냉동실 또는 통풍이 잘 되는 곳에 보관한다.

필요할 때마다 꽃 10여 개를 우려먹는다.

아까시나무 특징과 영양 성분 백서

01. 낙엽활엽교목인 아까시나무의 원산지는 북미 대륙이다. 17세기 경 유럽에 전래된 아까시나무는 1890년대에 일본 해운회사를 통해 인천항에 묘목이 도입되면서 우리나라에 토착화되었다.

02. 정식 명칭은 '아까시나무'이지만 보통은 '아카시아나무'라고 말한다.

03. 초기의 아까시나무는 땔감 목적과 황폐지를 복구할 목적으로 식재하였다. 지금의 아까시나무는 번식력이 너무 강해 자생종 식물을 침략하는 침략종으로 분류되는 실정이다.

04. 꿀샘이 발달한 아까시나무 꽃은 특히 벌들이 좋아한다. 꿀샘 때문에 아까시 꽃을 생으로 많이 먹는데 사실은 화전으로 먹는 것이 더 맛있다.

05. 아까시 꽃은 생약명으로 '자괴화(刺槐花)'라 하며 약용한다. 지혈작용을 하기 때문에 혈변, 객혈, 질 출혈에 효능이 있다.

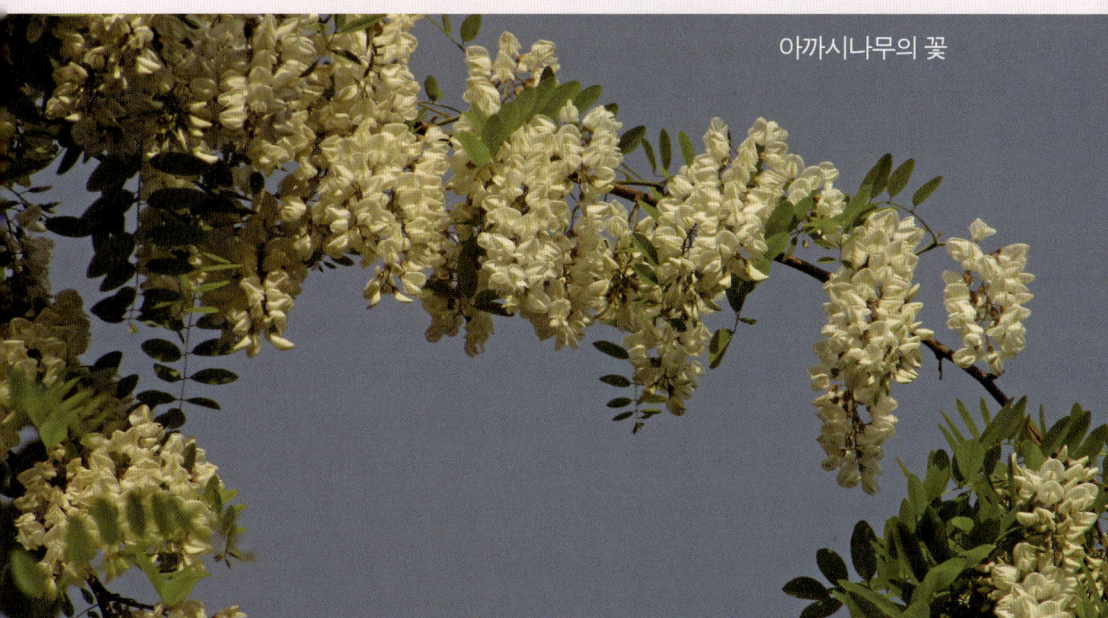

아까시나무의 꽃

해독의 효능이 있는
무궁화 꽃차

아욱과　*Hibiscus syriacus*　꽃 : 8~9월　높이 : 1.5~4m

> 영어로 샤론의 장미라고 불리는 무궁화는 삼국시대 이전부터 우리나라 사람들과 친근했던 꽃이다. 식용 꽃으로 먹으면 나물처럼 볶아 먹을 수 있는 무궁화 꽃으로 꽃차를 담그면 무슨 맛일까?

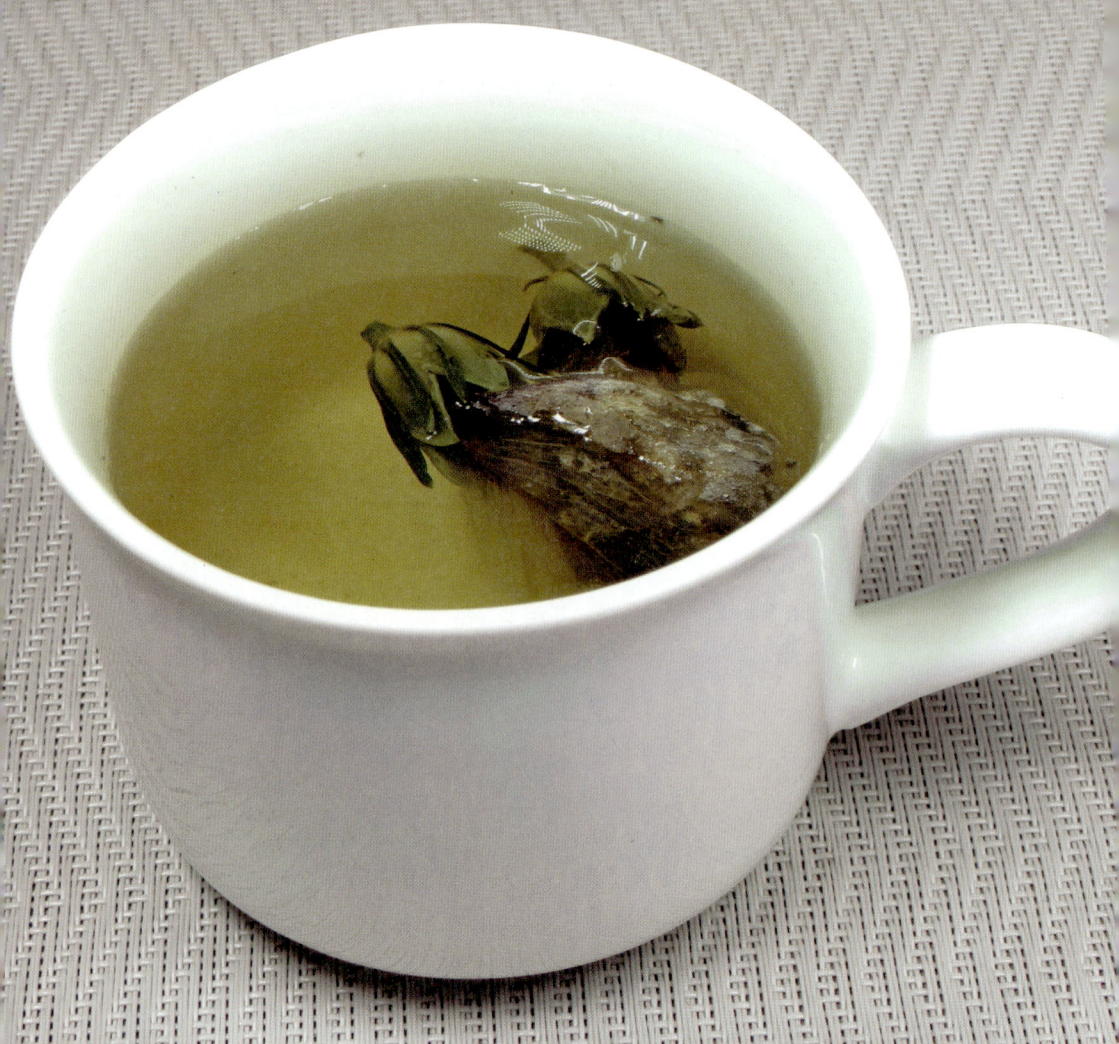

무궁화 꽃차 만들기

무궁화 꽃은 대개 도로변에 식재되어 있어 중금속 오염이 심하고 날벌레가 많이 찾는다. 꽃을 채취할 때는 가급적 대기오염이 없는 곳에서 채취해 보자.

무궁화 꽃차의 맛
무궁화 꽃차는 히비스커스와 같은 아욱과의 식물이지만 연한 탄수화물 맛이 나며 인상적인 맛은 아니다. 꽃차로 먹기보다는 볶음밥 등의 볶음 채소로 괜찮은 꽃이다.

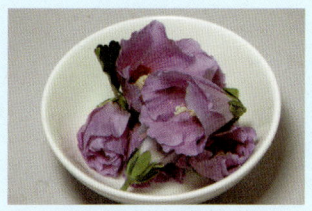

여름~가을에 무궁화 꽃을 채취하되 중금속 오염이 많은 도로변 채취는 피한다. 펜션 같은 시골집 정원과 화단에서 키운 꽃을 채취한다. 꽃에 날벌레나 진딧물이 많은 식물이므로 반드시 확인하고 깨끗한 꽃을 채취하여 꽃잎만 수집한 후 깨끗하게 세척하고 물기를 털어낸다.

자연에서 건조시킬 경우 응달에서 건조시키되 날벌레들이 꼬이지 않도록 망사로 덮어준다. 또는 식품건조기에 넣고 40~50도 온도에서 6시간 이상 건조시키는데 수량이 많을수록 건조 시간은 배로 늘어난다.

식품건조기로 건조시킨 경우 습기가 남아 있을 수 있으므로 햇볕이 좋은 날 옥외에서 한 번 더 건조시킨다. 잘 건조된 꽃은 냉동실에 보관한다.

필요할 때마다 뜨거운 물 1잔에 1송이 분량을 우려서 마신다. 기호에 따라 설탕이나 꿀을 가미한다.

무궁화의 특징과 영양 성분 백서

01. 무궁화는 인도와 중국이 원산지이지만 최근에는 우리나라도 원산지에 넣어야 한다고 주장하는 사람도 있다. 그럼에도 불구하고 국내에는 무궁화의 고유 자생지가 발견되지 않고 있다.
02. 개화 시기가 되면 꽃을 오랫동안(100일 정도) 볼 수 있다 하여 무궁화(無窮花)란 이름이 붙었다.
03. '무궁화꽃이 피었습니다' 놀이는 일본에서 전래되었다는 설이 있는데 실은 서양놀이를 일본은 일본식으로, 우리나라는 우리나라식으로 개조한 놀이라고 한다.
04. 무궁화의 꽃은 식용할 수 있는데 볶음 요리에 알맞고 샐러드로 섭취하기에는 좋은 식감이 아니다.
05. 무궁화는 뿌리를 포함한 전초를 약용할 수 있다. 해독, 해열, 이질, 백대하, 개선피부염, 비출혈, 당뇨, 불면증, 혈변, 두통에 효능이 있다.

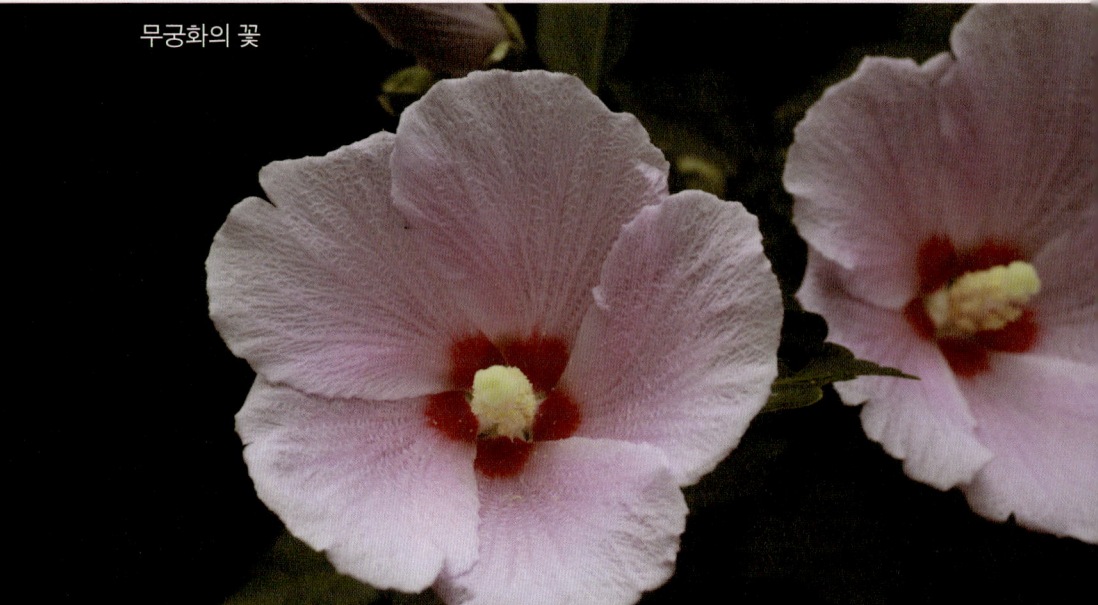

무궁화의 꽃

전립선 질환에 효능이 있는
보리수나무/뜰보리수나무 꽃차

보리수나무과　*Elaeagnus umbellata*　꽃 : 5~6월　높이 : 3~4m

　우리나라 자생종 보리수나무는 부처님의 나무로 알려진 보리수나무와 다른 품종이다. 부처님의 나무로 알려진 보리수나무는 인도 원산의 고무나무이므로 우리나라 기후에서는 노지월동할 수 없다. 그래서 우리 나라 사찰에서 인도산 보리수나무 대신 심는 것이 토종나무인 보리수나무와 보리자나무 종류이다.

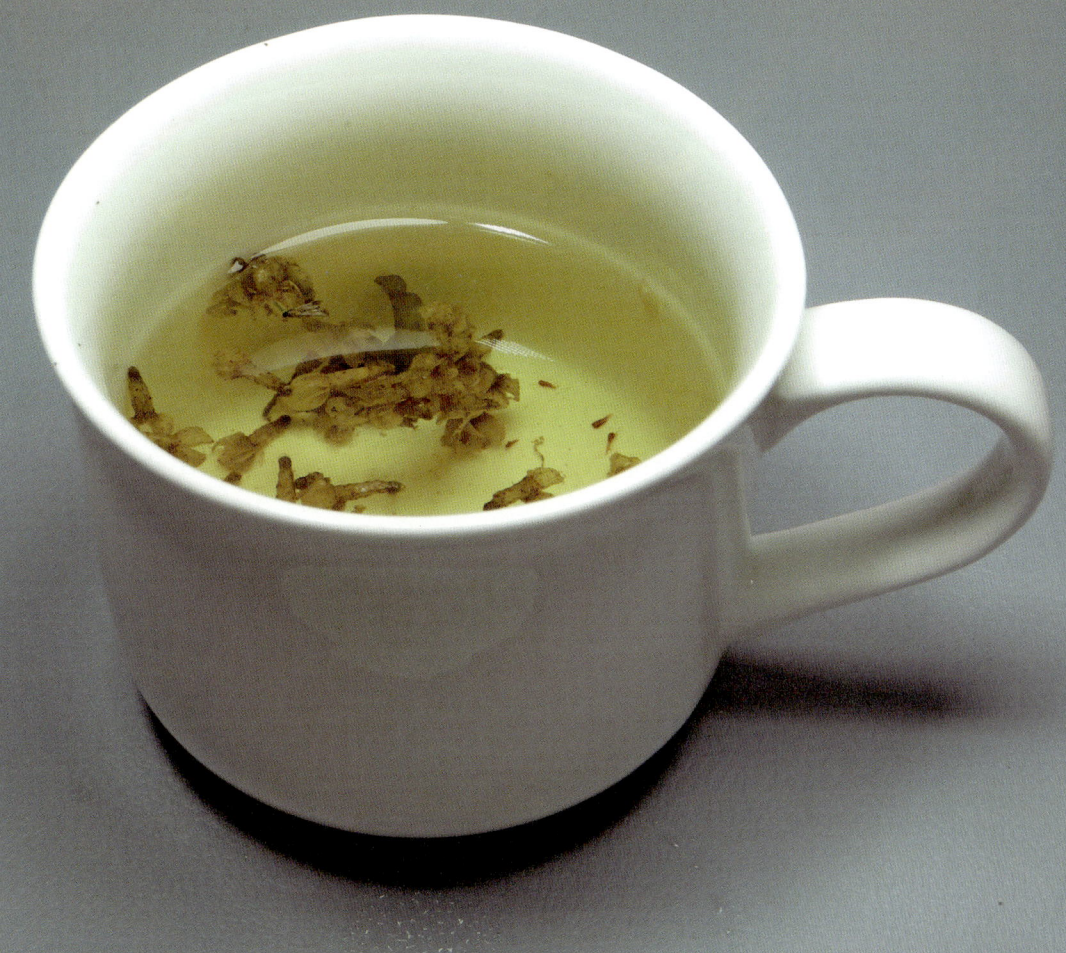

보리수나무 꽃차 만들기

보리수나무 또는 뜰보리수의 꽃을 꽃차로 만들 수 있다. 식용 꽃으로 이름을 올린 적은 없지만 보리수나무 열매는 더러 잼으로 만들어 먹기도 하므로 꽃도 식용할 수 있어 보인다.

보리수나무 꽃차 맛
보리수나무는 특유의 향이 있는데 꽃차의 맛도 그것과 비슷하다. 특유의 향에 약간 당분이 가미되어 있고 약간 텁텁하고 쓴 맛이 있다. 상시로 먹을 수 있는 차는 아니다.

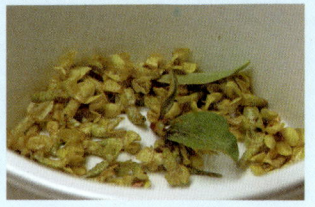

늦봄~초여름에 보리수나무 꽃을 채취하되 중금속 오염이 심한 도로변에서는 채취를 피한다. 펜션 같은 시골집 정원이나 화단에서 키운 것을 채취한다. 5월 이후부터는 꽃에 날벌레가 생기는 시기이므로 반드시 확인하고 깨끗한 꽃을 채취한다.

자연에서 건조시킬 경우 응달에서 건조시키되 날벌레들이 꼬이지 않도록 망사로 덮어준다. 또는 식품건조기에 넣고 40~50도 온도에서 6시간 이상 건조시키는데 수량이 많을수록 건조 시간은 배로 늘어난다.

식품건조기로 건조시킨 경우 습기가 남아 있을 수 있으므로 햇볕 좋은 날 옥외에서 한 번 더 바짝 건조시킨다.

필요할 때마다 뜨거운 물 1잔에 10여 송이 분량을 넣고 우려서 마신다. 기호에 따라 설탕이나 꿀을 가미한다.

보리수나무 특징과 영양 성분 백서

01. 불교 경전에 흔히 나오는 보리수나무는 실제로는 고무나무의 하나인 '뱅골보리수나무'를 말하며 이는 뽕나무과 식물이다. 다른 이름으로는 '벵갈고무나무'라고 하며, '반얀 트리'라는 별명이 있다.

02. 보리수나무, 뜰보리수나무, 왕보리수나무는 엄밀하게 말하면 불교에서 말하는 보리수나무(반얀 트리)와 품종이 전혀 다른 나무로서 인도가 아닌 동아시아에서 자생하는 '보리수나무과' 식물이다.

03. 보리수나무는 높이 3~4m로 자라는 낙엽활엽관목으로 전국에서 심어 기를 수 있다. 꽃은 5~6월에 개화하고 열매는 6월에 결실을 맺는다. 번식은 종자, 삽목, 분주로 할 수 있다.

04. 한방에서는 보리수나무의 잎과 열매를 전립선 질환(임병), 해수, 하리, 지혈에 약용하므로 꽃도 그와 비슷한 효능이 있을 것으로 추정된다.

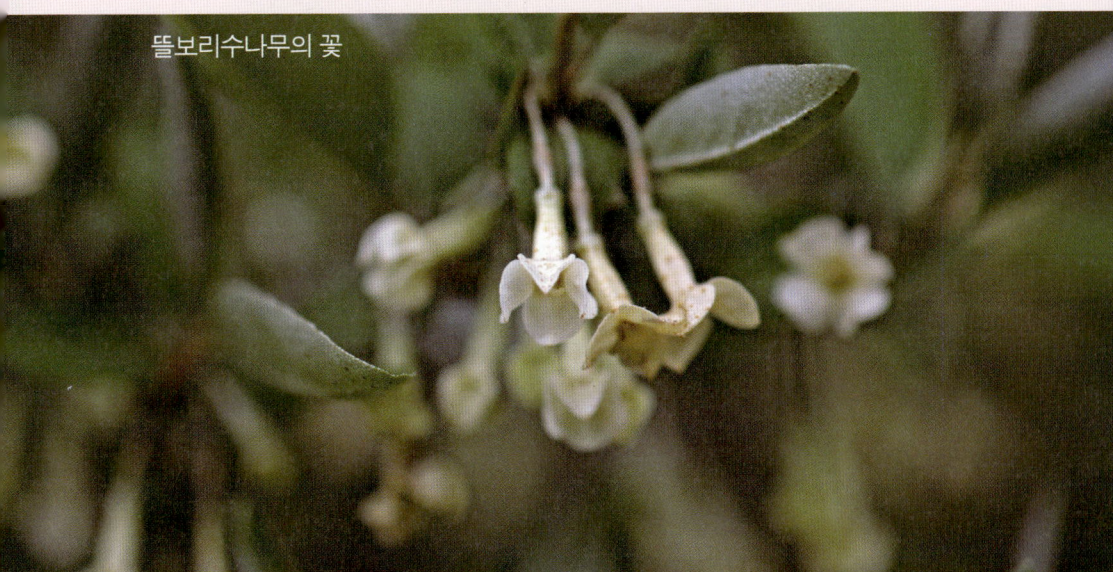

뜰보리수나무의 꽃

도토리가 열리는 나무
떡갈나무/상수리나무 꽃차

참나무과　Quercus dentata　꽃 : 4~5월　높이 : 20m

　떡갈나무나 상수리나무 같은 도토리 열매가 열리는 나무들을 총칭해 '참나무'라고 부른다. 참나무과 나무들의 꽃은 수상화서(이삭꽃차례)의 꽃이 달린다. 수상화서 꽃들은 대부분 꽃잎이 없고 꼬리 모양으로 생겼다.

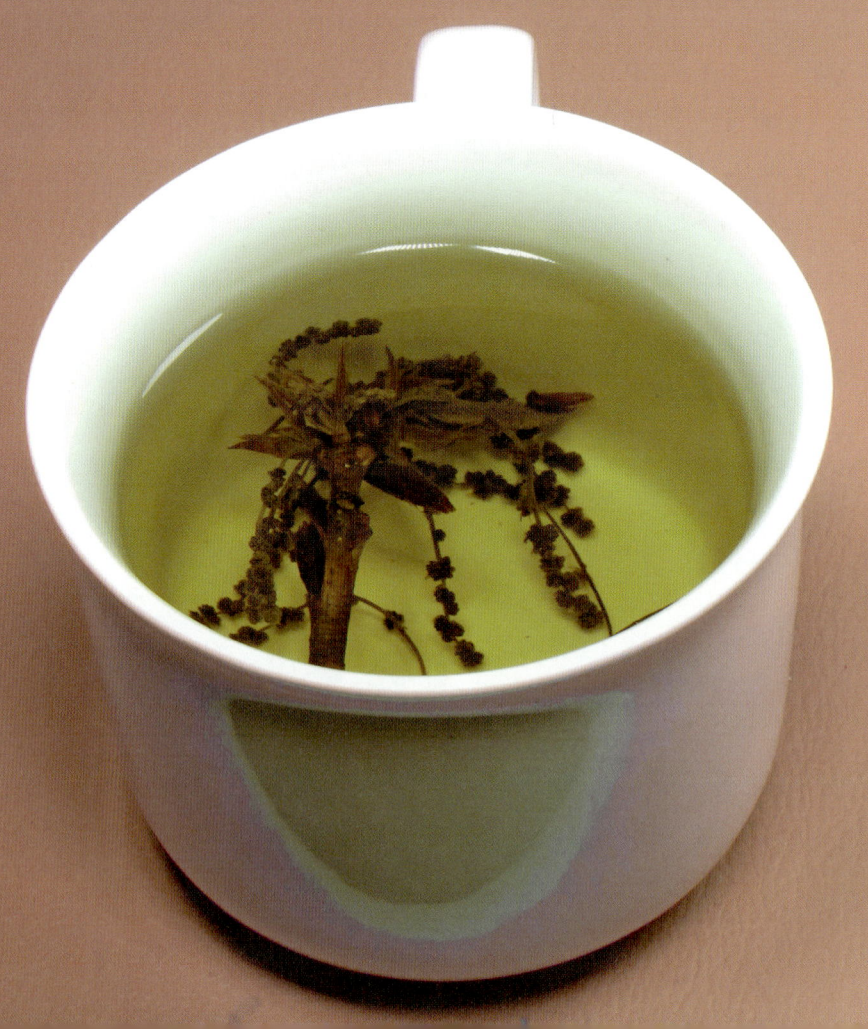

떡갈나무 꽃차 만들기

떡갈나무나 상수리나무의 꼬리 모양 꽃으로 침출 차를 만들 수 있을까? 기근기나 전쟁 중에는 떡갈나무 꽃과 상수리나무 꽃을 밀가루 대용으로 먹었다는 기록이 있어 떡갈나무로 침출 차를 만들어 보았다.

떡갈나무 꽃차의 맛
살짝 쓰고 살짝 시큼하고 살짝 탄수화물 맛이 난다. 특별히 인상적인 맛은 아니고 약간 지푸라기 느낌 맛이다.

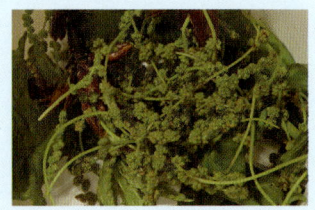

봄에 떡갈나무나 상수리나무의 꽃을 채취하되 중금속 오염이 심한 도로변에서는 채취를 피하고 대기오염이 없는 곳에서 채취한다.

자연에서 건조시킬 경우 응달에서 건조시키되 날벌레들이 꼬이지 않도록 망사로 덮어준다. 인공적으로 건조시키려면 식품건조기에 넣고 40~50도 온도에서 8시간 이상 건조시키는데 수량이 많을수록 건조 시간은 배로 늘어난다.

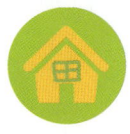
식품건조기로 건조시킨 경우 습기가 남아 있을 수 있으므로 햇볕이 좋은 날 옥외에서 한 번 더 바짝 건조시킨다. 잘 건조된 꽃은 밀폐 용기에 담은 뒤 건냉암소나 냉동실에 보관한다.

필요할 때마다 뜨거운 물 1잔에 몇 가닥 분량을 넣고 우려서 마신다. 기호에 따라 설탕이나 꿀을 가미한다.

떡갈나무의 특징과 영양 성분 백서

01. 참나무는 참나무과 나무 중에서 '상수리나무', '떡갈나무', '졸참나무', '갈참나무', '신갈나무' 등을 통틀어 일컫는 말로서 문학적 명칭이며 식물학적 명칭은 아니다.
02. 참나무는 도토리가 열리는 나무이며 이 중 상급 도토리 열매는 상수리나무의 열매이다.
03. 참나무 중에서 잎의 크기가 가장 큰 떡갈나무 잎은 떡을 싸서 찔 때 사용하는데 이를 '가랍떡'이라고 한다.
04. 민간에서는 떡갈나무의 수피, 열매, 잎을 약용한다. 이질, 장풍하열, 비출혈, 혈변, 전립선 질환, 곱사병, 악창에 효능이 있다.

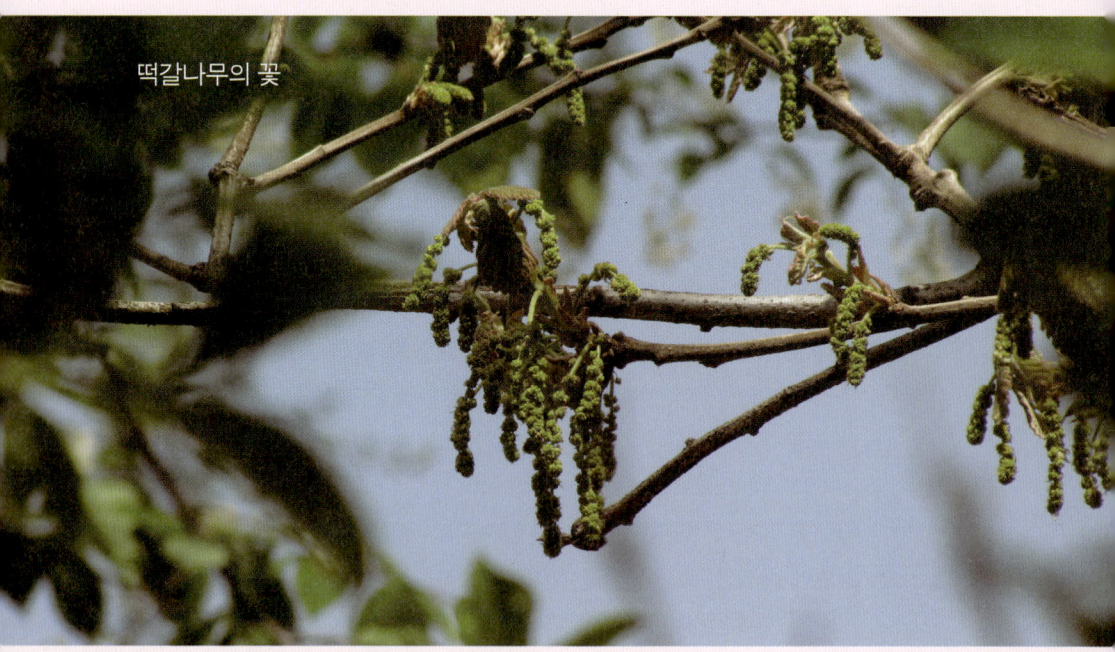

떡갈나무의 꽃

눈의 통증이나 간염에 좋은 차
모감주나무 꽃차

무환자나무과　*Koelreuteria paniculata*　꽃 : 6~7월　높이 : 10m

　사대부 집안의 정원수였던 모감주나무는 최근 도심 공원의 정원수로 각광받고 있다. 조금 심심한 맛이지만 나쁘지 않은 꽃차인 모감주나무 꽃차를 즐겨 보자.

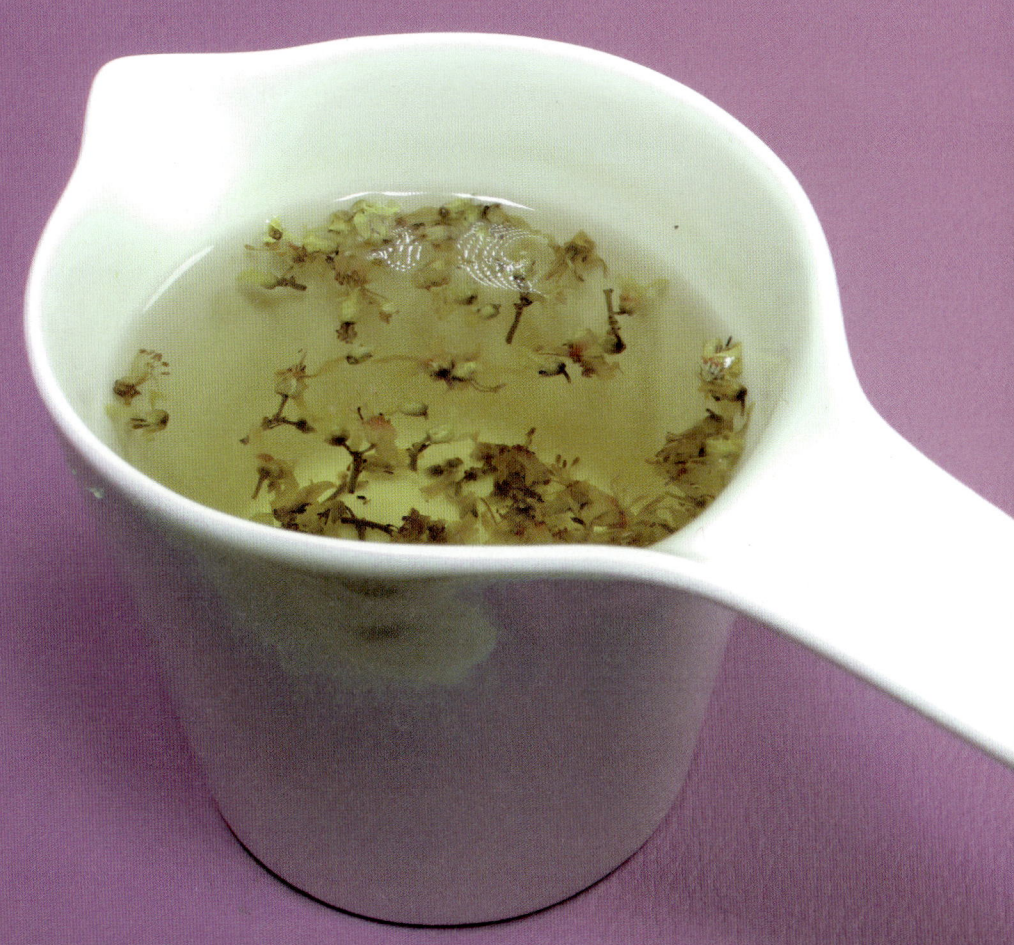

모감주나무 꽃차 만들기

모감주나무 꽃은 한창 여름일 때 개화를 한다. 따라서 날벌레나 진딧물이 많은 계절이기 때문에 꽃을 채집할 때는 깨끗한 꽃을 찾아봐야 한다.

모감주나무 꽃차의 맛
살짝 시큼하고 살짝 달콤하다. 은은한 맛으로 즐길 수 있지만 조금 심심할 수도 있다.

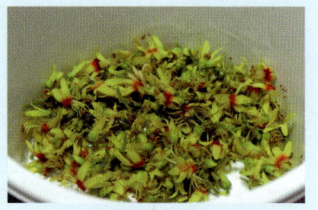

모감주나무 꽃을 채취하되 중금속 오염이 심한 도로변에서는 채취를 피하고 대기오염이 없는 곳에서 채취한다. 꽃에 날벌레 알이나 진드기, 거미가 없는지 잘 확인하고 채취한다.

자연에서 건조시킬 경우 응달에서 건조시키되 날벌레들이 꼬이지 않도록 망사로 덮어준다. 인공적으로 건조시키려면 식품건조기에 넣고 40~50도 온도에서 6시간 이상 건조시키는데 수량이 많을수록 건조 시간은 배로 늘어난다.

식품건조기로 건조시킨 경우 습기가 남아 있을 수 있으므로 햇볕에 한 번 더 바짝 건조시킨다. 잘 건조된 꽃은 건냉암소나 냉동실에 보관한다.

필요할 때마다 뜨거운 물 1잔에 꽃 10~20송이를 넣고 우려서 마신다. 기호에 따라 설탕이나 꿀을 가미한다.

모감주나무 특징과 영양 성분 백서

01. 모감주나무는 동아시아 원산의 낙엽활엽소교목이다.
02. 모감주나무는 18세기경 유럽과 미국에 연이어 전파되면서 조경수로 큰 인기를 얻었다.
03. 모감주나무는 크게 두 가지 품종이 있는데 하나는 우리나라와 중국 북부에서 자생하는 종, 다른 하나는 중국 중서부에서 자생하는 종이다.
04. 모감주나무의 씨앗은 염주알을 만들 때 사용하고, 꽃은 노란색 염료, 잎은 파란색 염료를 만든다.
05. 중국에서는 모감주나무를 왕릉에 심는 소나무의 바로 아래 급 나무로 취급하였다. 그래서 왕이 심는 소나무를 묘지에 심을 수 없었던 사대부 가문에서는 소나무 대신 많이 심었다.
06. 모감주나무는 꽃, 잎, 열매를 약용한다. 주요 효능은 간염, 충혈, 눈이 붓고 눈물이 나오는 증상, 종통, 요도염, 소화불량, 장염, 설사에 사용한다.

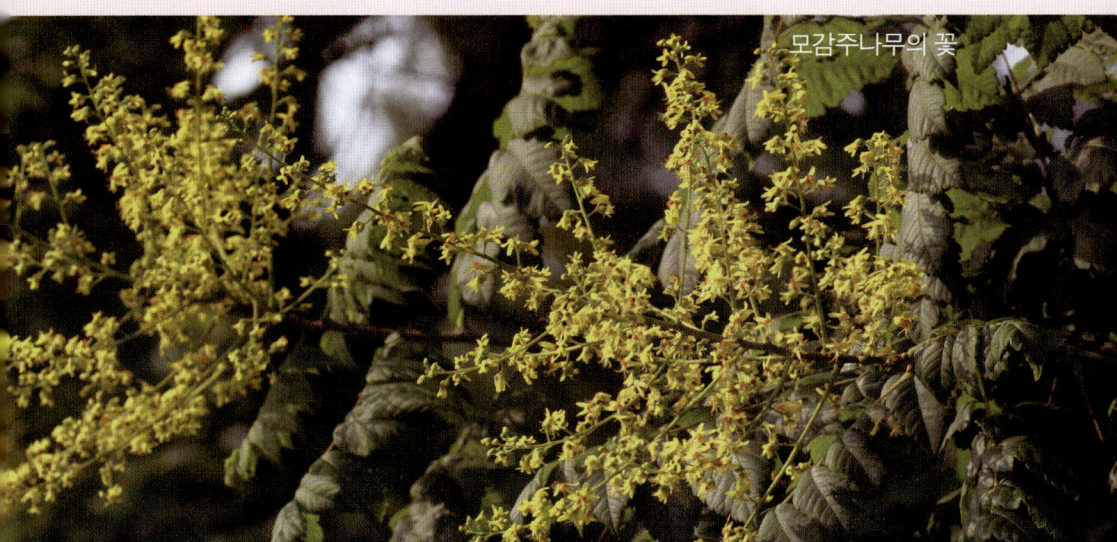

모감주나무의 꽃

Part 3
잎차·뿌리차 만들기

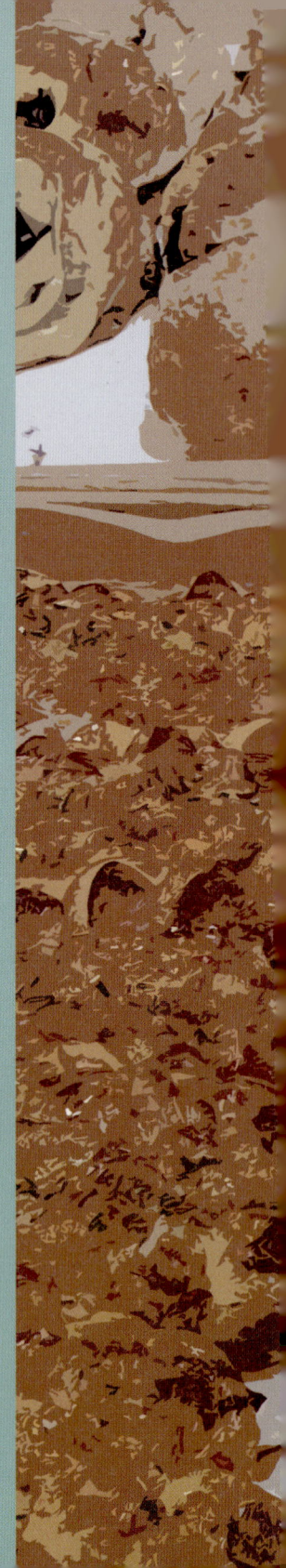

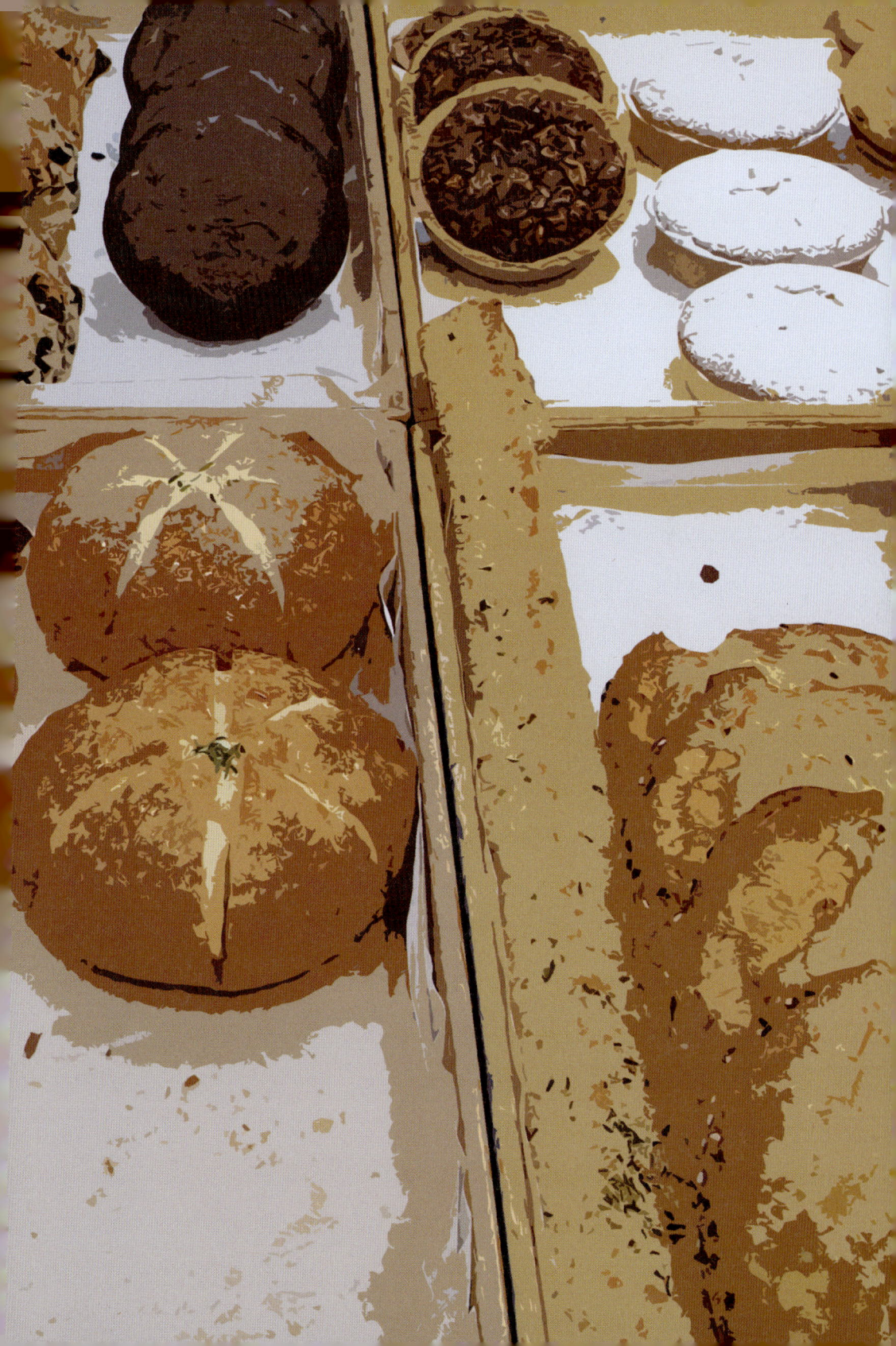

레몬맛 침출차
레몬그라스 허브티

벼과   *Cymbopogon citratus*   꽃 : 9~11월   높이 : 60~120cm

레몬글라스의 줄기는 육류 요리나 가금류 요리의 잡내를 없애는 레몬 향 허브이다. 특유의 레몬 향 때문에 베란다의 화초로도 좋을 뿐 아니라 줄기와 잎을 허브티로도 마실 수 있다.

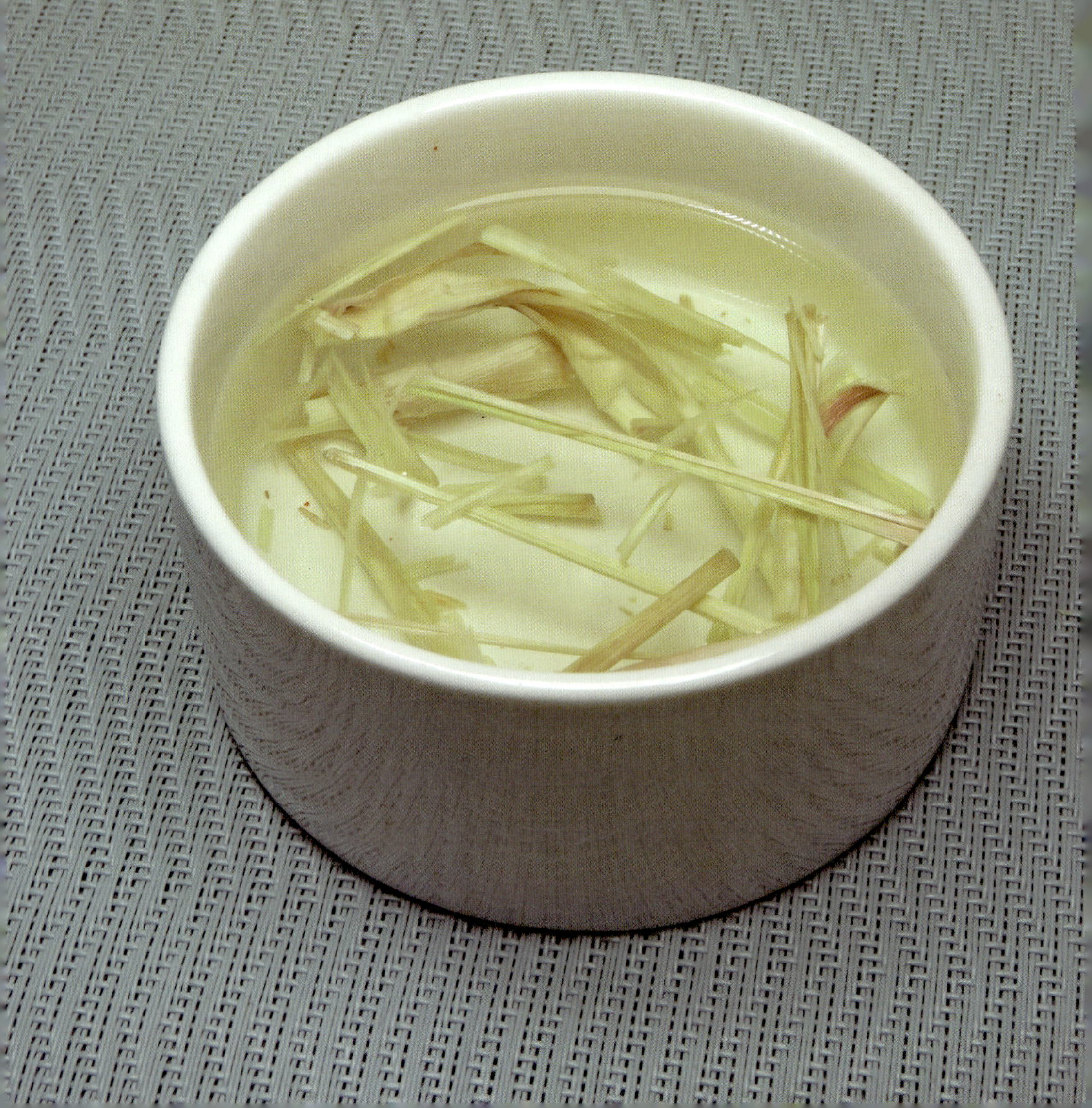

레몬글라스차(잎차) 만들기

레몬글라스 잎이나 줄기를 햇볕에 건조시켜 후레이크로 잘게 부순 뒤 침출 차로 사용한다.

레몬글라스 잎차의 맛
연한 레몬 맛과 함께 연한 단맛이 나는 차이다. 단독으로도 마실 수 있지만 민트류 재료와 1:1 비율로 배합하면 더 맛있는 침출 차가 된다.

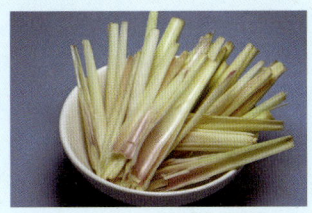

봄에 꽃집에서 구입한 레몬글라스 모종에서 잎을 채취해 건조시키거나 연중 대형마트의 허브 식재료 코너에서 레몬글라스 잎을 구입해 건조시킬 수 있다. 먼저 세척한 후 물기를 잘 털어낸다.

레몬글라스 잎을 응달에서 건조시키되 날벌레가 꼬이지 않도록 망사로 덮어준다. 또는 식품건조기에 넣고 50~60도 온도에서 6시간 이상 건조시키는데 수량이 많을수록 건조 시간은 배로 늘어난다.

식품건조기로 충분히 건조시킨 후에도 습기가 남아 있을 수 있으므로 햇볕이 좋은 날 하루 옥외에서 한 번 더 건조시킨다. 바삭바삭하게 건조시킨 레몬글라스 잎을 믹서로 듬성듬성 갈아서 후레이크를 만든다. 밀폐 용기에 담고 건냉암소나 냉동실에 보관한다.

필요할 때마다 1~3스푼을 차로 우려먹는다. 전체적으로 시큼한 레몬 맛과 단맛이 나는 차이다.

레몬그라스 특징과 영양 성분 백서

01. 레몬그라스는 여러 가지 품종이 있지만 대부분 같은 품종으로 취급한다. 다만 레몬그라스 품종 중에서 요리에 더 적합한 품종은 열대 아시아 원산의 *Cymbopogon citratus* 품종이다.

02. 미국에 노예로 팔려온 흑인들 사이에서 부두교의 일종인 후두(Hoodoo)교라는 민간 신앙이 탄생한다. 그들에 의해 레몬그라스 잎이 악마를 퇴치하고 사랑을 가져온다는 미신이 생겼다.

03. 레몬그라스 잎은 시트로넬라 오일(Citronella Oil)을 추출할 수 있다. 이 에센셜 오일은 향수, 화장품 공업에 사용하고 식용뿐 아니라 천연 방충제로도 사용할 수 있다.

04. 레몬그라스는 허브 치료약으로 사용한다. 소화, 관절염, 면역력 증진에 효능이 있다. 최신 연구에 의하면 적혈구가 증가하는 효능이 있음이 밝혀졌다.

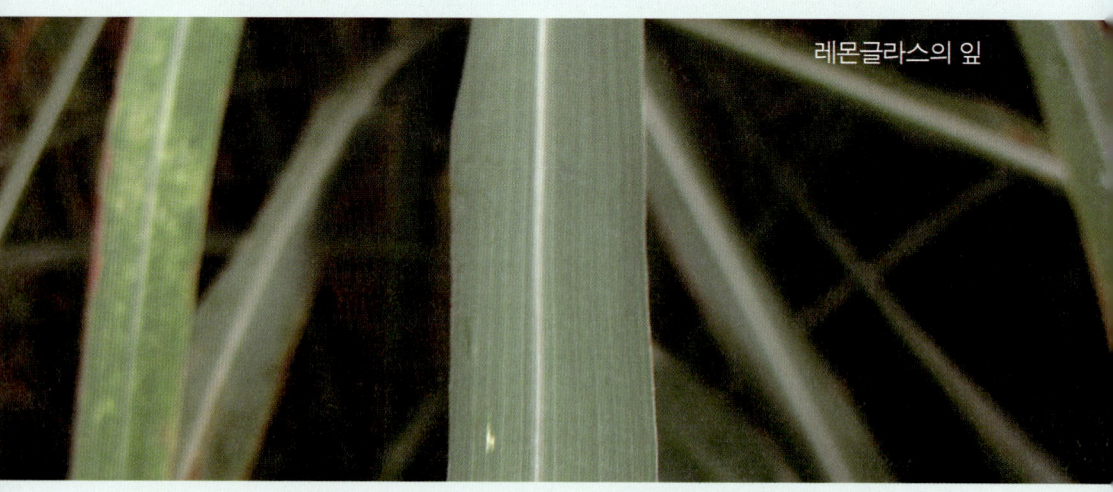

레몬글라스의 잎

허브티로 마시는 서양 당귀 잎
셀러리 허브티

산형과　*Apium graveolens*　꽃 : 6~8월　높이 : 1m

서양 요리에서 약방의 감초에 해당하는 허브가 셀러리이다. 식용 부위는 줄기, 잎, 발아 씨앗인데 어느 나라, 어느 요리이건 잘 어울린다.

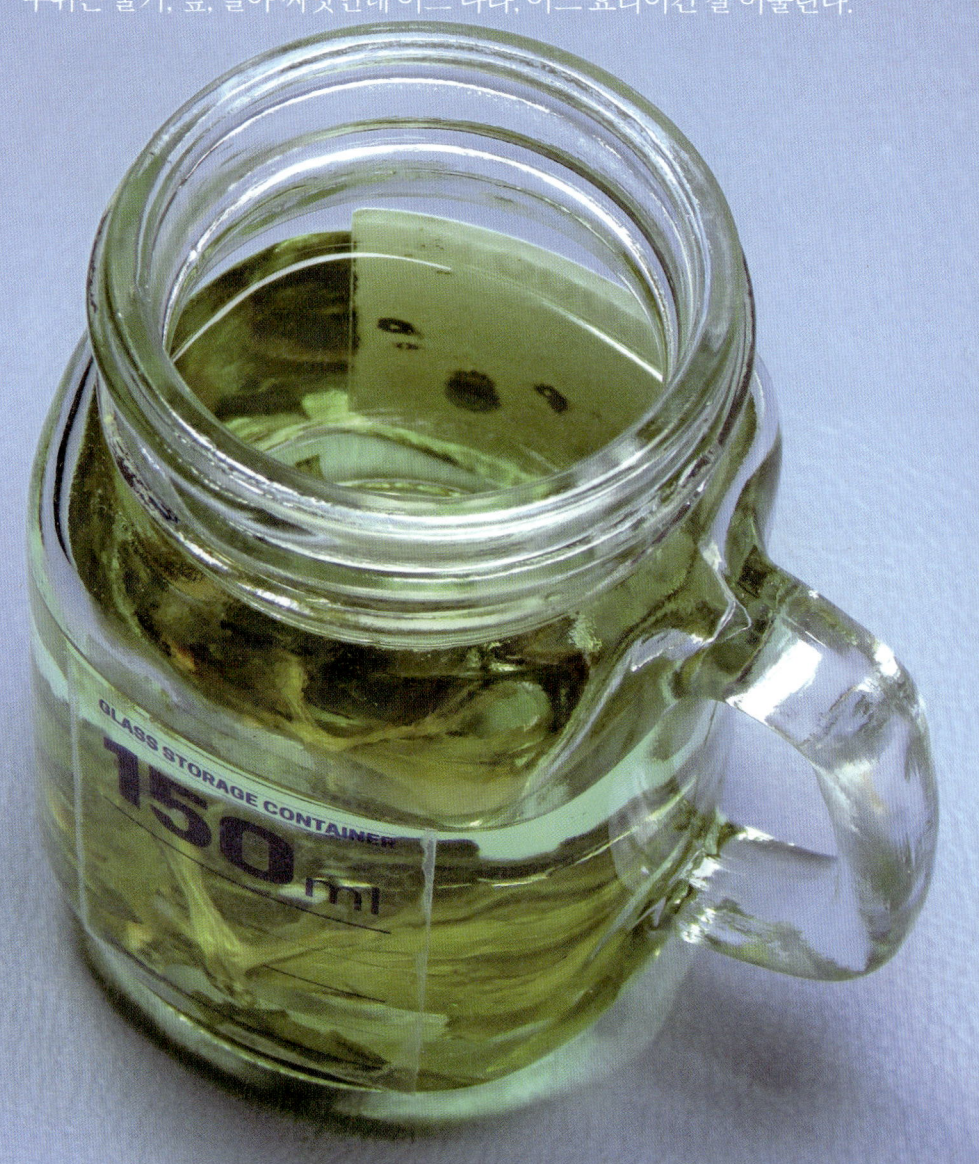

셀러리 허브티(셀러리 잎차) 만들기

셀러리의 줄기와 잎을 응달에서 건조시킨 것을 침출 차로 마시는데 우리나라의 당귀와 비슷한 맛이 난다. 셀러리 대신 당귀 잎으로 아래와 같은 과정으로 침출 차를 만들어도 무방하다.

셀러리 잎차의 맛
그윽한 당귀 향의 차를 마실 수 있다. 한약 냄새의 차이므로 많이 만들어놓은 뒤 손님들에게 대접할 수 있는 침출 차이다.

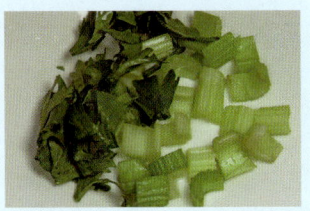

연중 필요할 때 마트에서 셀러리를 구입한 뒤 깨끗이 세척한 후 물기를 털어낸다. 그 후 건조시키기 적당한 크기로 잘게 자른다.

끓는 물에 살짝 데친 후 바로 꺼내어 얼음물에 식힌다. 응달에서 건조시키되 날벌레가 꼬이지 않도록 망사로 덮어준다. 인공적으로 건조시키려면 식품건조기에 넣고 50~60도 온도에서 6시간 이상 건조시키는데 수량이 많을수록 건조 시간은 배로 늘어난다.

바삭하게 건조시킨 셀러리를 비닐봉투에 넣고 손으로 비벼서 후레이크를 만든다. 밀폐 용기에 담은 뒤 냉동실에 보관한다.

필요할 때마다 1스푼을 차로 우려먹는다. 당귀처럼 약간 한약 냄새가 나는 차이다.

셀러리의 특징과 영양 성분 백서

01. 셀러리의 원산지는 지중해 연안과 중앙아시아, 북아프리카에서 자생하는 셀러리와 동유럽에서 자생하는 셀러리 품종이 있다. 지금의 셀러리는 수백 년에 걸쳐 개량된 개량종 품종이다.

02. 셀러리의 가식 부위는 줄기와 잎이지만 뿌리와 씨앗도 먹을 수 있다.

03. 셀러리는 그전까지만 해도 사람들에게 인기 없는 채소였다. 미국에서는 1900년대 초에서야 셀러리가 선풍적인 인기를 얻었는데 당시만 해도 재배법이 없어 캐비어만큼 비싼 식재료였다.

04. 셀러리는 사람에 따라 알레르기 반응을 일으킬 수 있고 셀러리 특유의 당귀 맛을 못 느낄 수도 있다.

05. 셀러리는 샐러드, 즙으로 식용하지만 찌개에도 좋고 김치를 담그기도 한다.

06. 셀러리는 노화예방, 항암, 해독, 고혈압에 좋지만 혈액 응고 효능이 있어 혈액 순환이 좋지 않은 사람은 적게 섭취하는 것이 좋다.

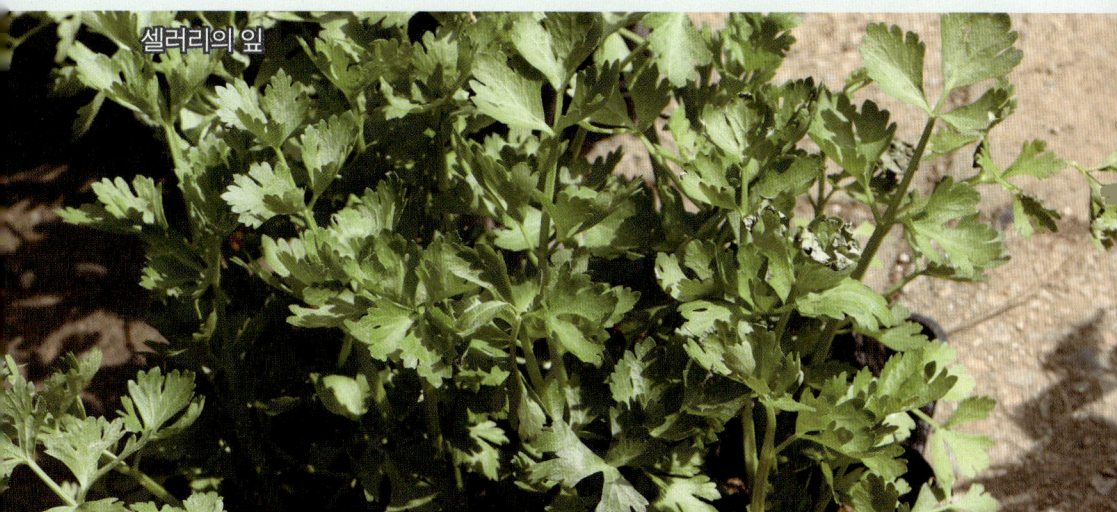

셀러리의 잎

소염의 효능이 있는
오레가노차 (잎차, 꽃차)

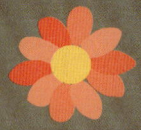

꿀풀과 *Origanum vulgares* 꽃 : 6~8월 높이 : 20~80cm

　허브 잎이나 채소 잎은 침출 차를 제조할 때 살짝 데친 후 말리는 것도 좋은 방법이다. 이는 식물체에 잔존하는 산소를 제거함으로써 건조품의 부패 속도를 어느 정도 완화하는 효과가 있다.

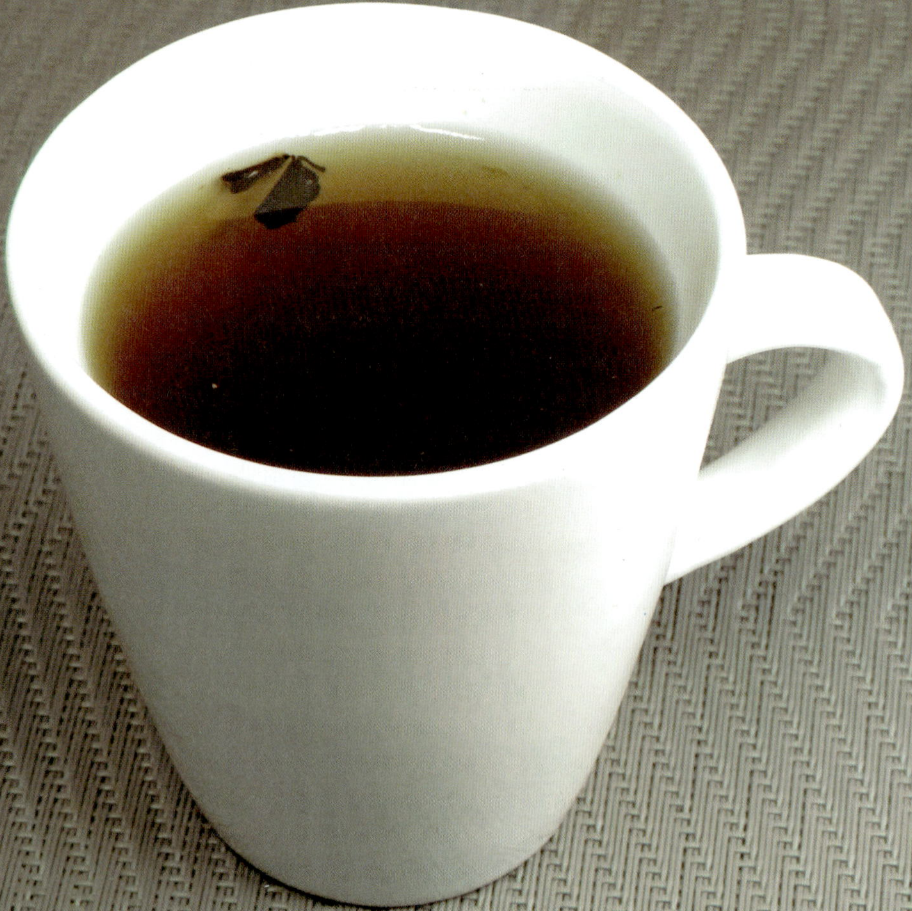

오레가노차 만들기

오레가노 잎 침출 차와 꽃을 포함한 꽃대를 이용한 꽃차를 만들 수 있다. 꽃이 깨알처럼 작기 때문에 보통은 잎으로 침출 차를 만든다.

오레가노 잎차의 맛

약간 단맛이 있고 쓴 맛이나 매운 맛이 있을 수도 있다. 주방에서 흔히 사용하는 허브이므로 섭취에는 문제가 없지만 임산부는 민트류 식물의 과다섭취를 주의하는 것이 좋다.

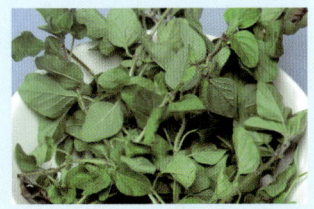

봄에 꽃집에서 구입한 오레가노 모종에서 잎을 채취해 건조시키거나 연중 대형마트의 허브 식재료 코너에서 오레가노 잎을 구입해 건조시킬 수 있다. 먼저 세척한 후 물기를 잘 털어낸다.

끓는 물에 살짝 데친 후 바로 꺼내어 얼음물에 식힌다. 식품건조기에 넣고 50~60도 온도에서 6시간 이상 건조시키는데 수량이 많을수록 건조 시간은 배로 늘어난다. 이때 젖어 있는 잎을 서로 포개놓지 않는다.

식품건조기로 충분히 건조시킨 후에도 습기가 남아 있을 수 있으므로 햇볕이 좋은 날 옥외에서 하룻 동안 바짝 말려준다. 바삭하게 건조시킨 오레가노 잎을 비닐봉투에 넣고 손으로 비벼서 후레이크로 만든 후 밀폐 용기에 담고 건냉암소나 냉동실에 보관한다.

필요할 때마다 1스푼씩 차로 우려먹는다. 맛은 오레가노 품종마다 조금씩 다르다. 단맛이 나는 차이다.

오레가노의 특징과 영양 성분 백서

01. 오레가노는 꿀풀과의 여러해살이풀로 주방에서 사용하는 허브식물이다. 비슷한 쓰임새의 허브로는 마조람이 있다.

02. 오레가노는 매운 맛 허브식물이지만 품종에 따라 조금씩 맛이 다르다. 오레가노 품종은 크게 러시안 오레가노, 그릭오레가노(이탈리안 오레가노), 시리아 오레가노, 터키 오레가노가 있는데 맛은 조금씩 다르다.

03. 오레가노가 없으면 마조람을 대신 음식에 넣을 수 있다. 사실 주방에서 마조람이 없을 때 대신 넣는 것이 오레가노이다.

04. 오레가노 잎은 피자, 구운 육류 요리에 사용하는데 생잎보다 건조시킨 잎의 풍미가 더 강하다.

05. 오레가노는 항균, 소염, 항바이러스, 노화예방에 효능이 있다.

오레가노의 꽃

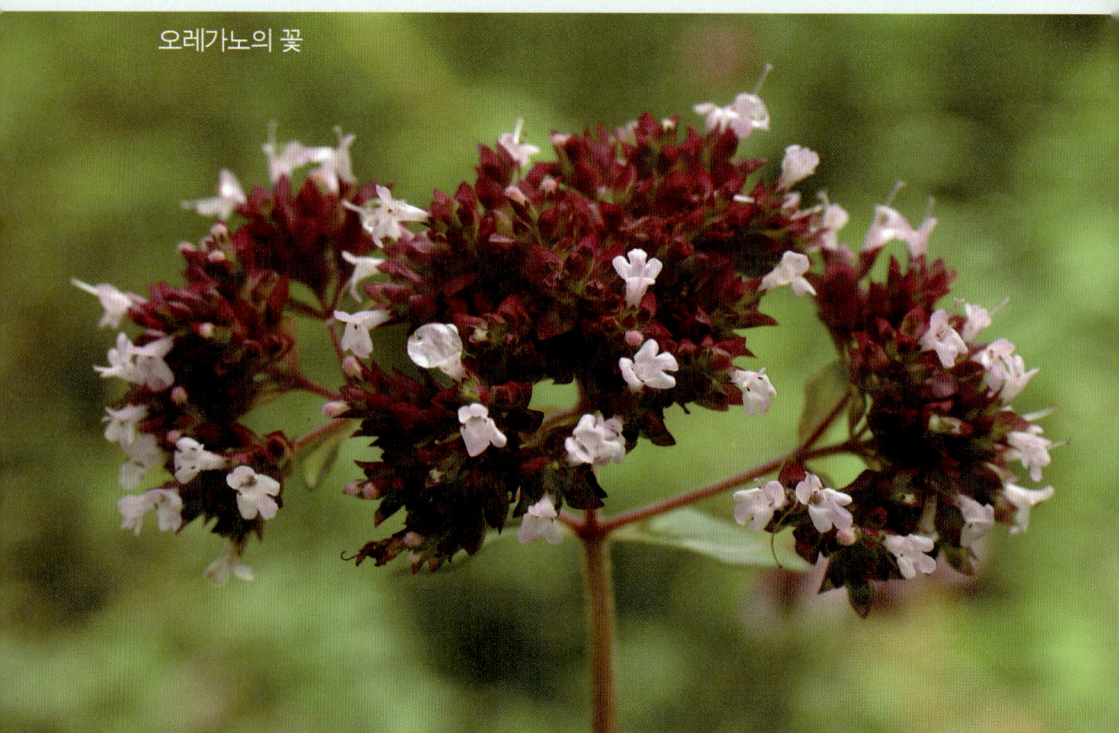

성인병 예방에 좋은
딜차(딜 잎차)

산형과 *Anethum graveolens* 꽃 : 6~8월 높이 : 60cm

   딜의 가느다랗고 향기로운 잎은 생선 요리, 수프 요리에 잘 어울린다. 딜은 오이피클을 담글 때도 넣을 수 있는데 이를 딜 피클이라고 한다. 딜은 싱싱한 잎을 사용하지만 동결 건조 잎도 몇 달 동안은 향기로운 향이 유지된다.

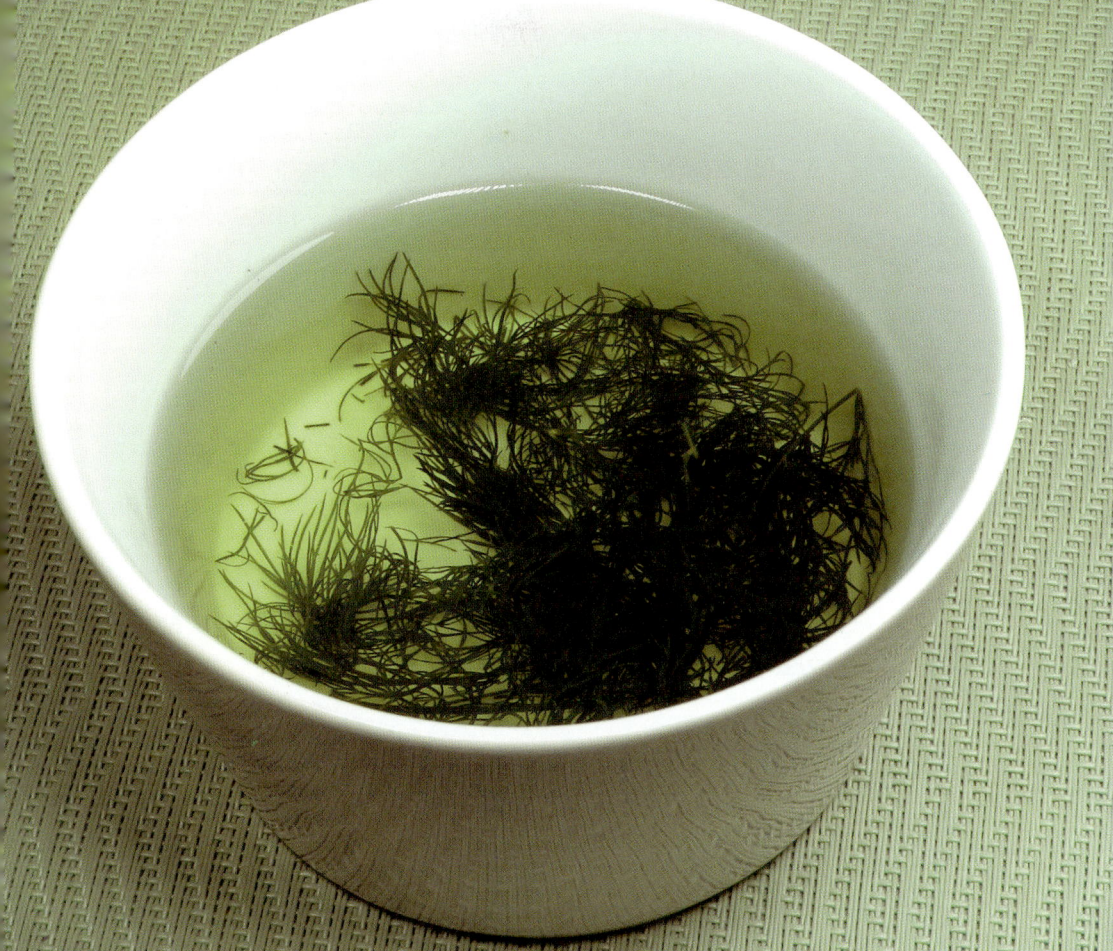

딜차 만들기

딜차는 딜 잎이나 꽃을 건조시킨 것을 사용한다.

딜 잎차의 맛은?
쓴맛과 연한 신맛이 나는 차로서 특유의 방향이 있다. 항암 및 노화예방을 하므로 약이라고 생각하고 먹을 수 있다.

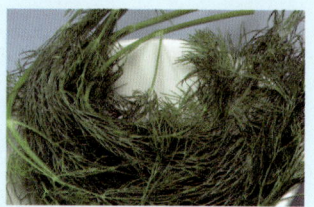

봄에 꽃집에서 구입한 딜 잎을 건조시키거나 연중 대형마트의 허브 식재료 코너에서 딜 잎을 구입해 건조시킬 수 있다. 먼저 세척한 후 물기를 잘 털어낸다.

끓는 물에 살짝 데친 후 바로 꺼내어 얼음물에 식힌다. 자연에서 건조시킬 경우 응달에서 건조시키되 날벌레가 꼬이지 않도록 망사를 덮어준다. 또는 식품건조기에 넣고 40~60도 온도에서 6시간 이상 건조시키는데 수량이 많을수록 건조 시간은 배로 늘어난다.

식품건조기로 충분히 건조시킨 후에도 습기가 남아 있을 수 있으므로 옥외에서 다시 한 번 바짝 건조시킨다. 바삭하게 건조시킨 딜 잎을 비닐봉투에 넣고 손으로 비벼서 가루로 만들어 밀봉한 뒤 냉동실에 보관한다.

필요할 때마다 1스푼을 차로 우려먹는다. 전체적으로 특유의 방향이 있고 쓴맛이 강하므로 약이라고 생각하고 마실 수 있다.

딜의 특징과 영양 성분 백서

01. 딜은 유라시아에서 오래 전부터 재배해 온 허브 향신료 식물이다.
02. 딜은 회향과 비슷하기 때문에 '소회향'이라는 별명이 있다.
03. 딜 잎과 꽃은 생선 요리, 소스, 수프, 피클에 사용하고 딜 씨앗을 압착해 만든 오일은 비누를 만들 때 사용한다. 예를 들어 수프의 토핑으로 딜 잎을 사용하기도 한다. 딜은 특유의 향이 있기 때문에 향신료처럼 사용하게 된다.
04. 딜은 남유럽보다는 북유럽이나 러시아권에서 상대적으로 많이 식용하고 아시아권에서는 중동지역과 인도를 포함한 동남아시아에서 식용한다.
05. 딜은 항균, 항염, 노화예방의 효능이 있다. 현대의학에서는 딜에 항암, 항당뇨, 고혈압 예방 성분이 있음을 찾아냈다.

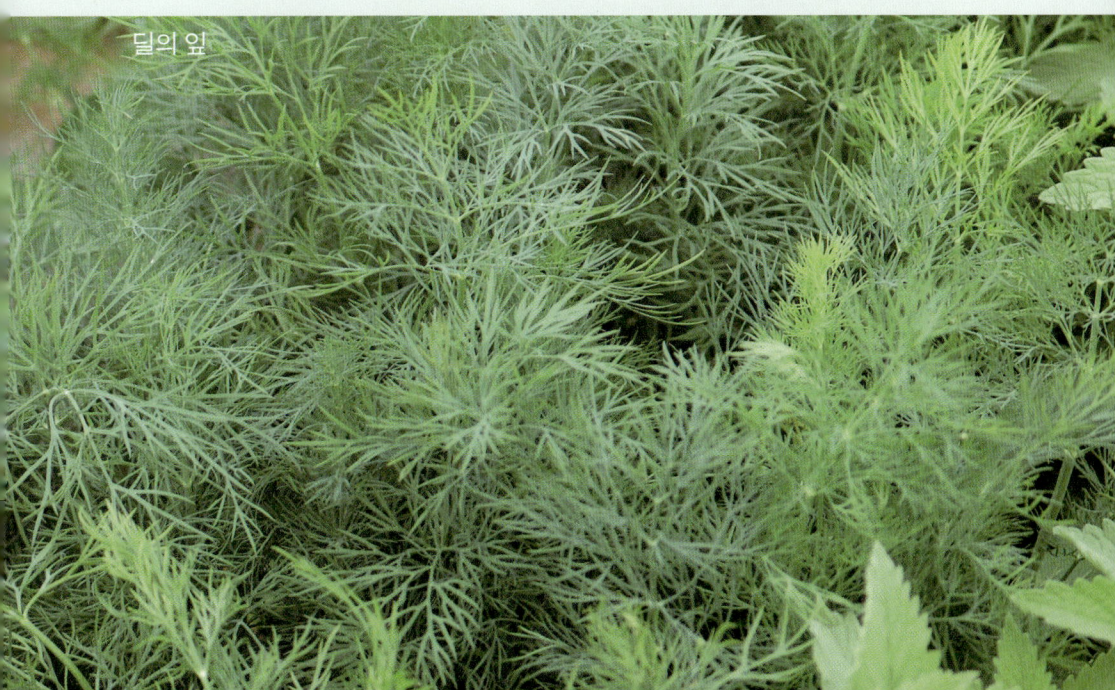

딜의 잎

근육통, 신경통에 좋은
페퍼민트차

꿀풀과 *Mentha* × *piperita*   꽃 : 6~9월   높이 : 30~90cm

> 페퍼민트는 꿀풀과 하위의 박하속에 속한 25종 이상의 민트(박하)류 식물 중에서 가장 일반적인 용도의 식물이다. 요리는 물론 음료, 칵테일, 아이스크림, 껌, 치약 제조업에서 다채롭게 사용한다.

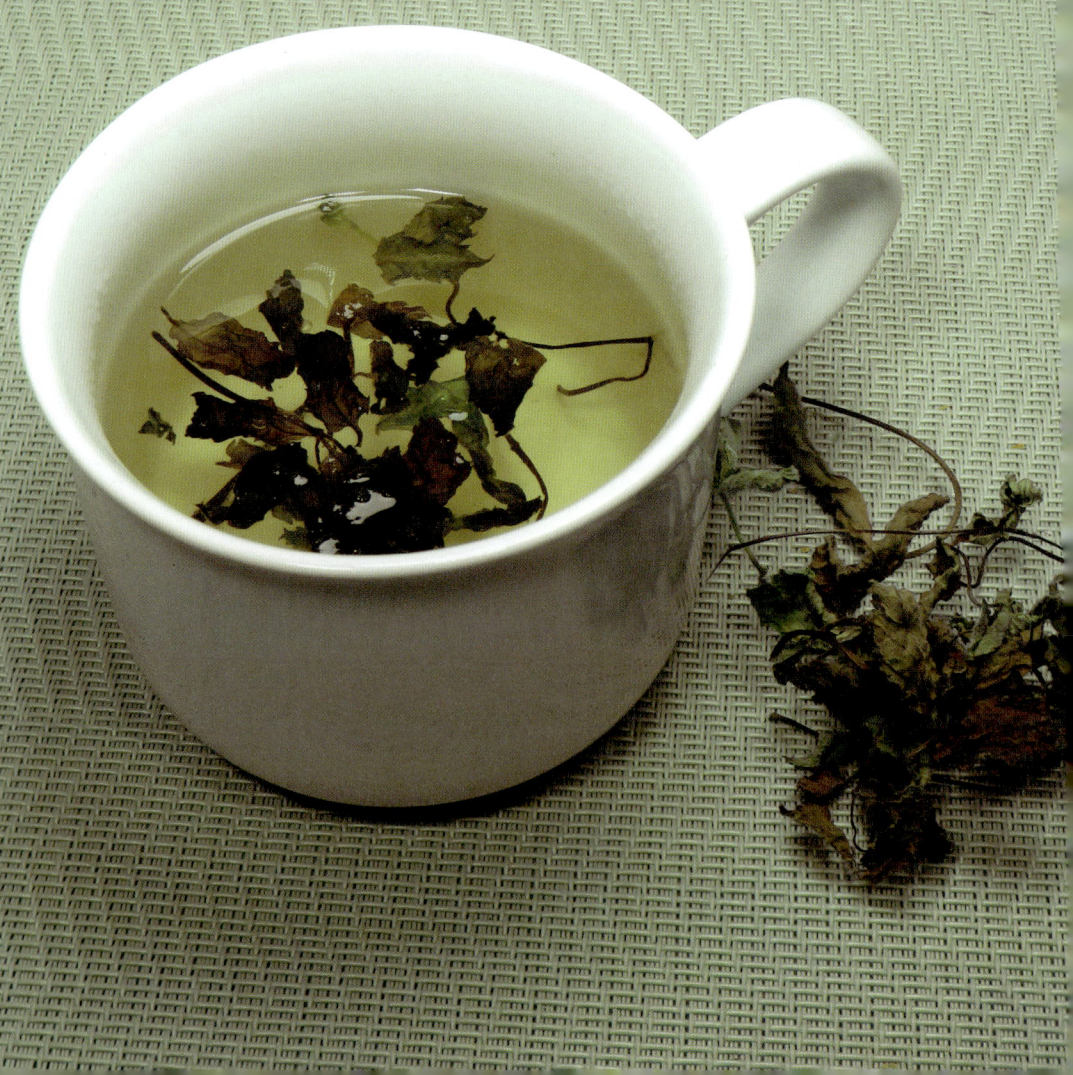

페퍼민트 잎차 만들기

페퍼민트 같은 민트류 식물은 보통 잎을 차로 마시지만 꽃을 포함한 꽃대도 차로 음미할 수 있다. 다만 꽃의 크기가 아주 작기 때문에 보통은 잎을 재료로 한 침출 차를 제조한다.

페퍼민트차의 맛
강한 민트(박하) 향과 함께 연한 단맛이 난다. 설탕을 가미하지 않고 상시 음미할 수 있는 침출 차의 하나이다.

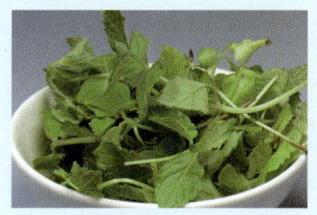

봄에 꽃집에서 페퍼민트 모종을 구입해 재배한 후 잎을 채취한다. 또는 대형마트의 허브 식재료 코너에서 페퍼민트 잎을 구입한다.

자연에서 건조시킬 경우 응달에서 건조시키되 날벌레들이 꼬이지 않도록 망사로 덮어준다. 인공적으로 건조시키려면 식품건조기에 넣고 50~60도 온도에서 8시간 이상 건조시키는데 수량이 많을수록 건조 시간은 배로 늘어난다.

식품건조기로 건조시킨 경우 습기가 남아 있을 수 있으므로 햇볕 좋은 날 옥외에서 한 번 더 바짝 건조시킨다. 민트 향이 강하기 때문에 밀봉한 뒤 상온에 두어도 곰팡이가 잘 생기지 않지만 가급적 냉동실에 보관한다.

필요할 때마다 잎 몇 개를 우려마신다. 강하고 진한 민트 향이 나므로 별도의 설탕을 가미하지 않고도 음미할 수 있다.

페퍼민트의 특징과 영양 성분 백서

01. 여러해살이풀인 페퍼민트의 자생지는 유럽과 중동 지역이다.

02. 페퍼민트의 박하 향은 페퍼민트에 다량의 멘톨이 함유되어 있기 때문이며 이 성분은 페터민트껌 등의 원료로 사용된다. 페퍼민트껌과 비슷한 스피어민트껌이 있는데 이는 스피어민트 허브를 첨가한 것이다. 페퍼멘트는 식물 표본이 본격 연구된 18세기만 해도 고유종으로 보았으나 현재는 '워터민트'와 '스피어민트'가 자연에서 우연히 교잡한 잡종으로 보고 있다.

03. 페퍼민트는 교잡종이기 때문에 일반적으로 씨앗이 없거나 드물고 대신 영양번식을 하게 된다.

04. 페퍼민트 잎에서 추출한 오일은 껌, 아이스크림, 사탕, 청량음료의 원료로 사용할 수 있고 치약, 비누 등에도 사용된다.

05. 페퍼민트는 근육통, 신경통, 가려움증에 약용하지만 꿀풀과 식물은 과다섭취시 알레르기 반응을 일으키거나 임산부의 유산을 유도할 수 있으므로 과다섭취는 피하는 것이 좋다.

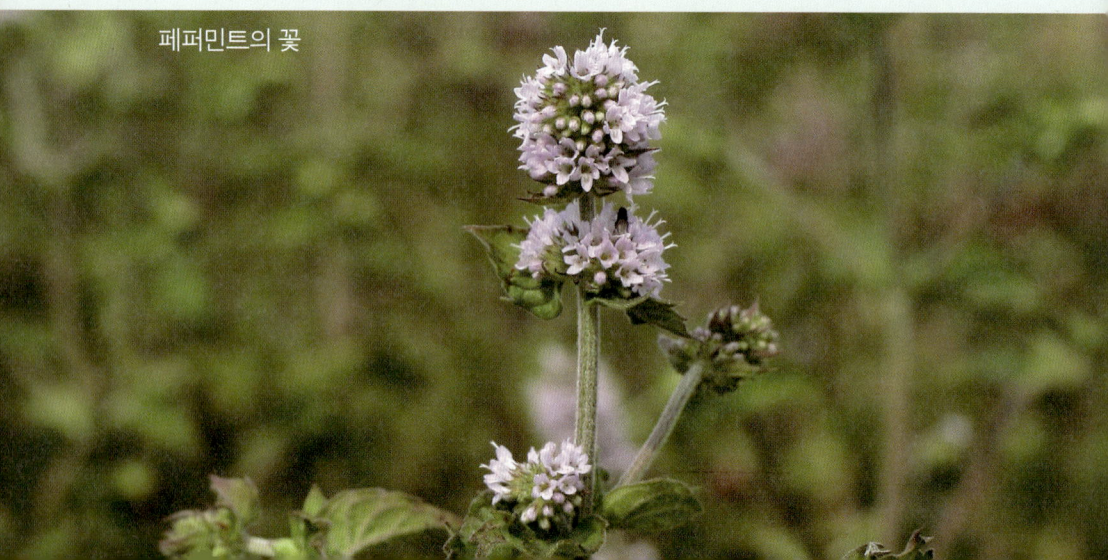

페퍼민트의 꽃

참 맛있는 박하 허브차
레몬밤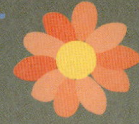

꿀풀과 *Melissa officinalis* 꽃 : 6~8월 높이 : 1m

　레몬밤의 영문 이름 중 밤(Balm)은 식물에서 채집한 '향유'를 뜻하는 동시에 '아늑함을 주는 것'이란 뜻을 가지고 있다. 레몬밤은 민트류 식물이지만 민트 특유의 탁 쏘는 맛보다는 부드러운 맛을 제공한다. 해마다 봄철이면 레몬밤 모종이 꽃집에 나오기 때문에 그만큼 구하기 쉽고 친근한 허브이다.

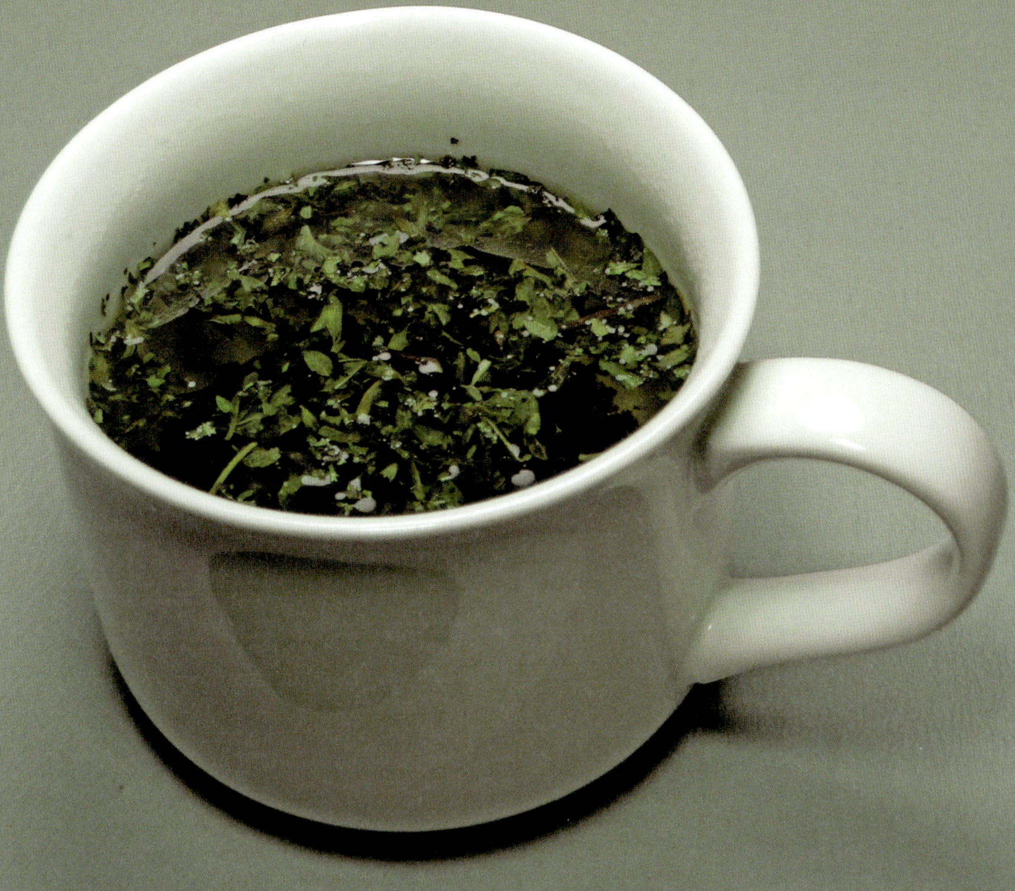

레몬밤 잎차 만들기

레몬밤 역시 민트류 식물이므로 잎은 물론 꽃을 포함한 꽃대를 채취해 침출 차로 마실 수 있지만 가급적 잎을 채집한다. 꽃 역시 크기가 작아 채집이 어렵기 때문에 보통은 잎 침출 차를 만들게 된다.

레몬밤차의 맛
연한 박하 향과 함께 연한 단맛이 난다. 민트류 침출 차 중에서 가장 맛있는 차이다.

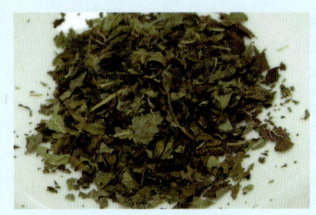

봄에 꽃집에서 레몬밤 모종을 구입해 재배한 후 잎을 채취한다. 또는 대형마트의 허브 식재료 코너에서 레몬밤 잎을 구입한다.

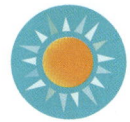
자연에서 건조시킬 경우 응달에서 건조시키되 날벌레들이 꼬이지 않도록 망사로 덮어준다. 인공적으로 건조시키려면 식품건조기에 넣고 50~60도 온도에서 8시간 이상 건조시키는데 수량이 많을수록 건조 시간은 배로 늘어난다.

식품건조기로 건조시킨 경우 습기가 남아 있을 수 있으므로 햇볕 좋은 날 옥외에서 한 번 더 건조시킨다. 박하 성분이 있기 때문에 상온에 보관해도 곰팡이가 잘 생기지 않지만 가급적 냉동실에 보관한다.

필요할 때마다 잎 1g(티스푼으로 1스푼)을 우려마신다. 순하면서 맛있는 박하 향이 난다. 설탕을 가미하지 않고도 음미할 수 있다.

레몬밤의 특징과 영양 성분 백서

01. 여러해살이풀인 레몬밤의 자생지는 중앙아시아와 지중해 연안의 남유럽, 북아프리카 일대이다.
02. 레몬밤은 민트류 식물인 페퍼민트와 비슷한 식물이지만 박하 향은 페퍼민트에 비해 순하다. 그래서 다른 꽃차의 맛을 보충할 목적으로 사용하는 좋은 재료이다.
03. 레몬밤은 잎에서 레몬 향이 난다고 하여 이름 붙었다.
04. 레몬밤은 기원전 300년 전부터 약용 허브로 사용한 기록이 있고 중세시대에는 인기가 있는 허브였다.
05. 레몬밤에서 추출한 오일은 페퍼민트와 마찬가지로 아이스크림, 사탕, 청량음료의 원료로 사용한다.
06. 레몬밤은 예로부터 스트레스, 정서불안, 강장, 불면증, 소화불량에 약용해 왔다.

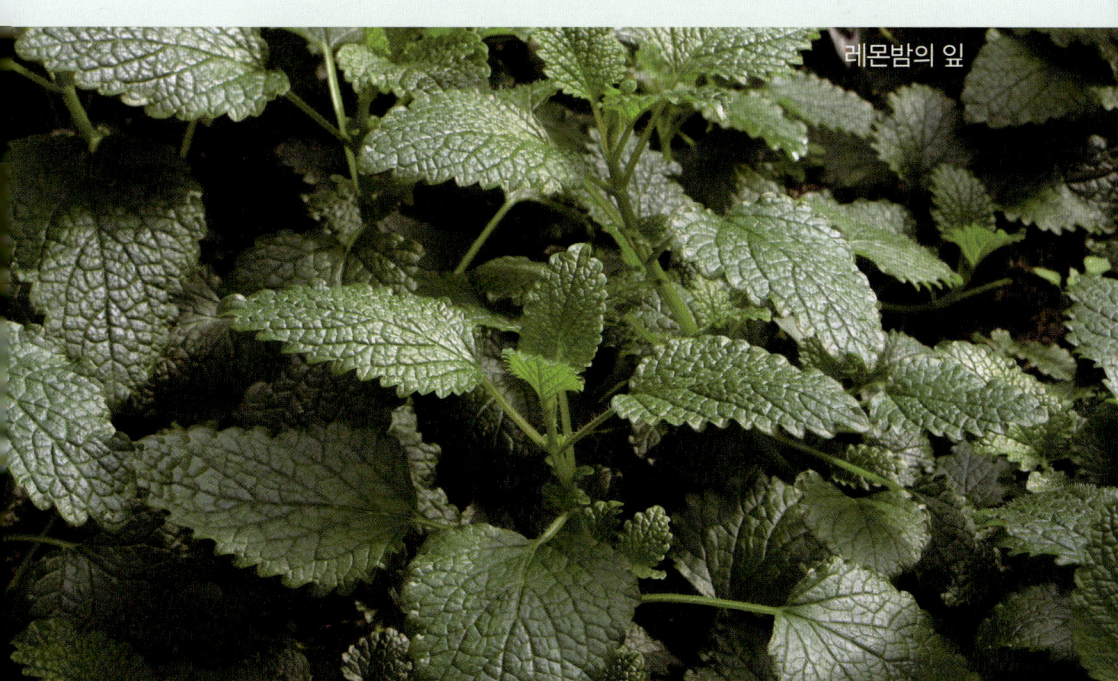

레몬밤의 잎

시력 개선에 좋은
이태리파슬리

산형과 *Petroselinum crispum* 꽃 : 6~8월 높이 : 30cm

    파슬리는 크게 3가지 품종이 있다. 곱슬잎 파슬리는 잎이 곱슬 모양이다. 수프나 소스에 뿌려서 먹는 녹색 향신료로 사용한다. 잎이 평평하고 넓은 품종은 대개 이태리 파슬리이고, 뿌리를 당근처럼 식용하기 위해 재배하는 뿌리 파슬리가 있다.

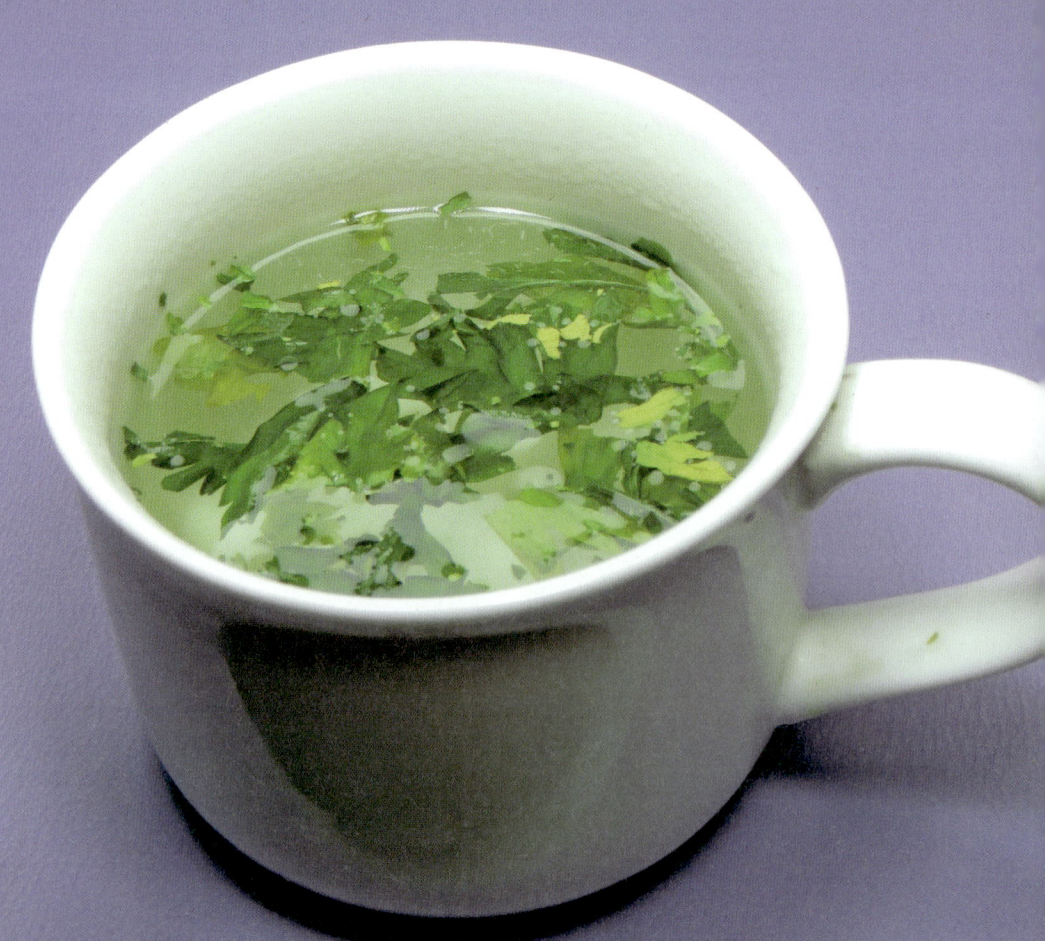

이태리파슬리 잎차 만들기

이태리파슬리(이탈리안파슬리)는 곱슬잎 파슬리와 함께 식용 파슬리로 사용하는 식물이다. 잎은 물론 꽃을 포함한 꽃대를 채취해 침출 차로 마실 수 있다.

이태리파슬리 잎차의 맛
산형과 특류의 톡 쏘는 향미에 살짝 고소한 맛이 난다.

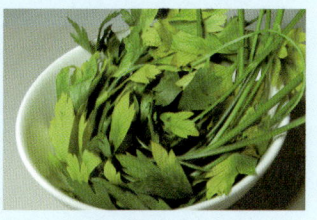

봄에 꽃집에서 이태리파슬리 모종을 구입한 후 잎을 채취한다. 또는 대형마트의 허브 식재료 코너에서 이태리파슬리 잎을 구입한다.

끓는 물에 살짝 데친 후 바로 꺼내어 얼음물에 식힌다. 자연에서 건조시킬 경우 응달에서 건조시키되 날벌레들이 꼬이지 않도록 망사로 덮어준다. 또는 식품건조기에 넣고 40~50도 온도에서 6시간 건조시키는데 수량이 많을수록 건조 시간은 배로 늘어난다.

식품건조기로 건조시킨 경우 습기가 남아 있을 수 있으므로 햇볕이 좋은 날 옥외에서 한 번 더 건조시킨다. 건냉암소에 보관해도 곰팡이가 잘 생기지 않지만 가급적 냉동실에 보관한다.

필요할 때마다 잎 1g(티스푼으로 1스푼)을 우려마신다. 특유의 파슬리 향이 나는 침출 차이다. 파슬리와 바질을 섞어서 침출 차를 만들면 차의 맛에 미묘한 악센트가 생긴다.

파슬리의 특징과 영양 성분 백서

01. 파슬리는 우리가 흔히 보는 곱슬잎 파슬리와 잎이 넓은 이태리 파슬리가 있다. 요리 허브로는 둘 다 같은 것으로 취급하지만 이태리파슬리는 곱슬잎 파슬리에 비해 더 순한 맛이다.
02. 이 품종의 원산지는 동유럽~지중해이며 원산지에서는 두해살이풀이다.
03. 그리스 신화에서는 아체모로스(Archemorus)의 죽음 뒤 그의 피에서 나온 것이 파슬리라고 한다. 고대 그리스인들은 아체모로스의 죽음을 기리기 위해 파슬리를 무덤을 장식하는 화환으로 사용하였다.
04. 한동안 유럽 사람들은 넓은잎 파슬리인 이태리파슬리를 먹지 않고 곱슬잎 파슬리만 식용하였다. 그 이유는 이태리파슬리의 잎이 독초 잎과 비슷했기 때문이었다.
05. 파슬리는 비타민 A, C, K와 철분의 함량이 높은데 특히 비타민 K 함량은 매우 높다. 영양 성분으로 볼 때 파슬리는 시력 개선, 노화예방, 혈액 응고의 효능이 있지만 비타민 K의 함량이 높으므로 임산부와 혈액순환이 나쁜 사람은 과다식용을 피한다.

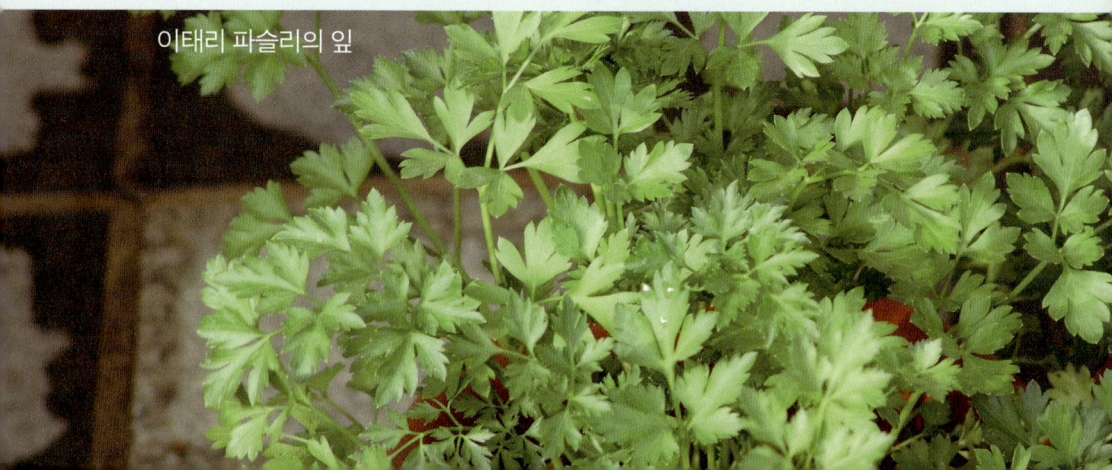

이태리 파슬리의 잎

우울증에 좋은
바질(잎차, 꽃차)

꿀풀과 *Ocimum basilicum* 꽃 : 6~7월 높이 : 30~130cm

바질(Basil)은 왕의 식물에서 유래된 이름으로 주방의 왕에 해당하는 식용 허브이다. 세계적으로 인기가 있는 품종은 대여섯 종이며, 각 지역마다 사용하는 품종이 다르므로 잎 모양도 조금씩 다르다.

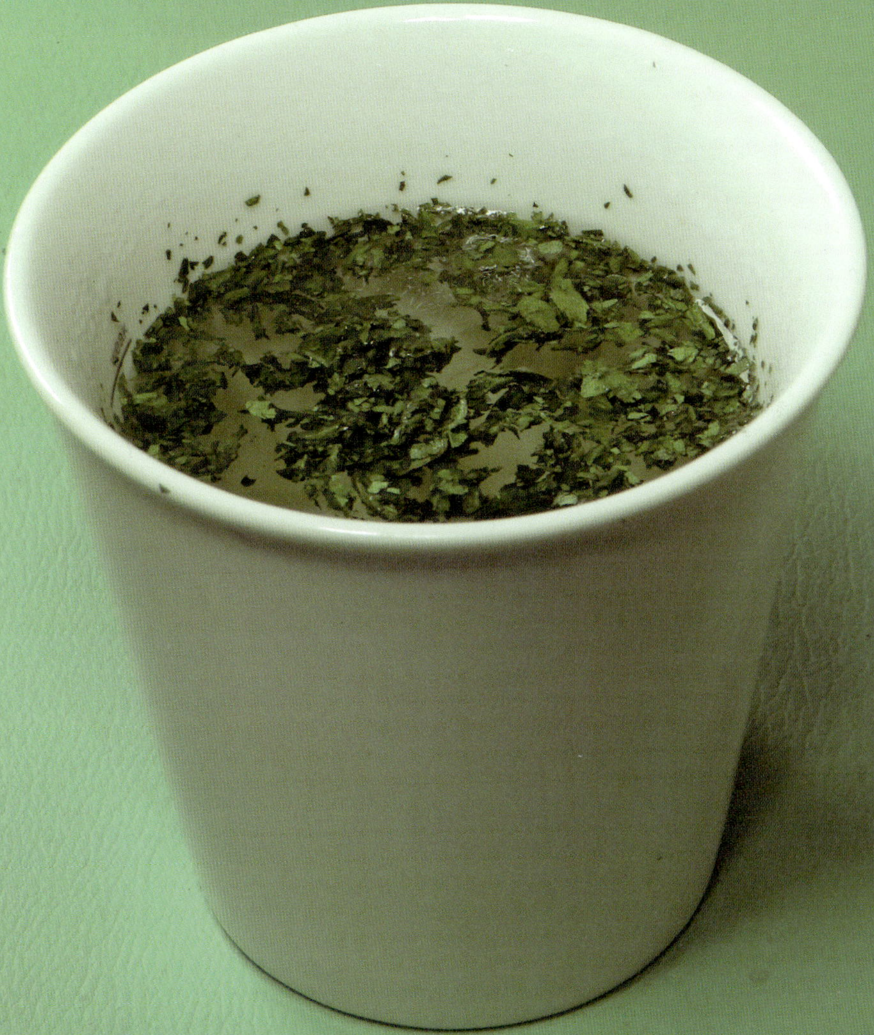

바질 잎차 만들기

바질은 유명한 허브이지만 침출 차로서 강한 맛을 내는 재료는 아니다. 잎이나 꽃을 채집해 침출 차를 만든다.

바질차의 맛
주방의 왕이라는 별명이 있는 다목적 허브이지만 침출 차로는 인상적인 맛은 아니다. 연한 산형과 향미가 나고, 품종에 따라 단맛이나 레몬 맛이 난다.

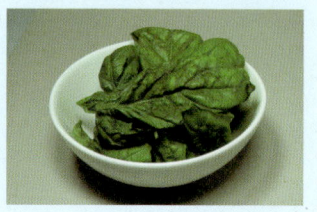

봄에 꽃집에서 바질 모종을 구입해 재배한 후 잎을 채취한다. 또는 대형 마트의 허브 식재료 코너에서 바질 잎을 구입한 뒤 깨끗하게 세척한다.

자연에서 건조시킬 경우 응달에서 건조시키되 날벌레들이 꼬이지 않도록 망사로 덮어준다. 인공적으로 건조시키려면 식품건조기에 넣고 50~60도 온도에서 6시간 이상 건조시키는데 수량이 많을수록 건조 시간은 배로 늘어난다.

식품건조기로 건조시킨 경우 습기가 남아 있을 수 있으므로 햇볕이 좋은 날 옥외에서 한 번 더 건조시킨다. 밀폐 용기에 담은 뒤 건냉암소나 냉동실에 보관한다.

필요할 때마다 잎 1g(티스푼으로 1스푼)을 우려마신다.

바질의 특징과 영양 성분 백서

01. 바질은 중앙 아프리카~동남 아시아의 열대지역에 자생하는 여러해살이풀로서 최소 60가지 품종이 있을 정도로 지역마다 조금 다른 바질을 식용한다.

02. 바질 잎은 소스, 수프 요리뿐 아니라 육류, 생선, 치즈, 계란 요리 등에 사용한다. 국물 요리에서는 맛이 파괴되는 것을 막기 위해 제일 마지막에 첨가한다. 또한 아이스크림, 음료의 맛을 내기 위해 첨가할 수 있고 싱싱한 잎은 샌드위치의 재료나 샐러드로 식용할 뿐 아니라 각종 요리를 장식하는 데코레이션 재료로 사용할 수 있다.

03. 바질은 비타민 A와 K의 함량이 높다. 노화예방, 우울증, 스트레스 해소, 결핵, 당뇨, 항암, 항균의 효능이 있고 벌레를 물리치는 방충제의 효능도 있다. 바질은 비타민 K의 함량이 높으므로 혈액순환에 문제가 있는 사람은 과다섭취를 피한다.

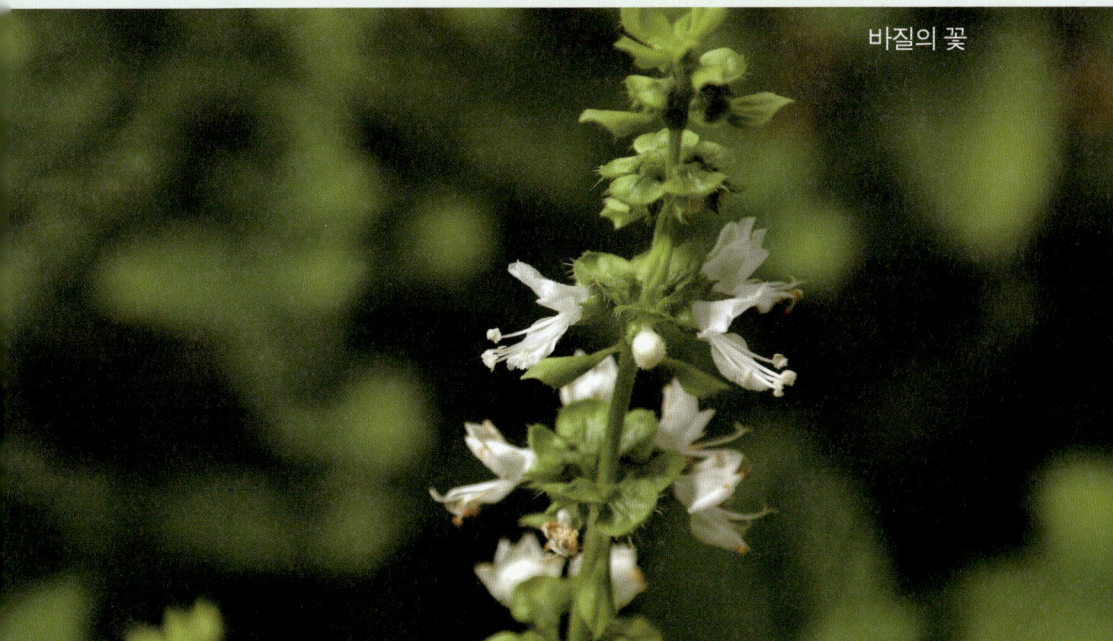

바질의 꽃

구토, 해수에 좋은
감나무 잎차

감나무과 *Diospyros kaki* 꽃 : 5~6월 높이 : 4m

　감나무의 품종은 크게 동양에서 식용하는 동양 감과 서양 감인 미국감이 있고 비식용 감이지만 재배하는 품종으로 흑단을 만드는 흑단나무가 있다. 감나무는 흑단나무의 이웃사촌이기 때문에 감나무 목재로 바둑판을 만들 뿐 아니라 흑단 대용품을 만들 수 있다.

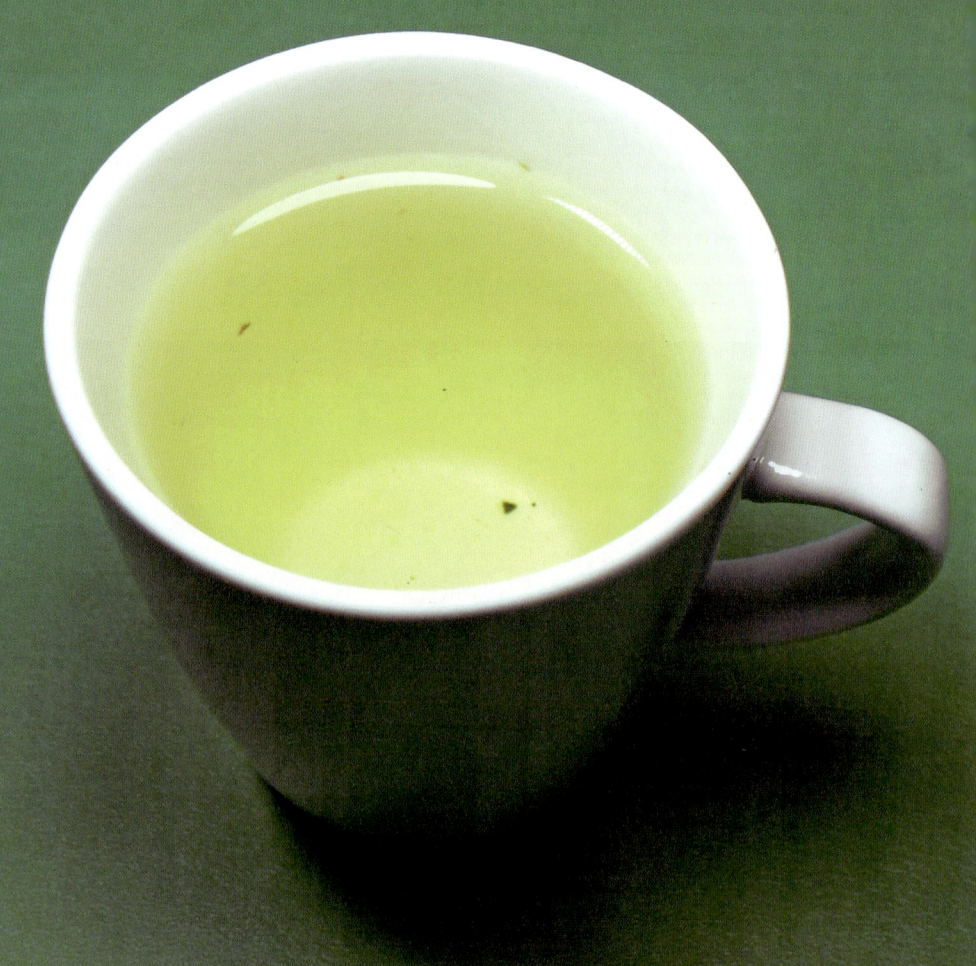

감나무 잎차 만들기

　　감나무 잎차는 감나무 잎을 재료로 하여 만든 침출 차이다. 은은하지만 미세하게 떫은 맛이 난다. 설탕이나 꿀을 가미하지 않아도 즐길 수 있다. 나름 괜찮은 차이므로 상시 먹을 수 있도록 쟁여 보자.

감 잎차의 맛은?
은은한 감맛과 떫은 맛이 나는 차이다. 많이 만들어 놓은 뒤 손님에게 대접할 만한 괜찮은 차이다. 설탕을 가미하지 않아도 은은하게 마실 수 있는 차이다.

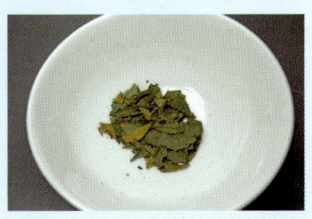

 봄~가을에 어린 감잎을 감나무에서 채취하되 가급적 봄에 보들보들한 어린잎을 채취하는 것이 좋다. 수집한 잎은 깨끗이 세척한 후 물기를 털어낸다.

 자연에서 건조시킬 경우 응달에서 건조시키되 날벌레가 꼬이지 않도록 망사로 덮어준다. 인공 건조시키려면 식품건조기에 넣고 50~60도 온도에서 8시간 이상 건조시키는데 수량이 많을수록 건조 시간은 배로 늘어난다.

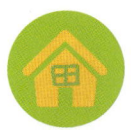 바삭하게 말린 감잎을 비닐봉투에 넣고 손으로 비벼서 가루로 만든 뒤 밀폐 용기에 담고 건냉암소나 냉동실에 보관한다.

 필요할 때마다 1g씩 차로 우려먹는다. 전체적으로 그윽한 감 맛에 미세하게 떫은 맛이 나므로 은은한 감 맛이라고 생각하면 된다.

감나무의 특징과 영양 성분 백서

01. 낙엽활엽관목인 감나무는 동아시아 자생종과 북미 자생종으로 나눈다. 감 열매는 일반적으로 동아시아 자생종인 동양 감을 말하고 북미 자생종은 미국감으로 분류한다.
02. 감나무는 동유럽에도 열매의 크기가 작지만 감나무 품종이 있다. 동유럽 품종은 흡사 고욤나무와 비슷하다.
03. 감의 영어명인 퍼시몽(Persimmon)인 미국감은 북미 원주민 언어인 포와탄어의 'putchamin(건조 과일)'에서 유래되었다.
04. 미국감은 북미 인디언들이 열매를 수확할 목적으로 재배를 하였다.
04. 감나무는 열매 꼭지뿐 아니라 뿌리, 잎, 수피, 꽃, 열매까지 약용할 수 있다. 지혈, 질출혈, 구토, 해열, 인후통, 해수, 객혈, 장출혈에 효능이 있다.

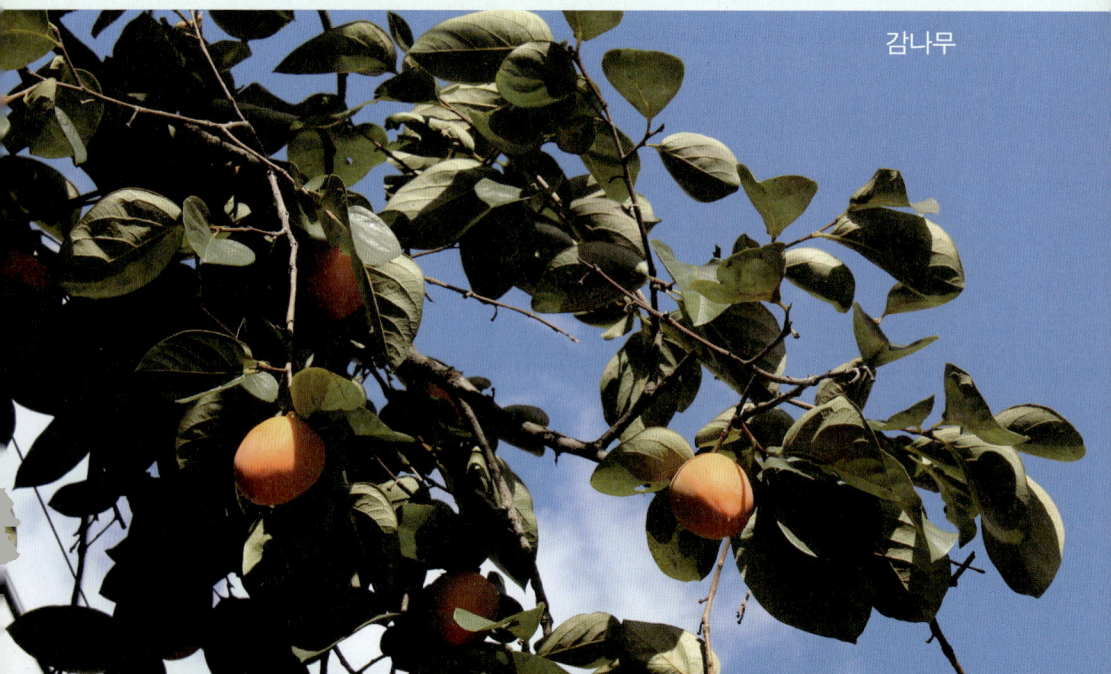

감나무

전통적으로 인기 있는 나무 잎차

감태나무 잎차

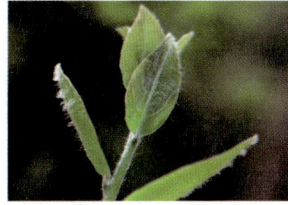

감탕나무과의 감태나무 어린잎을 채집하여 건조시킨 후 필요할 때 차로 우려마신다. 차의 맛은 감탕나무 특휴의 향이 있는데 은은하고 괜찮은 맛이다. 나뭇잎 침출차 중에서는 맛있는 차 중 하나이기 때문에 사찰 등에서 예로부터 마시기 시작하였다.

감태나무의 뿌리, 잎, 열매는 산후어혈, 관절염, 타박상, 지혈, 해독의 효능이 있다.

두충나무 잎차

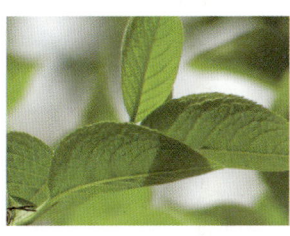

두충나무과의 두충나무 어린잎을 채집하여 건조시킨 후 차로 우려마시는데 이 역시 나뭇잎 차 중에서는 맛있는 차의 하나이다. 감태나무와 마찬가지로 주로 사찰에서 마시는 침출 차이다. 차의 맛은 두충차 특유의 향이 있다.

두충나무의 수피와 잎은 간과 신장을 보하고 뼈를 튼튼히 하는 효능이 있다. 또한 무릎마비 증상, 잔뇨, 고혈압에도 효능이 있다.

뽕나무 잎차

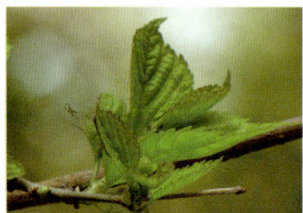

뽕나무는 열매인 오디도 식용, 약용, 과일차로 먹을 수 있지만 어린잎도 나물로 무쳐먹을 수 있을 뿐 아니라 침출 차로 가공해 차로 마실 수 있다. 부드러운 맛의 침출 차이다.

뽕나무는 나무 전체를 약용할 수 있는데 지혈, 당뇨, 수족마비, 빈뇨, 부종, 두통, 해수, 안구 질환에 효능이 있다.

수국차나무 잎차 (감로차, 감차)

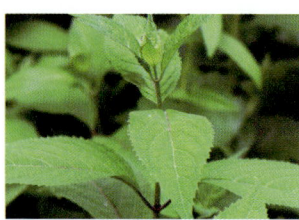

수국나무가 아니라 '수국차나무'의 잎으로 만든 차이다. 수국나무와 비슷하지만 엄연히 다른 품종으로, 침출 차를 만들 수 있는 나무라는 뜻에서 수국차나무라는 이름이 붙었다.

달달한 맛의 침출 차이기 때문에 정식 명칭은 '감로차' 또는 '감차'라고 한다. 마트에서 판매하는 감차는 감 열매로 만든 것이 아니라 수국차 잎으로 만든 차이다. 수국차의 단맛은 설탕과 다른 성분이므로 당뇨병 환자에게 좋은 차라고 한다.

기침, 소화에 좋은
열무 잎차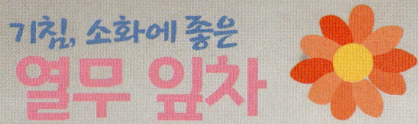

배추과 *Raphanus sativus* 꽃 : 4~5월 높이 : 30~70cm

> 무는 품종에 따라 흰색, 회색(검은색), 빨간색, 분홍색 뿌리가 있고 형태에 따라 둥근 뿌리와 길쭉한 뿌리가 있다. 다이콘은 우리가 흔히 먹는 동양무 품종으로 한중일에서 많이 재배한다. 서양무는 흔히 볼 수 있는 적래디시이고 요리, 샐러드는 물론 칵테일 재료로 식용한다.

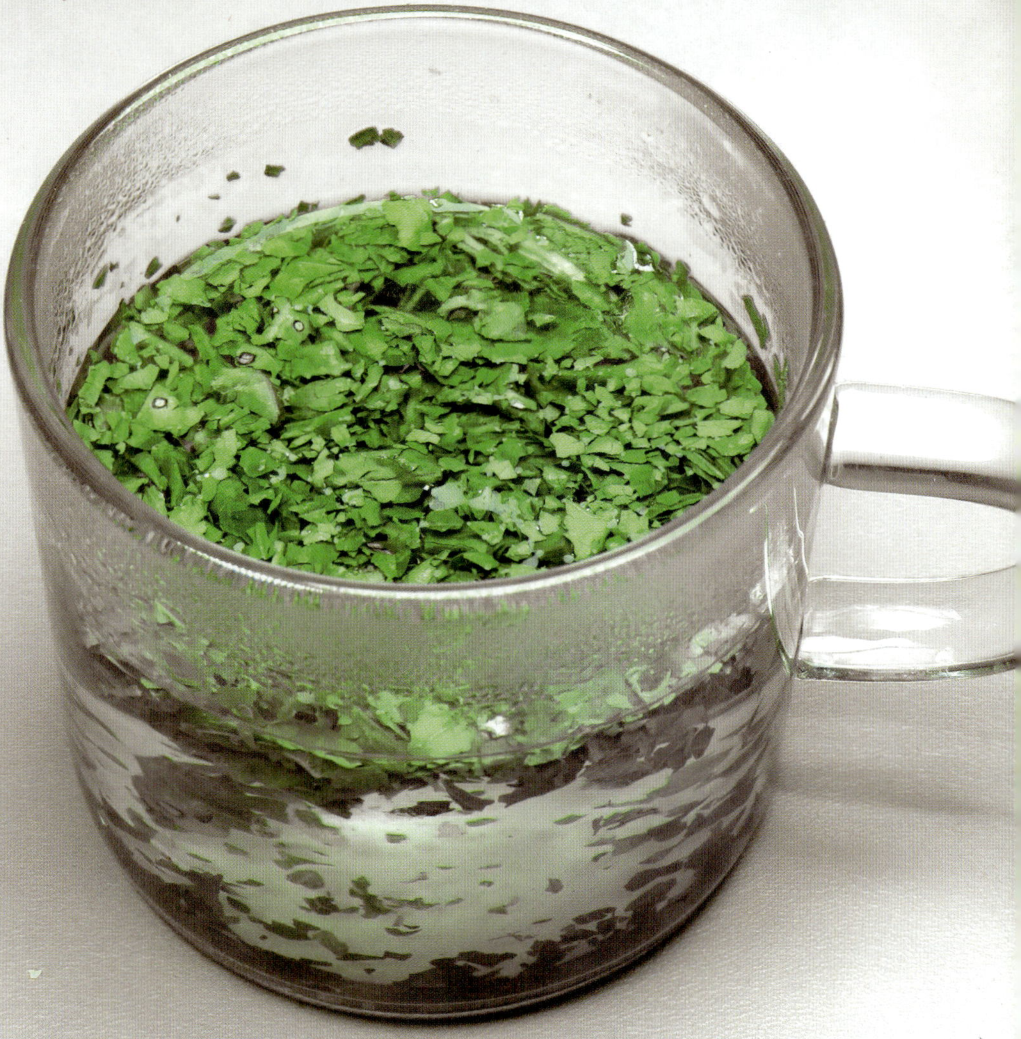

열무 잎차 만들기

열무 잎을 소금물에 데친 후 응달에서 건조시킨 것을 시래기라고 하며 흔히 시래기된장국으로 먹는다. 열무 잎차는 시래기와 같지만 데치지 않고 말려도 나름 괜찮다.

열무 잎차의 맛
그윽한 열무 향의 차를 마실 수 있다. 시래기국하고 조금 비슷한 향이지만 더 마일드하고 고향 느낌이 나는 맛이다.

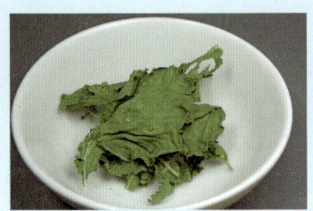

연중 필요할 때 열무나 달랑무를 준비한 후 무는 식용하고 잎만 수거하여 깨끗이 세척한 후 물기를 털어낸다. 그 후 건조시키기 적당한 크기로 잘게 자른다.

뜨거운 물에 잠깐 데친 후 얼음물에 담가 식힌다. 자연에서 건조시킬 경우 응달에서 건조시키되 망사로 덮어준다. 인공적으로 건조시키려면 데칠 필요 없이 식품건조기에 넣고 60도 온도에서 8시간 이상 건조시키는데 수량이 많을수록 건조 시간은 배로 늘어난다.

식품건조기로 충분히 건조시킨 후에도 습기가 남아 있을 수 있으므로 망이나 종이봉투에 담은 뒤 응달에서 다시 한 번 바짝 건조시킨다. 바삭하게 건조시킨 열무 잎을 비닐봉투에 넣고 손으로 비벼서 가루로 만든 후 밀폐 용기에 넣고 건냉암소나 냉동실에 보관한다.

필요할 때마다 1~2스푼을 차로 우려먹는다. 전체적으로 연하지만 그윽한 열무 향의 차를 마실 수 있다.

무의 특징과 영양 성분 백서

01. 무, 열무, 달랑무, 총각무 등의 잎을 침출 차로 만들 수 있다. 열무, 달랑무, 총각무는 별도의 품종이 있는 것이 아니라 무를 개량한 품종이므로 무와 같은 식물로 봐도 무방하다.

02. 무는 종자의 발아 속도가 빠르다. 씨앗을 뿌린 뒤 발아 조건만 맞으면 하루 뒤 싹이 올라오는 경우도 있다.

03. 무의 유사종은 국내의 경우 바닷가에서 자생하는 갯무(for. raphanistroides)가 있다. 해외의 유사종은 유럽의 적색무(Raphanus raphanistrum subsp. sativus), 스페인의 검정무(Raphanus sativus var. niger), 그 외 녹색무가 있다.

04. 무의 잎, 뿌리, 씨앗을 약용한다. 가래, 해수, 기침, 인후통, 이뇨, 부종, 식욕부진, 가슴더부룩, 트림, 소화불량, 설사, 유즙불통, 하기(下氣)의 효능이 있는데 주로 폐나 호흡기 질환, 소화기 질환에 좋다.

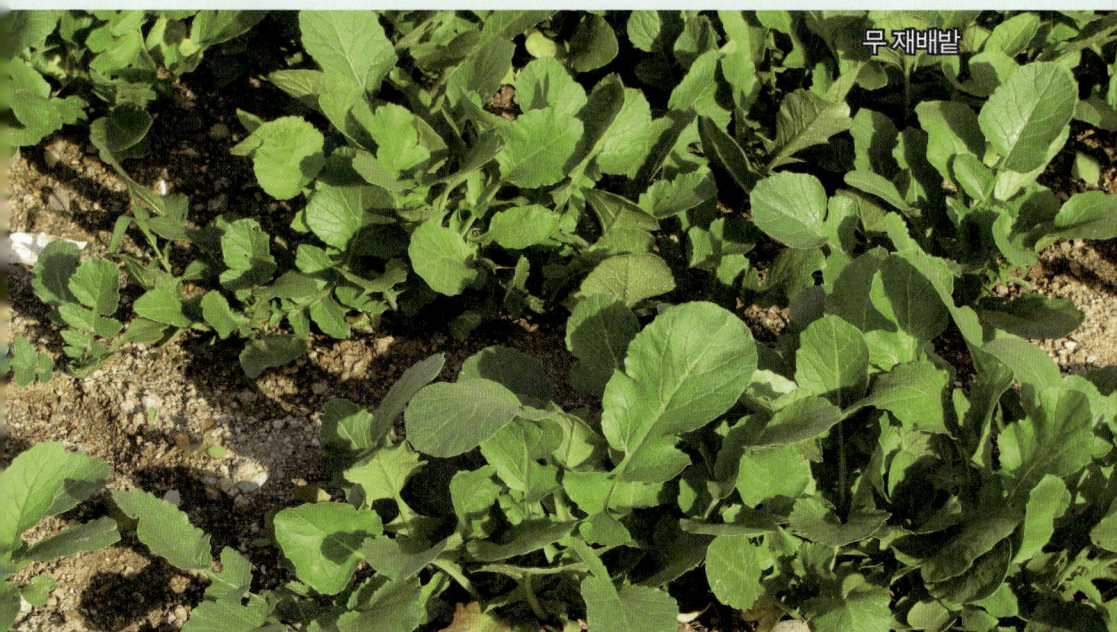

무 재배밭

기침, 산후어혈에 좋은
파 뿌리차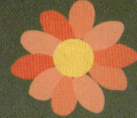

백합과 *Allium fistulosum* 꽃 : 6~7월 높이 : 1m

파 뿌리차는 한방에서 흔히 총백차라고 부르며 기침, 감기에 음용하는 한방차이지만 산후어혈 같은 증세에도 마시면 좋다.

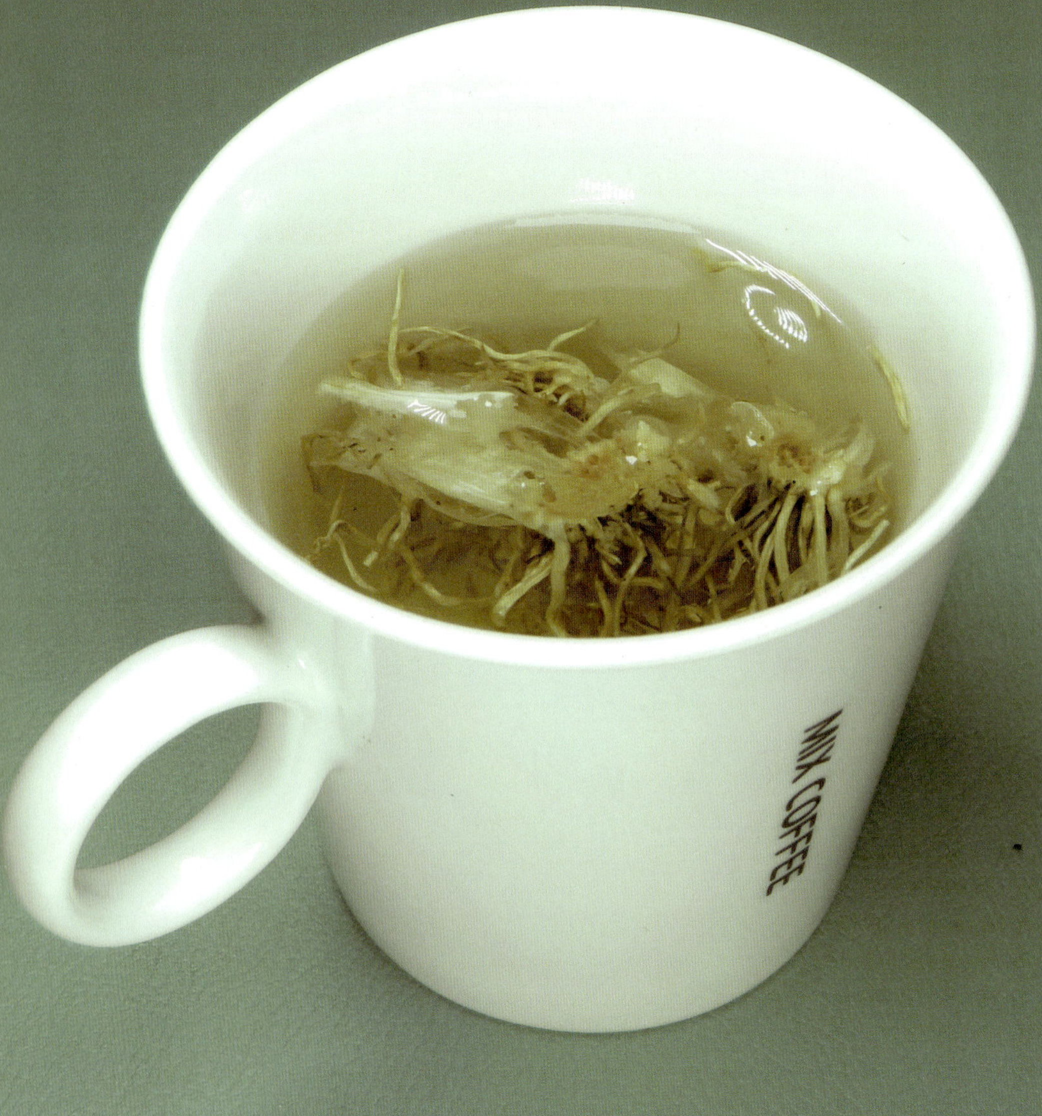

파 뿌리차 만들기

파 뿌리차는 말 그대로 대파 맛을 가진 침출 차이다. 기침, 감기, 몸살 등의 호흡기 질환을 완화할 수 있는 차이다.

파 뿌리차의 맛은?
맵고 진한 대파 향과 대파 맛이 나는 침출 차이다.

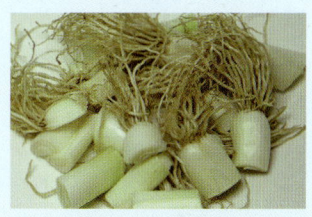

연중 필요할 때 파를 준비한 후 줄기 밑둥의 흰 부분에서 뿌리까지를 잘라서 준비한다. 뿌리 부분을 흙이 없을 때까지 깨끗이 세척한 후 물기를 털어낸다. 그 후 건조시키기 적당한 크기로 가로, 세로 방향으로 자른다.

자연에서 건조시킬 경우 응달에서 건조시키되 날벌레가 꼬이지 않도록 망사로 덮어준다. 인공적으로 건조시키려면 식품건조기에 넣고 60도 온도에서 8시간 이상 건조시키는데 수량이 많을수록 건조 시간은 배로 늘어난다.

바삭하게 건조시킨 파 뿌리를 비닐봉투에 넣고 손으로 비벼서 가루로 만든 후 밀폐 용기에 담고 냉동실에 보관한다. 상온 보관시 습기를 흡수하면 변질이 발생하므로 주의한다.

필요할 때마다 파 뿌리 1/2개 분량을 뜨거운 물에 우려먹는다. 맵고 강한 대파 향이 나는 차이다.

파의 특징과 영양 성분 백서

01. 파는 대파와 실파(쪽파)가 있는데 뿌리로 침출 차를 만들려면 가급적 대파 뿌리를 준비한다.
02. 파는 양파의 유사종이지만 양파와 달리 알뿌리(전구)를 만들지 않는다.
03. 파는 영어로 '웨일스 양파' 또는 '수프링 양파'라고 부른다. 이때 웨일스(Welsh)는 웨일스 지방을 뜻하는 것이 아니라 '외래에서 전래된'을 뜻한다.
04. 파를 즐겨 먹는 나라는 한중일 3국과 동남아시아 일원이다. 해외는 주로 샐러드 따위에 넣어 먹는다.
05. 파 침출 차는 파의 밑둥의 흰색 부분에서 실뿌리까지 함께 채취해서 만든다.
06. 파의 뿌리는 '총백'이라 부르며 약용한다. 주요 효능은 거풍, 기침, 감기, 두통, 발한, 해독, 부종, 중풍, 산후어혈, 해독, 비출혈, 혈뇨, 종기, 타박상에 좋다.

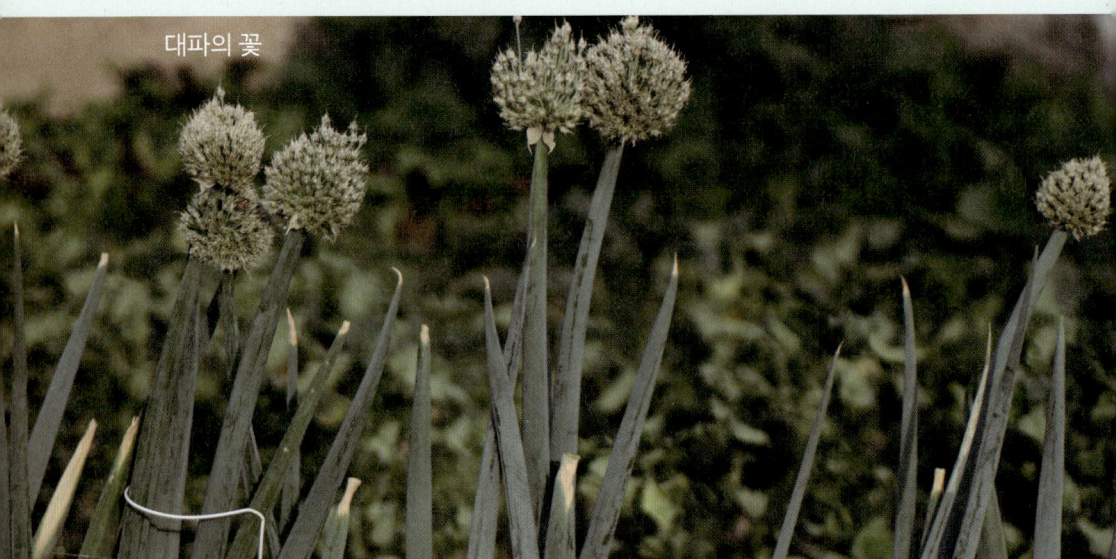

대파의 꽃

노화예방, 혈액순환에 좋은
양파차

백합과 *Allium cepa* 꽃 : 8~9월 길이 : 50cm

양파의 근연종은 샬롯, 리크, 마늘, 염교, 차이브, 부추, 파 등이 있고 모두 뿌리를 잘 세척한 후 건조시켜 침출 차로 음용할 수 있다.

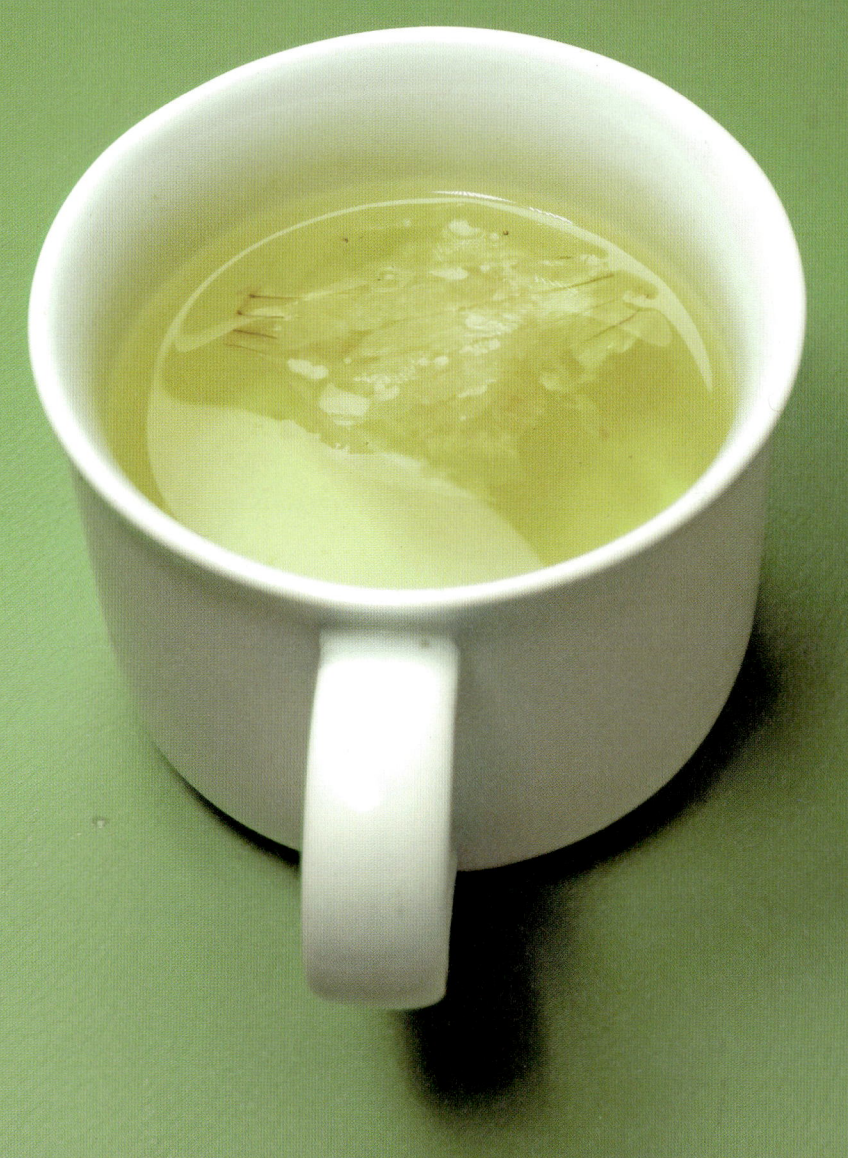

양파차(건양파차) 만들기

양파를 건조시킨 것을 차로 우려마신다. 양파 겉껍질에 영양 성분이 더 많으므로 흙을 깨끗이 제거한 뒤 껍질까지 침출 차의 재료로 사용해 보자.

양파차의 맛
그윽한 양파 맛이 나는 차이므로 기침 감기에 좋은 약이라고 생각하고 음용한다.

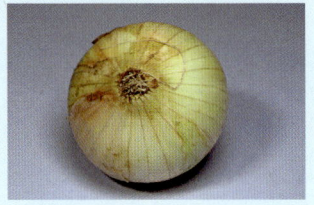

필요할 때 양파를 구입해 준비한다. 흙먼지를 털어낸 후 가급적 겉껍질을 최소한 탈거한다. 두께 0.5cm의 링 모양으로 슬라이스한다.

자연에서 건조시킬 경우 그늘에서 건조시키되 날벌레들이 꼬이지 않도록 망사로 덮어준다. 인공적으로 건조시키려면 식품건조기에 넣고 60~70도 온도에서 12시간 이상 건조시키는데 수량이 많을수록 건조 시간은 배로 늘어난다.

식품건조기로 건조시킨 경우 수분이 잔존하고 있을 수 있으므로 이번에는 햇볕에서 다시 한 번 건조시킨다. 슬라이스 조각을 그대로 차로 우려내어도 무방하지만 글라인더로 분쇄해 분말을 만드는 것도 좋다. 분쇄한 양파는 밀폐 용기에 담고 냉동실에 보관한다.

필요할 때마다 티스푼으로 1~2스푼씩 뜨거운 물에 타 마시거나 다른 음료에 설탕 대용으로 넣어 마신다. 약간의 단맛이 난다.

양파의 특징과 영양 성분 백서

01. 양파는 보통 Allium cepa 품종을 말하는데 전세계적으로 재배하고 있어 원래의 고유 자생지가 어디인지는 알려지지 않고 있다. 그러나 재배 역사를 참조하여 서아시아~동아시아 벨트를 양파의 원산지로 보기도 한다.

02. 미국에 양파가 보급된 것은 스페인의 신대륙 발견 이후 정착민에 의해서였으므로 미국이나 남미인들이 양파를 먹기 시작한 것은 고작 300~400년 전부터였다

03. 양파는 품종에 따라 흰색, 갈색, 보라색 양파가 있다.

04. 양파를 자를 때 눈물이 나오는 이유는 양파에 함유된 syn-propanethial-S-Oxide 화학물 때문이다. 이 기체가 뉴런을 자극하면 이것을 씻어내기 위해 눈물샘이 작동하는 것이다. 눈물을 방지하려면 물 속이나 흐르는 물에서 양파를 자른다.

05. 서기 100년경 로마에서는 양파를 안구 질환, 불면증 해소, 치통, 요통, 이질에 약용하였다. 민간에서는 칼로 베인 상처와 질염에 양파 즙을 발랐다. 양파에 함유된 퀘르세틴 성분은 항염, 항고혈압, 혈관 청소 효능이 있어 혈액순환과 노화예방에 좋다.

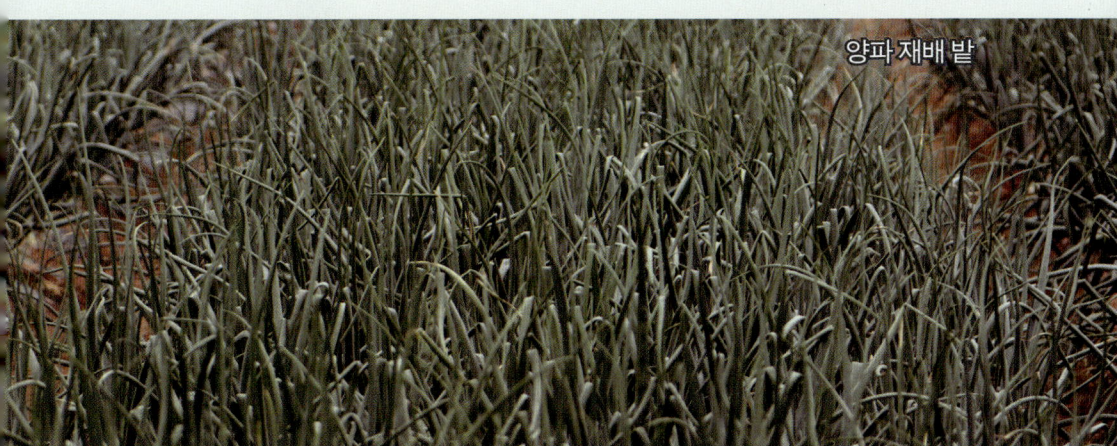

양파 재배 밭

Part 4
과일차·분말차 만들기

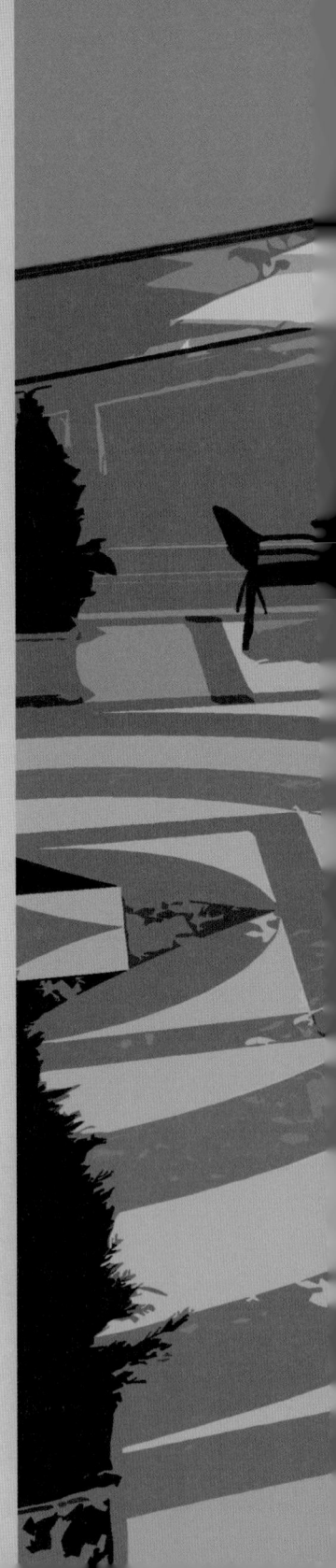

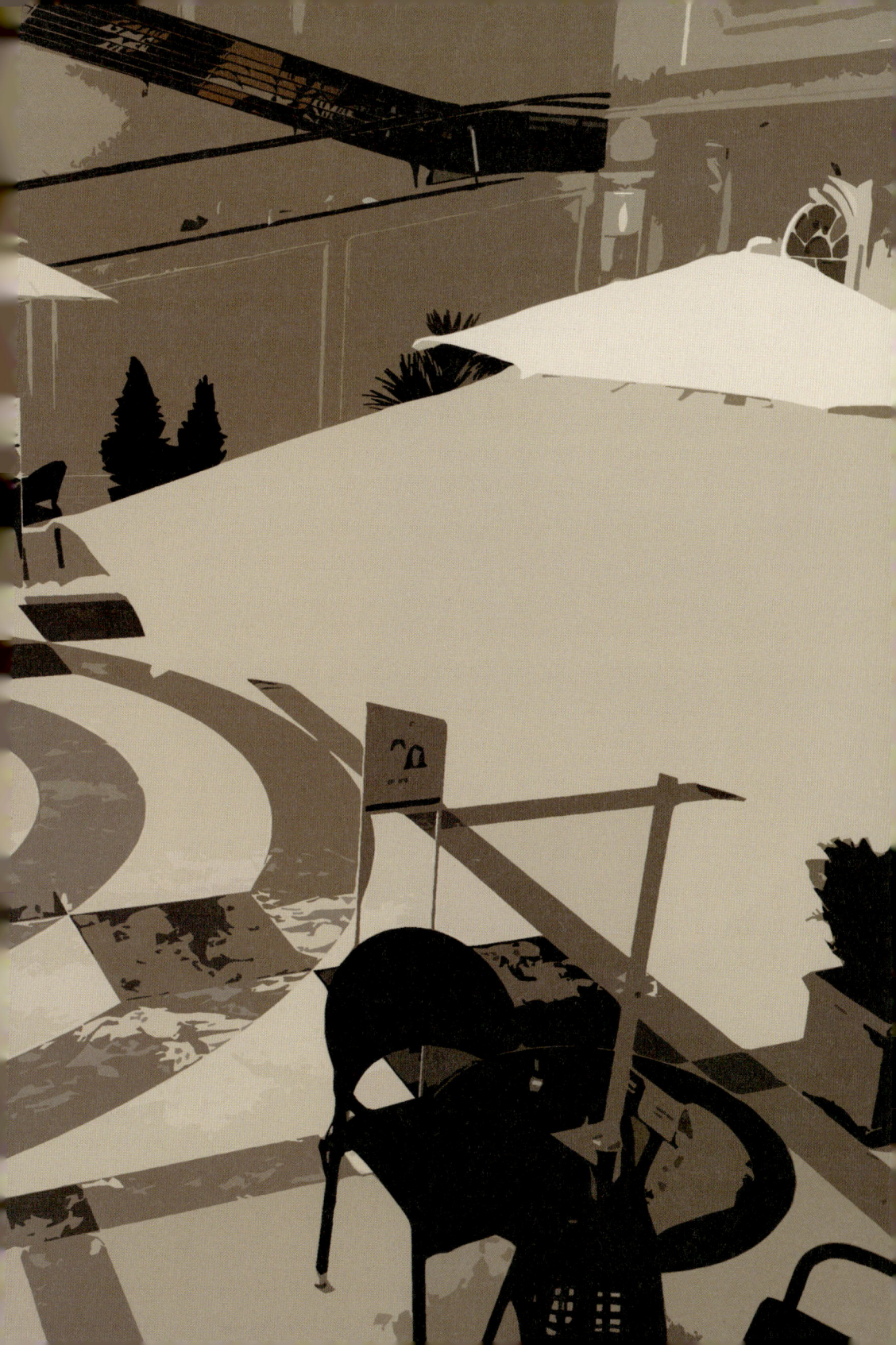

고지혈증에 좋은
진피차 (귤 껍질차)

운향과   *Citrus unshiu*   꽃 : 6~7월   높이 : 2~5m

진피차는 귤의 껍질을 말린 뒤 차로 마시는 것을 말한다. 비타민 C가 풍부해 감기 예방에 효능이 있다.

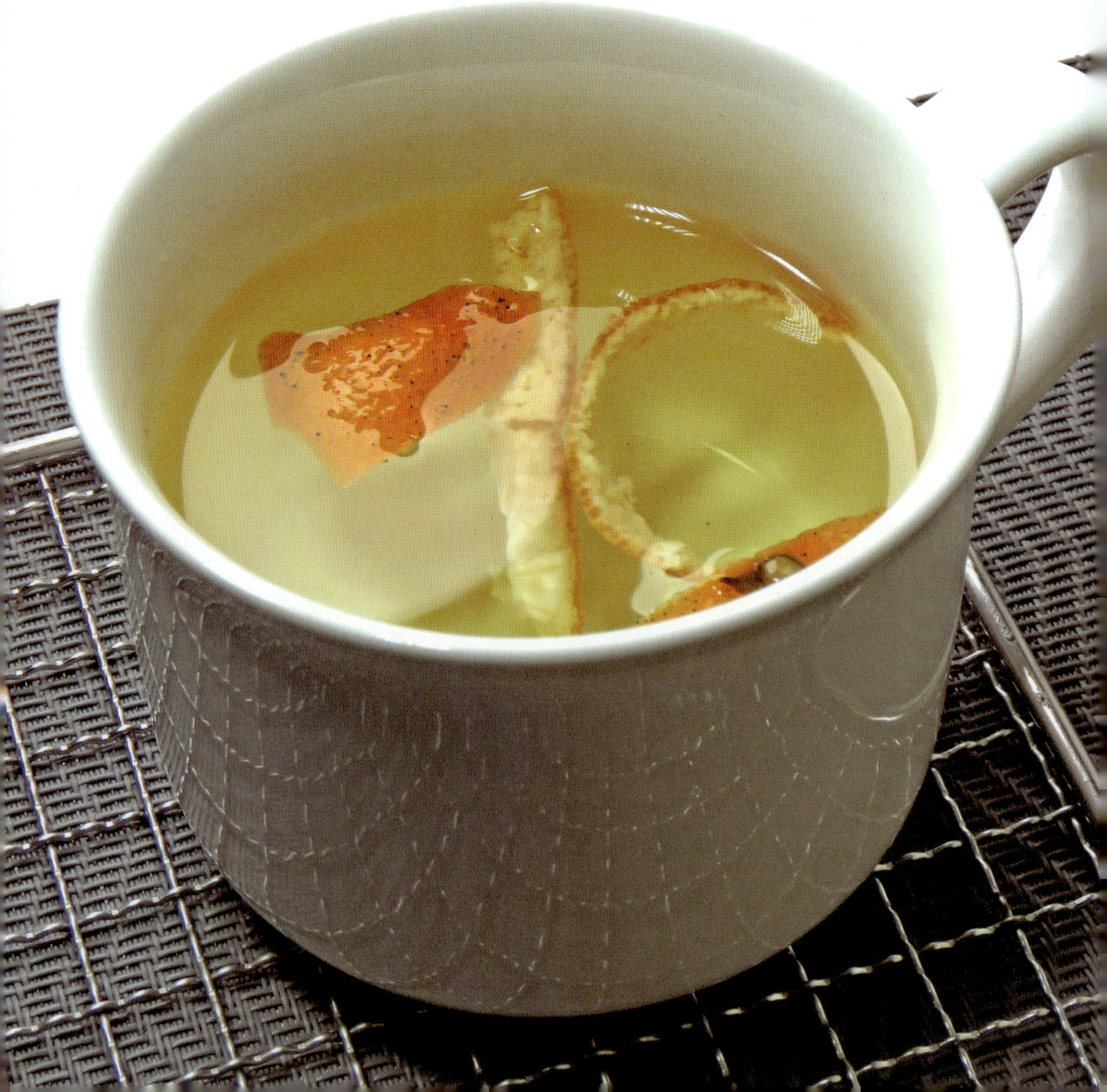

진피차 만들기

 귤 껍질로 만든 진피차는 예로부터 감기 몸살, 동맥경화, 해독에 좋은 차로 알려져 있다.

진피차의 맛
은은한 귤 향기와 함께 시큼한 귤 맛이 난다. 녹차류와 혼합한 혼합차 형태로도 마실 수 있다.

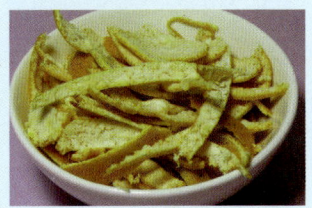

시중에 귤 열매가 출하되면 구입해 준비한다. 깨끗이 세척한 후 알맹이는 식용하고 껍질을 모은 뒤 작은 크기로 잘라준다.

자연에서 건조시킬 경우 햇볕에서 건조시키되 날벌레들이 꼬이지 않도록 망사로 덮어준다. 또는 식품건조기에 넣고 50~60도 온도에서 24시간 건조시키는데 수량이 많을수록 건조 시간은 배로 늘어난다.

식품건조기로 건조시킨 경우 습기가 남아 있을 수 있으므로 햇볕에 한 번 더 바짝 건조시킨다. 바싹하게 건조된 껍질을 밀폐 용기에 넣고 냉동실에 보관한다.

필요할 때마다 귤 껍질 몇 조각을 뜨거운 물에 우려마시거나 주전자로 끓여 마신다.

귤의 특징과 영양 성분 백서

01. 자연종 귤나무는 인도, 중국, 동남아 열대지역이 원산지이다.
02. 귤나무는 자연종인 밀감나무 등을 개량한 개량종 품종이다.
03. 귤과 오렌지는 엄연히 다른 품종이다. 오렌지는 일반적으로 당귤나무 열매이거나 당귤나무의 개량종 품종을 말한다.
04. 탱자는 귤과 비슷하지만 매우 쓰기 때문에 식용에는 적합하지 않고 약용 목적으로 사용한다.
05. 귤나무는 뿌리를 포함한 지상부 전체를 약용할 수 있다. 주요 효능으로는 기의 흐름을 원활하게 하고 지통, 소담, 해수, 유선염, 복통, 가슴답답증, 식체 등인데 주로 기의 흐름을 풀어주는 효능이 있다. 귤에 풍부한 비타민 C는 피부미용, 노화예방, 피로회복, 감기 예방에 좋고 비타민 P는 혈관 질환, 고지혈증, 기억력 개선에 좋다.

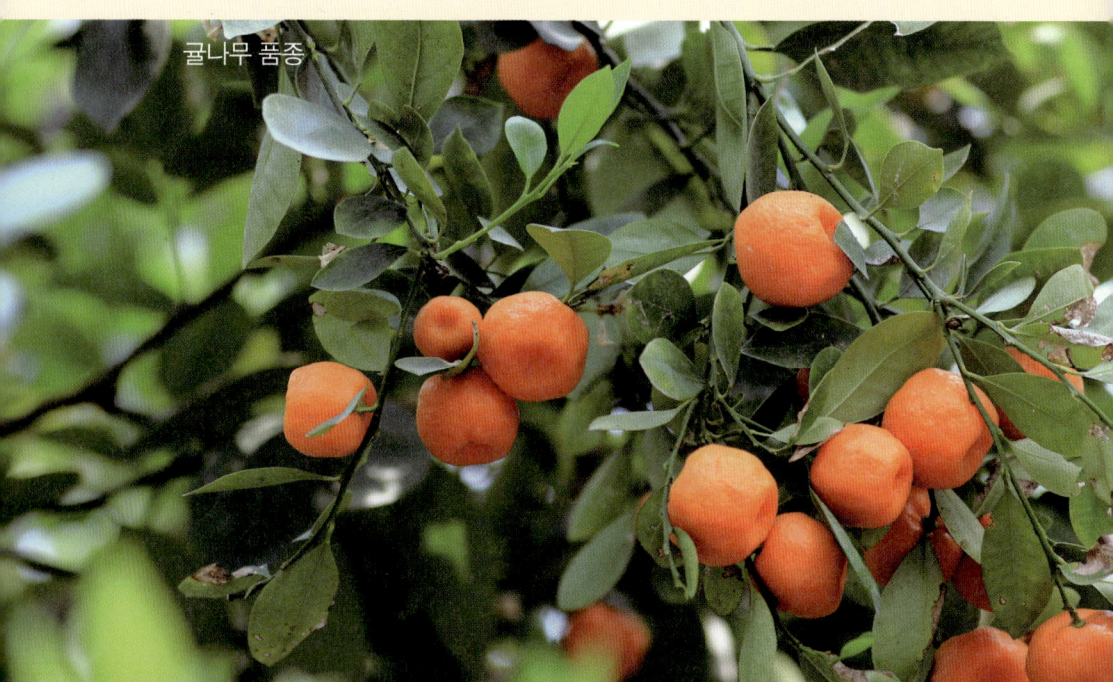

귤나무 품종

노화예방에 좋은
귤차와 오렌지차

운향과 *Citrus unshiu* 꽃 : 6~7월 높이 : 2~5m

귤 껍질로 만든 침출 차가 있는 반면 귤의 속살로도 침출 차를 만들 수 있다. 귤 껍질로 만든 것보다는 더 신맛이 나지만 의외로 괜찮다. 곁에 두고 마실 만한 차이다. 오렌지 알맹이도 차를 만들 수 있다.

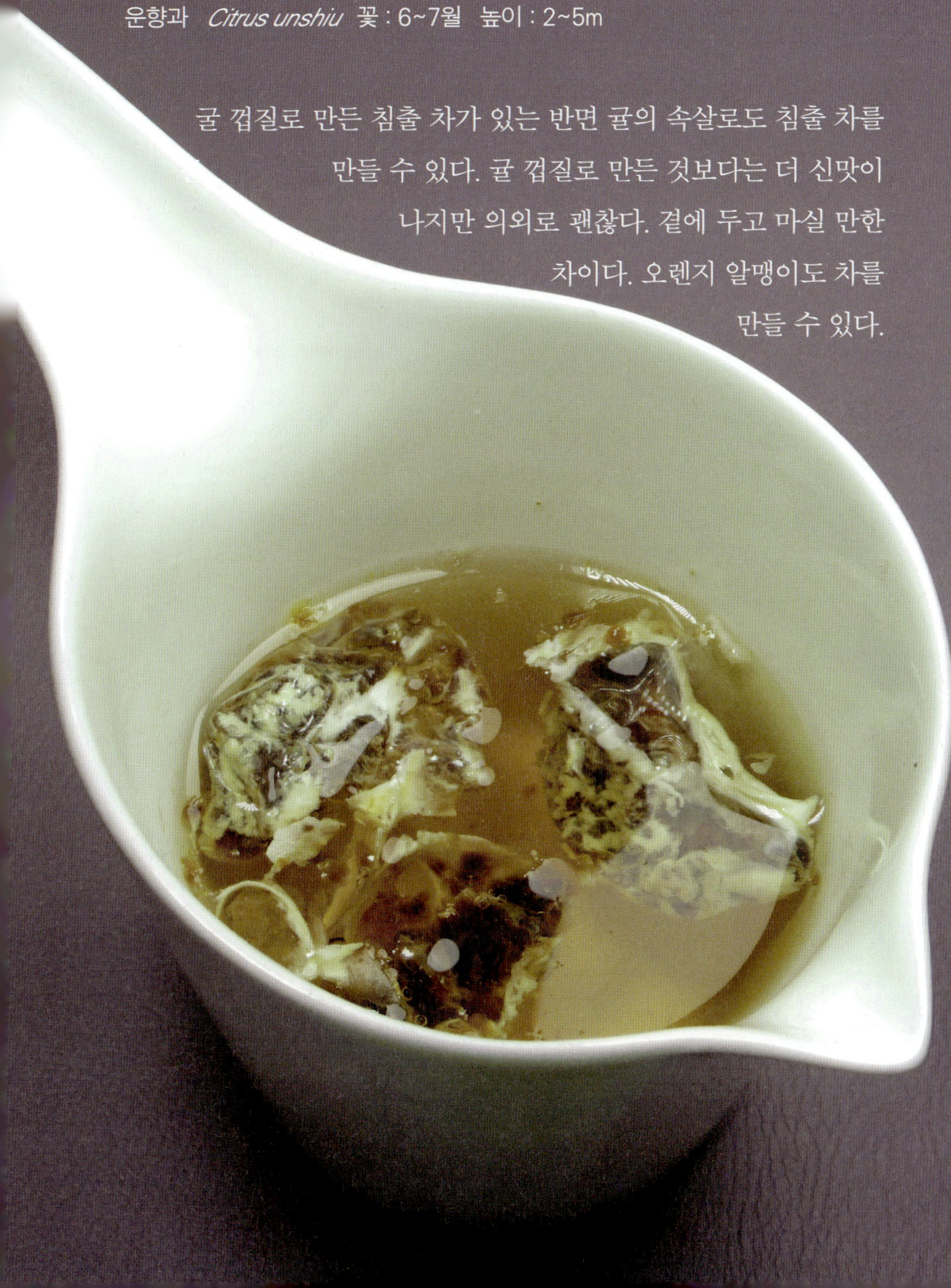

귤차, 오렌지차 만들기

귤차는 진피차와 마찬가지로 귤을 사용해 만든 침출 차이다. 다른 점이 있다면 귤 알맹이로 만든 과일차라는 것이 다르다. 오렌지차도 아래와 같은 과정으로 만들 수 있다.

귤 · 오렌지차의 맛

진피차와 마찬가지로 은은한 귤 향기와 함께 시큼한 귤 맛이 나는 차인데 진피차에 비해 귤맛이 더 진하고 약용 효능은 진피차에 비해 덜하다. (옆 사진은 오렌지 슬라이스를 식품건조기로 건조한 모습)

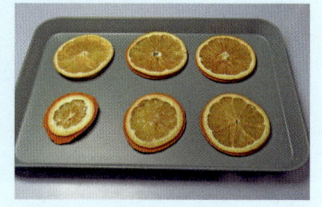

귤이나 오렌지 열매를 구입해 준비한다. 깨끗이 세척한 후 껍질은 버리고 알맹이 육질 부분만 모아둔다. 육질 부분을 작은 크기로 잘라서 준비하거나 열매를 0.5cm 두께로 슬라이스하여 준비한다.

자연에서 건조시킬 경우 햇볕에서 건조시키되 날벌레들이 꼬이지 않도록 망사로 덮어준다. 인공적으로 건조시키려면 식품건조기에 넣고 60~70도 온도에서 24시간 건조시키는데 수량이 많을수록 건조 시간은 배로 늘어난다.

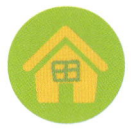
식품건조기로 건조시킨 경우 습기가 남아 있을 수 있으므로 햇볕에 한 번 더 바짝 건조시킨다. 바싹하게 건조된 귤을 밀폐 용기에 넣고 냉동실에 보관한다.

필요할 때마다 귤 또는 오렌지 슬라이스를 뜨거운 물에 우려마시거나 주전자로 끓여 마신다.

해독에 좋은
레몬차 (레몬 과일차)

운향과 *Citrus limon* 꽃 : 5~6월 높이 : 2~6m

미국이나 유럽에서 자생하는 식물로 보이는 레몬은 의외로 아시아의 인도와 중국이 원산지이다. 레몬의 즙은 레모네이드 등의 청량음료의 중요한 재료이지만 가정에서 생선을 재울 때도 사용한다.

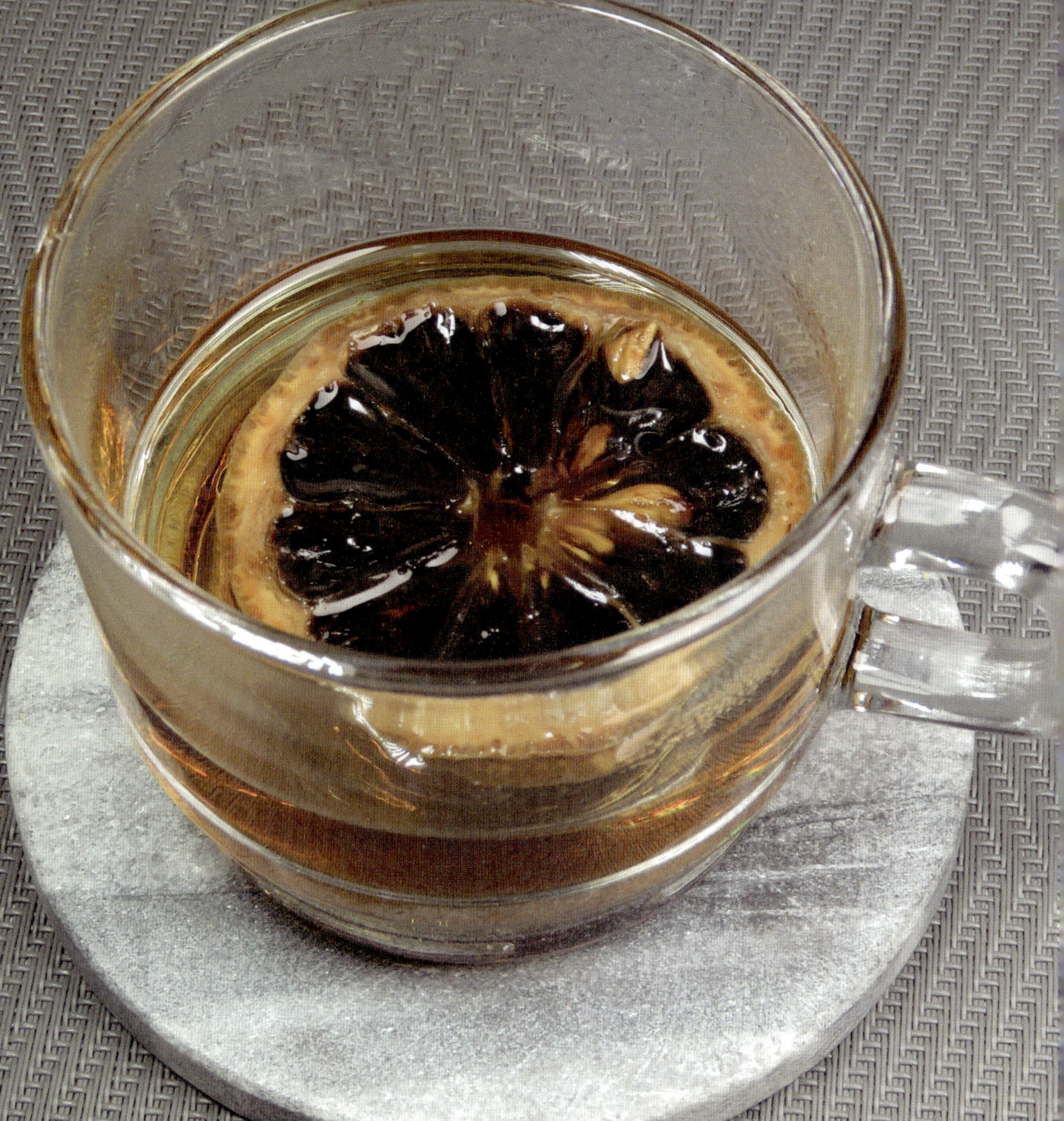

레몬차(레몬 과일차) 만들기

레몬차는 시중에서 구입할 수 있는 레모네이드 분말차와 비슷한 맛이지만 당분이 함유되어 있지 않으므로 본래의 자연산 레몬 맛 침출 차이다.

레몬 과일차의 맛은?
톡 쏘는 상큼한 맛이 난다. 레모네이드처럼 각종 감미료가 추가되지 않은 원시 재료이므로 쓴맛이 조금 강할 수도 있다. 원하는 만큼 당분을 가미해 주어야 한다.

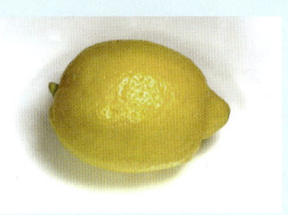

레몬은 농수산시장에서는 거의 사계절 내내 볼 수 있다. 깨끗이 세척한 후 0.5cm 이하 두께로 슬라이스하여 준비한다.

자연에서 건조시킬 경우 햇볕에 건조시키되 날벌레가 꼬이지 않도록 망사로 덮어준다. 인공적으로 건조시키려면 식품건조기에 넣고 70도 온도에서 24시간 이상 건조시키는데 수량이 많을수록 건조 시간은 배로 늘어난다.

바삭하게 건조시킨 레몬 슬라이스는 다른 열매에 비해 상온에서의 보존성이 긴 편이지만 때때로 곰팡이가 생기므로 밀폐 용기에 담은 뒤 냉동실에 보관한다.

필요할 때마다 0.5cm 두께의 슬라이스 한 조각을 컵에 넣고 뜨거운 물에 우려마시되 쓴맛이 있으므로 설탕이나 꿀, 감초 등을 조금 가미해준다. 레모네이드와 비슷한 맛이다.

레몬의 특징과 영양 성분 백서

01. 인도, 동남아시아, 중국에서 자생하는 상록활엽관목이다.
02. 레몬은 과학적으로 분석할 때 오렌지와 유자의 자연 교배종으로 추정된다.
03. 아시아 열대 원산의 레몬은 고대 그리스 로마 때 이 지역으로 전래된 후 유럽으로 전파되었고 1493년경 탐험가 콜럼버스에 의해 레몬 씨앗이 신대륙인 북미대륙에 전파되었다.
04. 레몬 잎은 침출 차의 재료가 되고 열매는 레모네이드 등의 청량음료와 잼, 술, 과자의 재료가 된다. 레몬 즙은 생선의 비린내를 제거할 때 사용한다. 각종 과일 잼을 만들 때 레몬을 첨가하면 상큼한 맛이 보강되기 때문에 레몬은 다른 과일로 잼을 만들 때도 사용한다.
05. 레몬은 노화예방, 피부미용, 피로회복, 혈액순환, 해독에 효능이 있다.

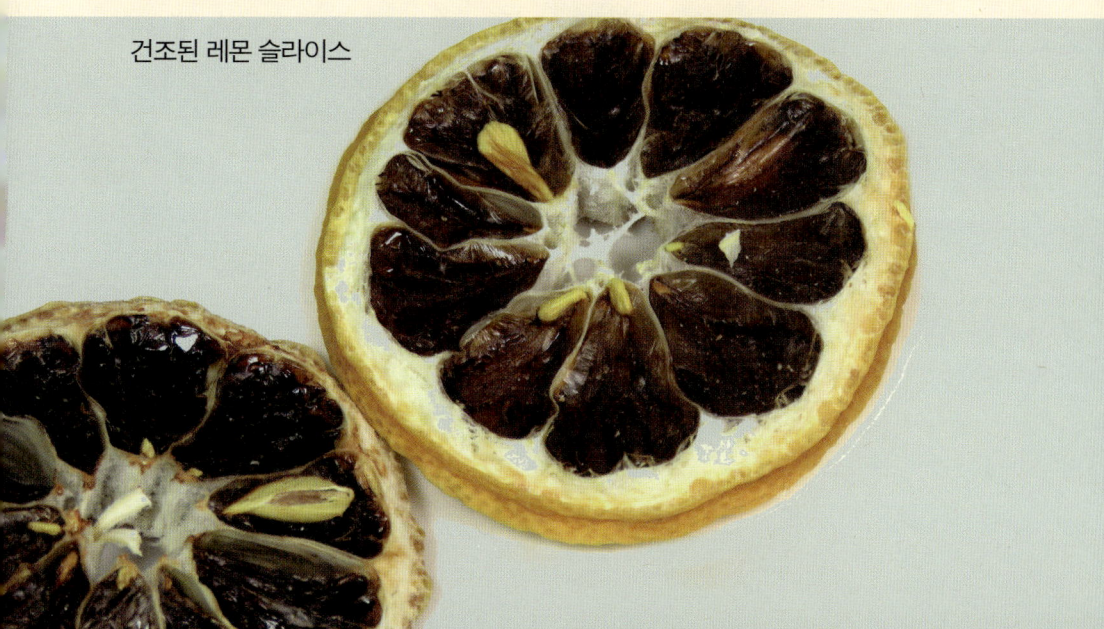

건조된 레몬 슬라이스

피부미용에 좋은
라임차 (라임 과일차)

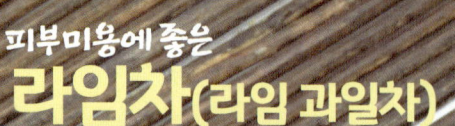

운향과 *Citrus × aurantiifolia* 꽃 : 6~7월 높이 : 2~5m

라임은 신맛을 내는 신라임(Acid Lime), 신맛은 없고 단맛이 나는 단라임(Sweet Lime)으로 나누어진다. 신라임은 야생 귤인 시트론과 미크란타가 자연적으로 교잡한 키라임이 유명하다.

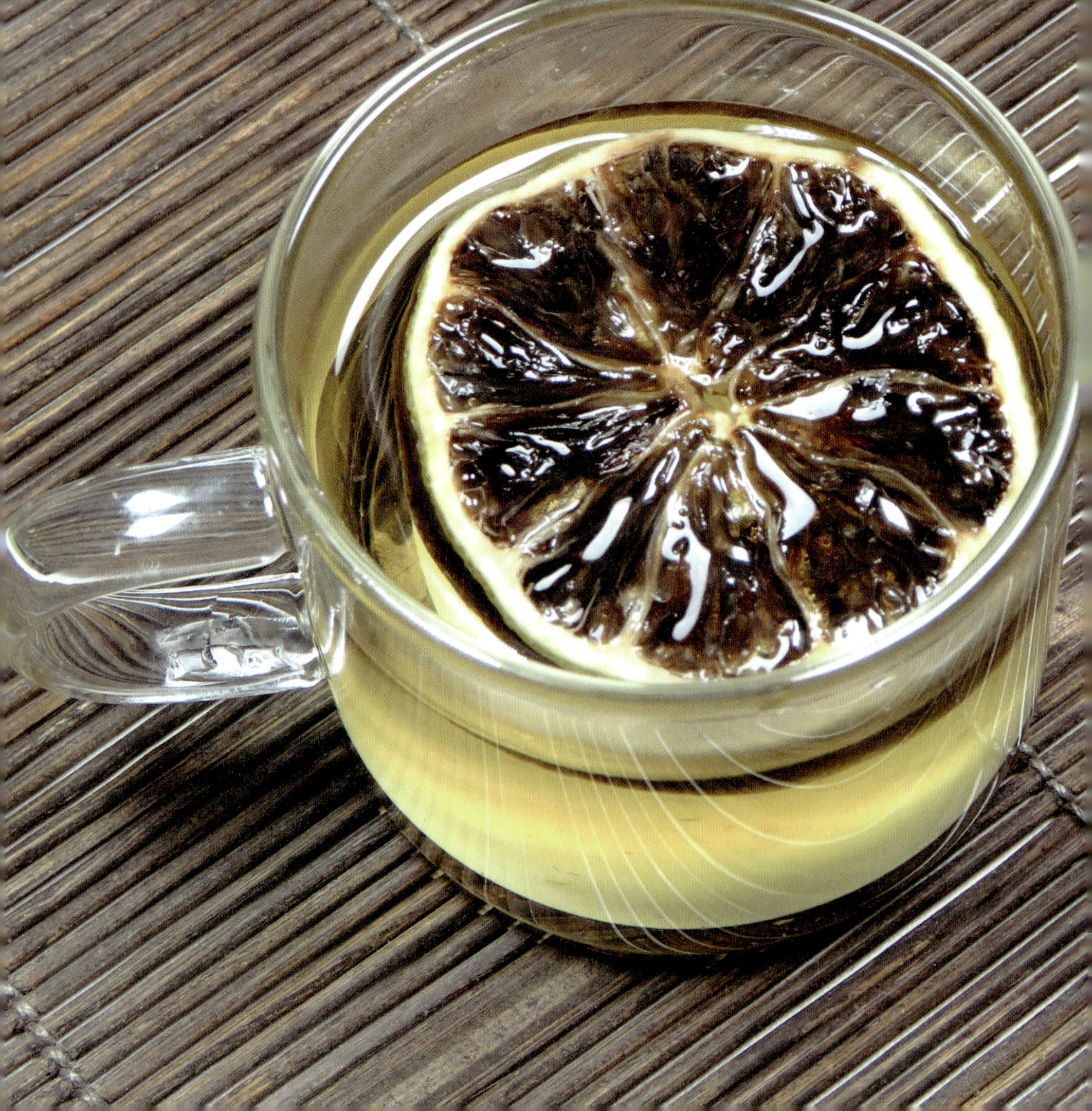

라임차(라임 과일차) 만들기

신라임과 레몬은 서로 비슷한 것 같지만 차의 맛은 닮으면서도 조금 다르다. 산뜻한 맛으로는 레몬차보다는 라임차가 더 괜찮다.

라임 과일차의 맛은?
톡 쏘는 상큼함과 함께 약간 쓴맛이 난다. 생각보다 먹을 만한 과일차이다. 레몬차에 비해 쓴맛이 덜해 더 괜찮은 맛이 나올 수도 있다.

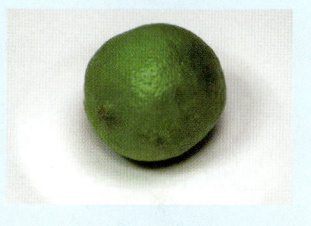

해외에서 수입한 라임은 농수산시장에서는 거의 사계절 동안 볼 수 있다. 깨끗이 세척한 후 0.5cm 이하 두께로 슬라이스하여 준비한다.

자연에서 건조시킬 경우 햇볕에서 건조시키되 날벌레가 꼬이지 않도록 망사로 덮어준다. 인공 건조하려면 식품건조기에 넣고 70도 온도에서 24시간 이상 건조시키는데 수량이 많을수록 건조 시간은 배로 늘어난다.

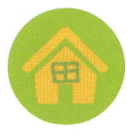
식품건조기로 건조시킨 경우 다시 한 번 햇볕에서 바싹 마르도록 건조시킨다. 물기는 거의 다 빠지고 껍질 비슷한 섬유질만 남게 된다. 레몬이나 라인 같은 시큼한 열매는 다른 열매에 비해 상온에서의 보존성이 긴 편이지만 때때로 곰팡이가 생기므로 가급적 냉동실에 보관한다.

필요할 때마다 0.5cm 두께 한 조각을 컵에 넣고 뜨거운 물에 우려마시되 설탕이나 꿀, 감초 등을 가미해준다. 상큼한 라임 향이 난다.

라임의 특징과 영양 성분 백서

01. 라임의 원산지는 인도~동남아시아 일대이다.
02. 라임은 일반적으로 키 라임(Key lime) 품종을 말하고 그 외에 사막 라임이나 페르시아 라임도 포함한다.
03. 라임은 레몬에 비해 당분과 신맛이 더 많기 때문에 쓴맛은 레몬에 비해 덜하다. 실제 과일차를 만들어 비교하면 레몬차에 비해 라임차가 쓴맛이 덜하기 때문에 마실 때 부담이 덜하다.
04. 라임은 과일의 식용이 어려운 편이기 때문에 대개 요리나 술에 첨가해 먹게 되는데 특히 알코올 음료와 잘 어울린다.
05. 중동지역에서는 라임 열매를 통째로 햇볕에 완전히 건조시킨 것을 블랙 라임이라 부르며 음식에서 신맛을 내는 향신료로 사용한다.
06. 라임은 소화불량, 설사에 효능이 있고 구토, 노화예방, 피부미용에도 좋다.

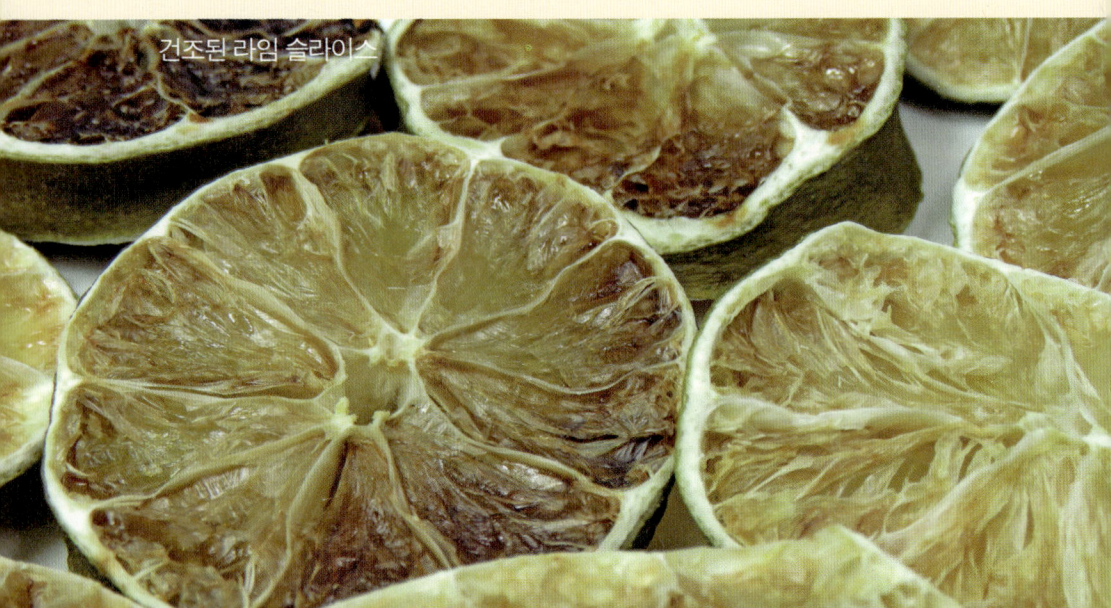

건조된 라임 슬라이스

카리브해가 만든 맛있는 과일차
자몽차(자몽 과일차)

운향과   *Citrus × paradisi*   꽃 : 6~7월   높이 : 2~5m

운향과의 야생 귤들이 만들어낸 외국산 잡종 품종 중 가장 맛있는 과일은 자몽이다. 그래서 시중에는 자몽을 이용한 온갖 청량음료가 적지 않게 쏟아져 나오고 있는데 자몽을 말린 뒤 우려낸 차도 은은하고 고급스러운 맛을 보여준다.

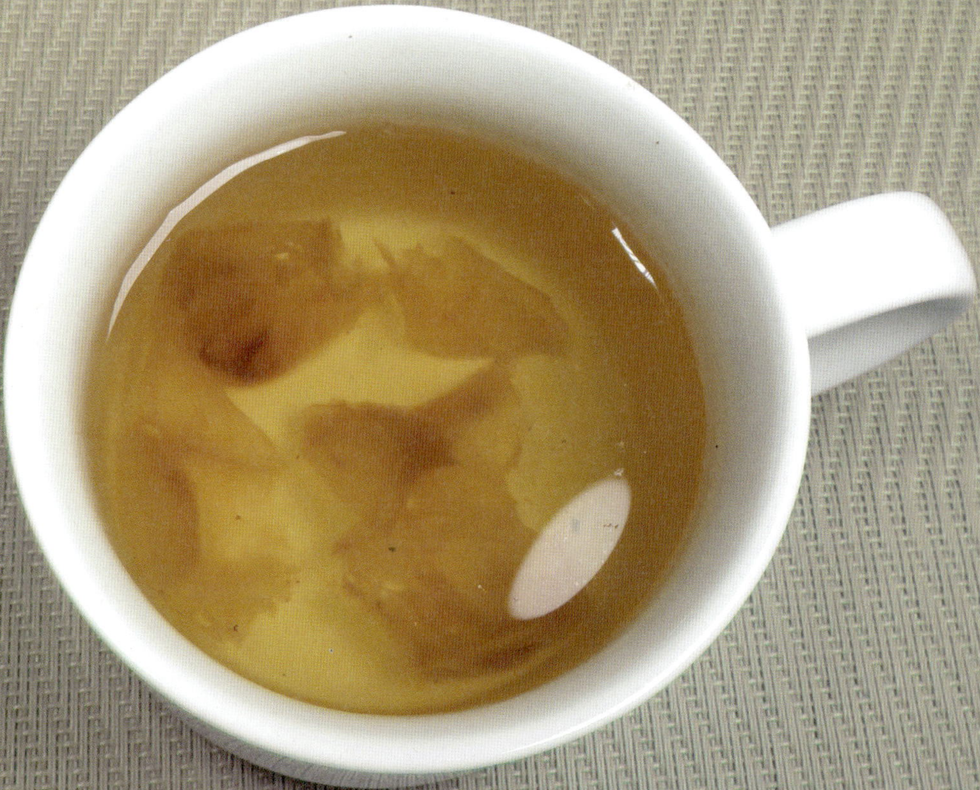

자몽차(자몽 과일차) 만들기

자몽 과일차는 자몽을 0.5cm 이하로 슬라이스한 것을 건조시킨 후 뜨거운 물에 우려마시는 차이다. 열매류는 아무리 잘 건조시켜도 당분 함량이 높으므로 상온 보관시 금방 곰팡이가 생긴다. 반드시 냉동실에 보관한 뒤 필요할 때마다 꺼내 차로 우린다.

자몽차의 맛
연하게 자몽 맛과 단맛이 있다. 손님에게 내놓아도 손색이 없는 과일차이다.

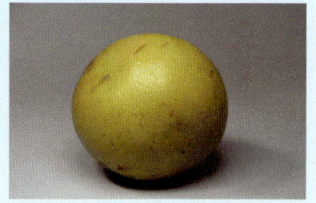

봄~가을이 해외에서 수입한 자몽의 제철이다. 껍질을 벗긴 후 과육 부분만 차로 건조시키는 것이 좋다. 먼저 귤 조각을 나누듯 과육을 개별 조각으로 나눈 뒤 이것을 칼로 2~3조각으로 자른다.

자연에서 건조시킬 경우 햇볕이나 응달에서 건조시키되 날벌레가 꼬이지 않도록 망사로 덮어준다. 또는 식품건조기에 넣고 70도 온도에서 24시간 이상 건조시키는데 수량이 많을수록 건조 시간은 배로 늘어난다.

식품건조기로 건조시킨 경우 다시 한 번 햇볕에서 바싹 마르도록 건조시킨다. 육즙은 다 빠지고 껍질 비슷한 섬유질만 남게 된다. 상온에 보관하면 곰팡이가 생기므로 밀폐 용기에 넣고 냉동실에 보관한다.

필요할 때마다 여러 조각을 컵에 넣고 뜨거운 물에 우려마신다. 은은한 자몽 향과 함께 달달한 맛이 나므로 설탕을 가미하지 않아도 된다.

자몽의 특징과 영양 성분 백서

01. 자몽은 아시아 열대지방에서 전래된 오렌지와 포멜로가 카리브해의 바바도스에서 재배되다가 자연적으로 만들어낸 교배종 과일이다. 이 교배종도 나중에는 과육의 색상이 빨간색, 분홍색, 흰색 품종으로 갈라진다. 국내에서는 과육의 색상이 빨간색인 품종이 많이 보급되고 있다.

02. 바바도스에서 처음 이 식물이 등장한 후 알려지면서 사람들은 금지된 과일나무(Forbidden Fruit Tree)라고 불렀다. 그러나 금지된 과일나무의 열매인 자몽의 맛은 바바도스에서 접할 수 있는 과일 중 가장 맛있었다고 한다.

03. 자몽에는 항암 및 면역력을 개선하고 콜레스테롤 수치를 낮추는 성분이 함유되어 있다. 자몽은 GI 지수가 낮고 플라보이드 성분이 많기 때문에 당뇨 환자도 먹을 수 있는 과일 중 하나이지만 설탕이 가당된 주스 형태로의 섭취는 피해야 한다.

건조된 자몽을 맨손으로 만지면 부패 속도가 빨라지므로 비닐장갑을 끼고 쪼개 놓는다.

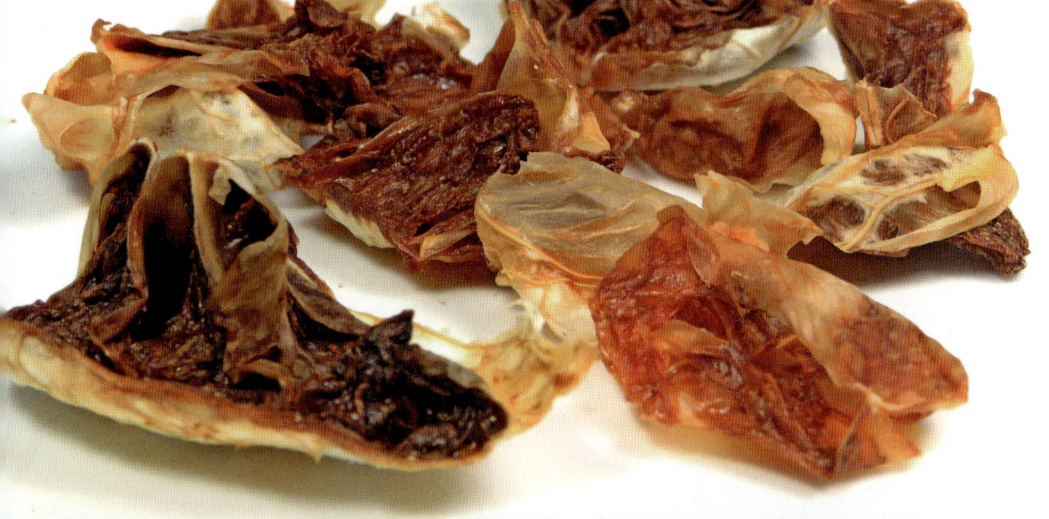

몸이 쑤시고 아플 때는
모과차 (모과 건차)

장미과 *Pseudocydonia sinensis* 꽃 : 4~5월 높이 : 10~18m

모과는 명자나무와 비슷한 마르멜루(유럽 모과)와 중국 모과인 퀸스(아시아 모과)가 있다. 둘 다 육질이 단단해 생식은 어렵다. 보통 잼이나 청을 만들어 차로 마시거나 식품에 사용하는데 건과일로도 맛있는 차가 나온다.

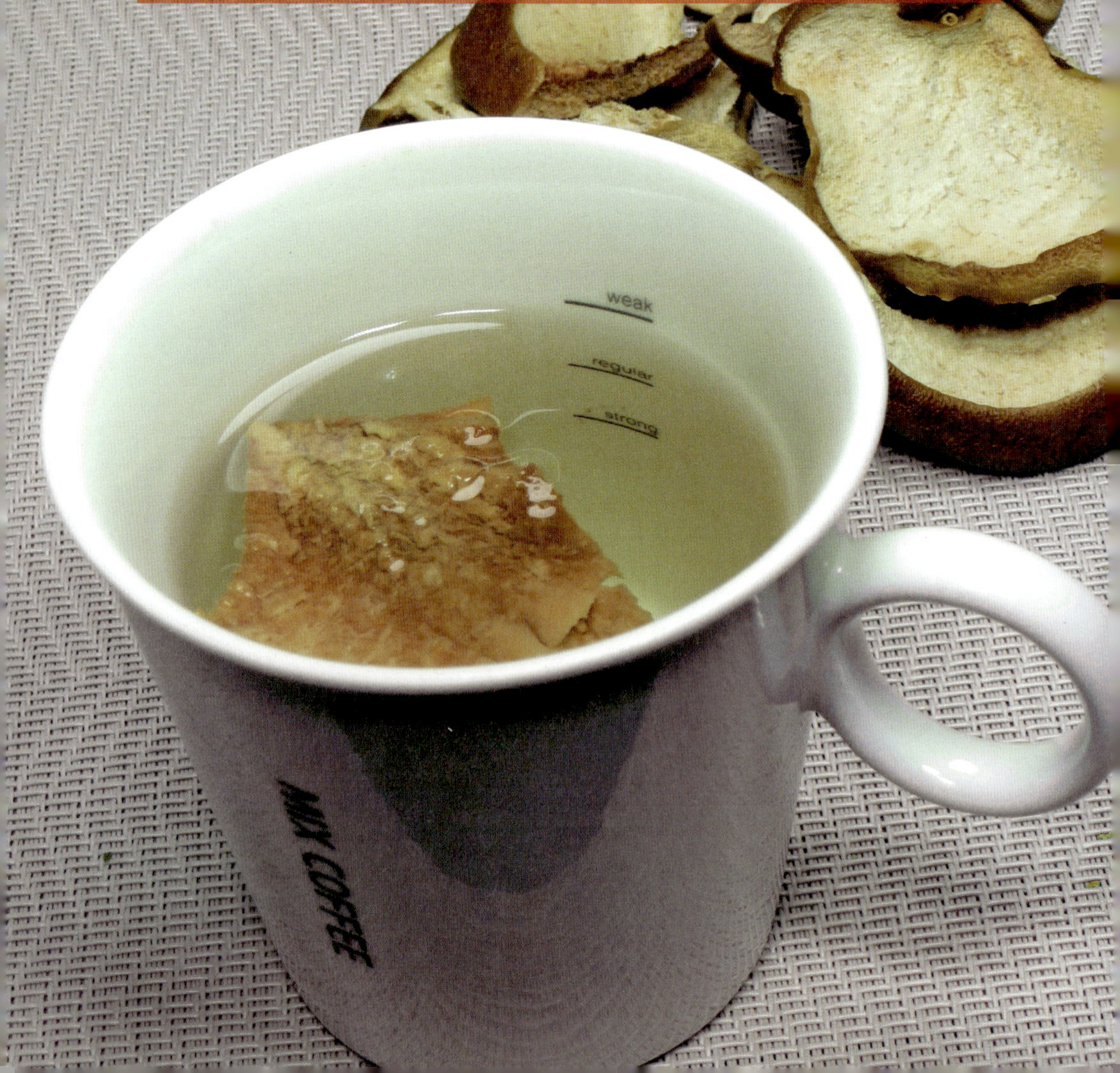

모과차(모과 건차) 만들기

모과차는 보통 설탕 시럽으로 담근 차를 말한다. 이는 당분이 높기 때문에 당뇨 환자에게는 좋지 않은 차이다. 모과 고유의 맛을 즐길 수 있는 당도 낮은 침출 차는 모과 건과일 차가 좋다.

모과 건과일 차의 맛
은은한 모과 향과 함께 시큼한 맛이 난다. 모과에 함유된 당질이 은은하게 느껴지므로 설탕을 첨가하지 않고 편안하게 즐길 수 있는 차이다. 잡맛이 없으므로 많이 만든 후 상시 즐길 수 있는 차이다.

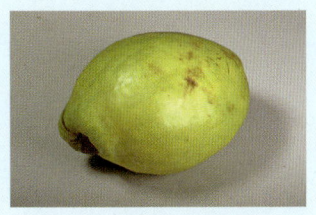

모과의 출하기는 가을~겨울이므로 이때 모과를 구입해 준비한다. 깨끗이 세척한 후 작은 조각으로 슬라이스한다. 조직이 단단한 열매이기 때문에 칼로 자를 때 손가락이 다치지 않도록 조심한다.

자연에서 건조시킬 경우 햇볕에 건조시키되 날벌레들이 꼬이지 않도록 망사로 덮어준다. 또는 식품건조기에 넣고 70~80도 온도에서 24시간 건조시키는데 수량이 많을수록 건조 시간은 배로 늘어난다.

식품건조기로 건조시킨 경우 습기가 남아 있을 수 있으므로 햇볕에 한 번 더 바짝 건조시킨다. 모과 슬라이스는 차로 우릴 때 맛이 늦게 스며 나오기 때문에 주전자에 넣고 끓여먹는다. 만일 커피처럼 타서 먹으려면 모과 슬라이스를 글라인더로 갈아서 분말로 만든 후 냉동실에 보관한다.

필요할 때마다 모과 분말을 1~2스푼씩 우려마신다. 모과 슬라이스 조각은 주전자에 넣고 끓여 마신다.

모과나무의 특징과 영양 성분 백서

01. 모과나무는 중국에서 전래된 낙엽할엽교목이다.
02. 모과 열매의 생약명은 '목과(木瓜)'인데 이는 나무에서 열린 박 모양 열매라는 뜻이다. 나무 이름은 이 생약명에서 유래되었다.
03. 모과 열매는 과육이 생각보다 치밀하기 때문에 거의 목재처럼 단단하다. 서리를 지나면 열매의 신맛이 적어지고 육질도 조금 부드러워진다.
04. 모과 열매는 모과청이나 모과차로 섭취할 수 있다. 건조시킨 모과 꽃은 꽃차로 즐길 수 있지만 생각보다 맛있는 차는 아니다.
05. 모과나무의 유사종은 모과나무처럼 단단한 열매가 열리는 명자나무(산당화, *Chaenomeles speciosa*)가 있다.
06. 모과나무는 열매를 약용한다. 담을 삭히고, 쑤시고 아픈 몸, 구토 증상, 이질에 효능이 있다.

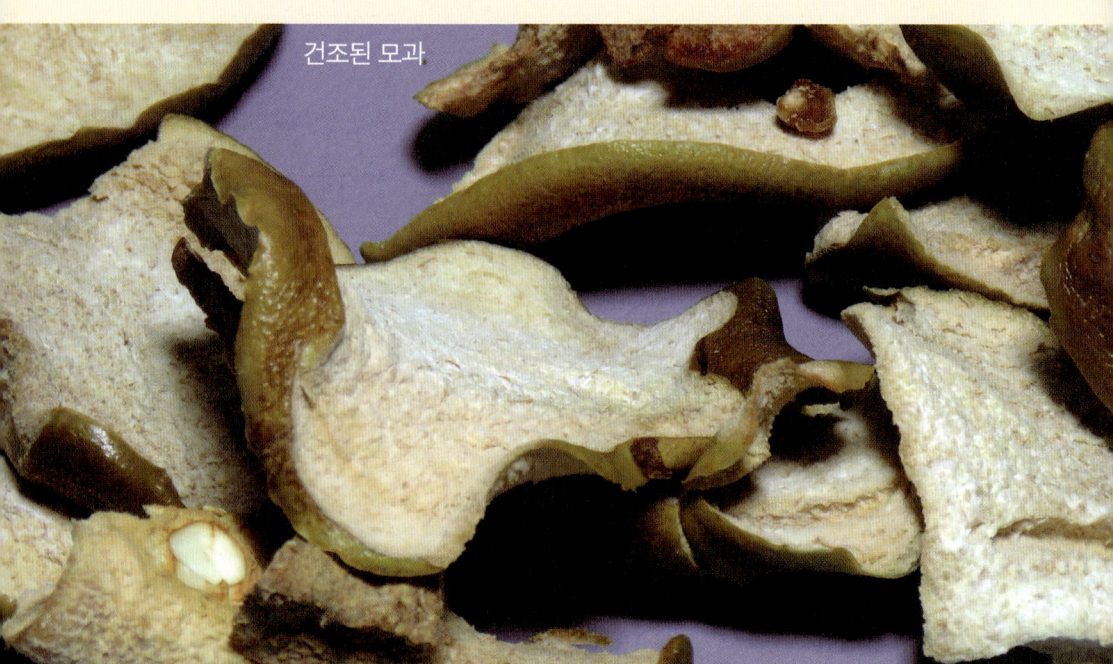

건조된 모과

몸을 보신하는 차
산딸기, 복분자 열매차
장미과   *Rubus crataegifolius*   꽃 : 5~6월   높이 : 1.5~2m

산딸기는 산딸기 품종을 말하기도 하지만 산과 들에서 자생하는 야생 딸기류를 총칭하기도 한다. 우리나라는 다양한 야생 딸기가 자생하지만 열매를 모두 같은 산딸기로 취급해 식용하거나 약용한다.

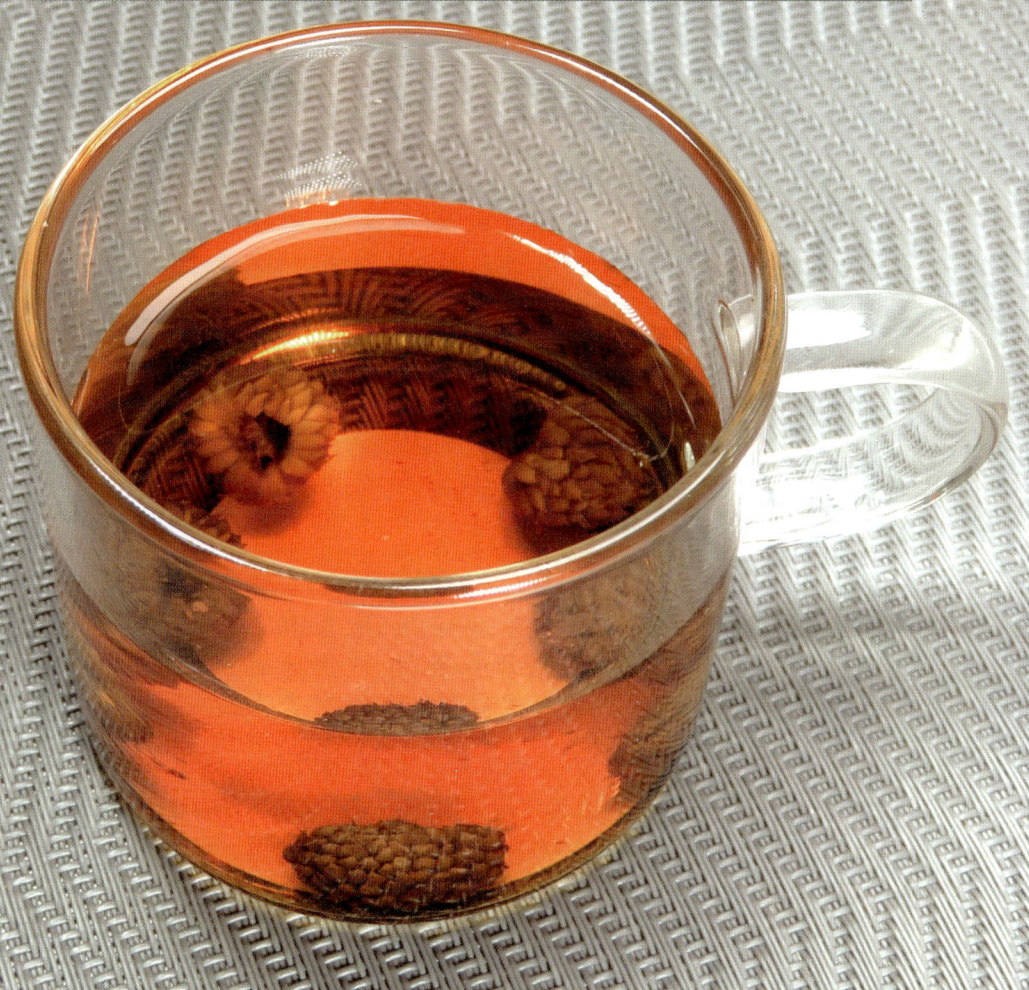

산딸기차, 복분자차(열매차) 만들기

건조시킨 산딸기나 복분자 열매차는 뜨거운 물에 잘 우려지지 않는다. 그러므로 60% 정도 건조한 것을 주전자에 넣고 끓여 마시거나, 또는 완전 건조한 재료를 분말로 다시 분쇄하는 작업이 필요하다.

산딸기, 복분자 열매차의 맛
연하게 딸기 향이 나고 은은하게 단맛이 난다. 단맛이 부족하므로 꿀이나 설탕 또는 감초를 가미해 마신다.
뽕나무 열매인 오디도 이와 같은 방식으로 분말 차를 만들 수 있다.

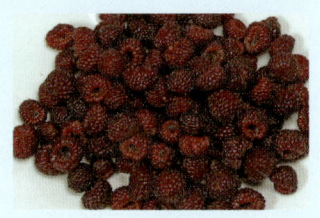

초여름이 산딸기와 복분자 열매의 제철이다. 통상 과일 농산물시장에서 이 시기에 구입할 수 있다. 깨끗이 세척하여 물기를 빼낸 뒤 자잘한 크기로 자른다.

자연에서 건조시킬 경우 햇볕에 건조시키되 날벌레가 꼬이지 않도록 망사로 덮어준다. 또는 식품건조기에 넣고 60~70도 온도에서 24시간 이상 건조시키는데 수량이 많을수록 건조 시간은 배로 늘어난다.

식품건조기로 건조시킨 경우 햇볕에 바싹 마르도록 한 번 더 건조시킨 후 글라인더로 분쇄해 분말을 만든다. 당분 함량이 높은 과일 분말은 상온에서 보관시 곰팡이가 생기므로 반드시 냉동실에 보관한다.

필요할 때마다 2~3티스푼을 넣고 뜨거운 물을 부어서 마신다. 기호에 따라 설탕, 꿀, 감초를 조금 가미한다. 과일의 경우 보통 60% 건조시키면 말랑말랑하고 쫀득한 상태가 되는데 이것을 주전자에 넣고 푹 달인 차를 마셔도 맛있다.

산딸기, 복분자의 특징과 영양 성분 백서

01. 산딸기와 복분자는 동아시아 일원에서는 자생하는 낙엽활엽관목이다.

02. 유럽에도 토종 산딸기가 있는데 보통 라즈베리라고 부른다. 우리나라와 달리 유럽과 미국은 라즈베리 재배산업이 상업적으로 발달해 있다.

03. 라즈베리는 산딸기와 같은 빨간색 열매뿐 아니라 노란색, 보라색, 검은색 열매 품종이 있다. 검은색 열매의 라즈베리는 특별히 블랙 라즈베리라고 부른다. 우리나라의 경우에는 복분자를 검은색으로 익는 산딸기 품종으로 분류할 수도 있다.

04. 산딸기 열매와 복분자의 생약명은 복분자이므로 같은 약으로 취급한다. 보통 미성숙 상태의 청색 열매와 뿌리를 약용한다. 간과 신장을 보하고 눈을 밝게 하고 빈뇨, 허약 증세에 효능이 있을 뿐 아니라 삽정, 축뇨, 유정 같은 비뇨기 계통이 약하거나 정액이 저절로 흐르는 것을 막아주기 때문에 흔히 말해 정력을 증진시키는 효능이 있다. 그 외에 지루, 다루 같은 눈물 분비 과다 증세와 치통에도 효능이 있다.

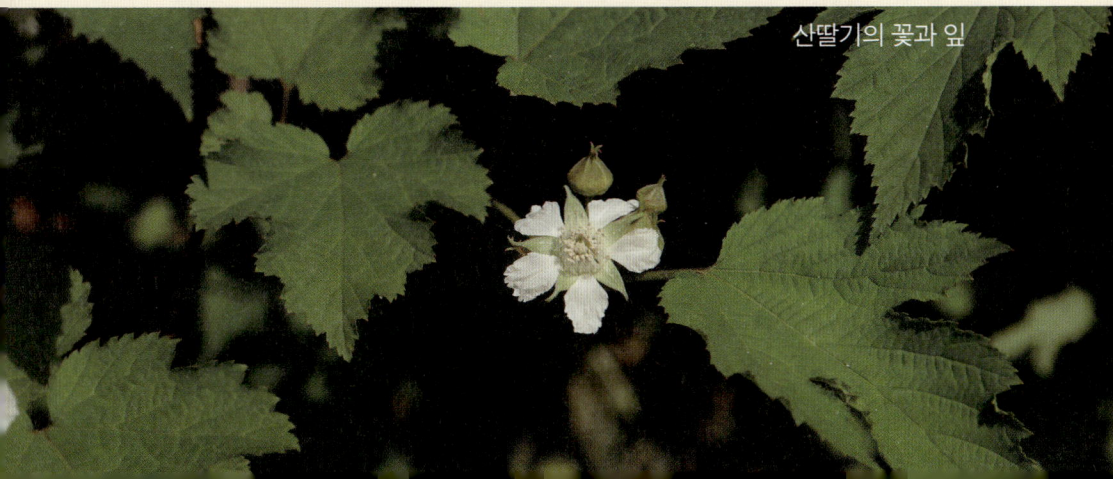

산딸기의 꽃과 잎

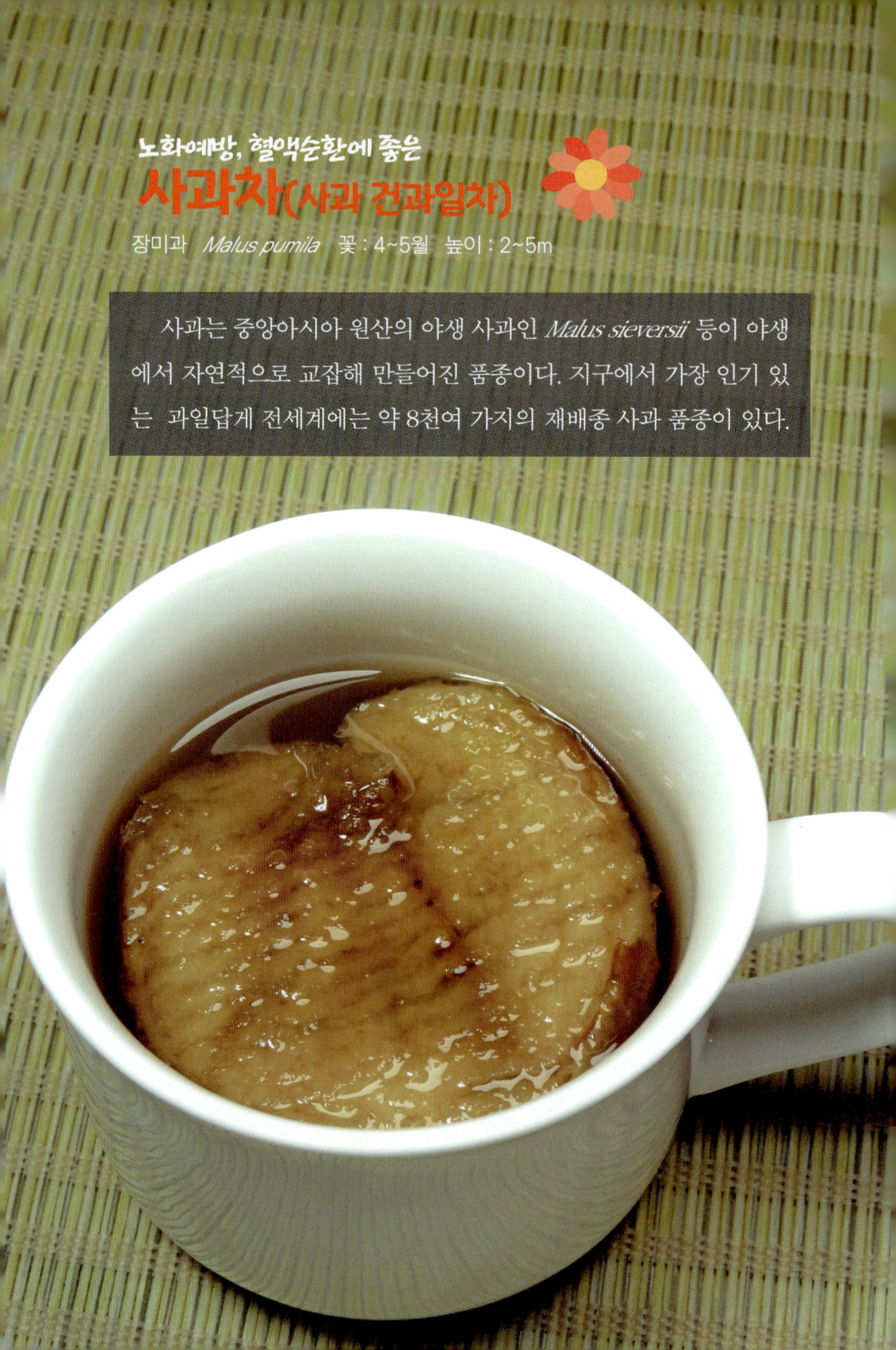

노화예방, 혈액순환에 좋은
사과차 (사과 건과일차)

장미과 *Malus pumila* 꽃 : 4~5월 높이 : 2~5m

사과는 중앙아시아 원산의 야생 사과인 *Malus sieversii* 등이 야생에서 자연적으로 교잡해 만들어진 품종이다. 지구에서 가장 인기 있는 과일답게 전세계에는 약 8천여 가지의 재배종 사과 품종이 있다.

사과차 만들기

사과차는 얇게 슬라이스한 사과를 뜨거운 물에 우려마시는데 비교적 잘 우려나는 편이다. 물론 60% 건조한 것을 주전자에 넣고 끓여 마시거나, 또는 완전 건조시킨 조각을 분말차로 만드는 것도 좋다.

사과차의 맛
사과 향이 나고 은은하게 단맛이 있다.

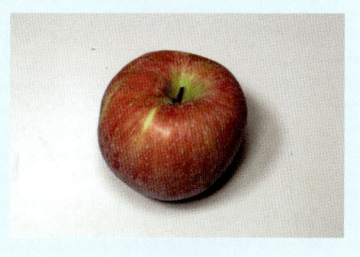

사계절 내내 사과를 구입할 수 있으므로 원하는 만큼 준비한다. 깨끗이 세척한 후 물기를 빼낸 뒤 0.5cm 두께로 슬라이스한다.

자연에서 건조시킬 경우 햇볕에 건조시키되 날벌레가 꼬이지 않도록 망사로 덮어준다. 인공 건조시키려면 식품건조기에 넣고 60~70도 온도에서 24시간 이상 건조시키는데 수량이 많을수록 건조 시간은 배로 늘어난다.

식품건조기로 건조시킨 경우 햇볕에 바싹 마르도록 한 번 더 건조시킨 후 글라인더로 분쇄해 분말을 만든다. 당분 함량이 높은 과일 분말은 상온에서 보관시 곰팡이가 생기므로 반드시 냉동실에 보관한다.

사과 분말을 필요할 때마다 2~3티스푼을 넣고 뜨거운 물을 부어서 마신다. 기호에 따라 설탕, 꿀, 감초를 조금 가미할 수도 있다. 사과 역시 보통 60% 건조시키면 말랑말랑하고 쫀득한 상태가 되는데 이것은 간식으로 먹어도 맛있고, 주전자에 넣고 푹 달인 차를 마셔도 맛있다.

사과나무의 특징과 영양 성분 백서

01. 사과나무는 야생 사과인 중앙아시아 원산의 *Malus pumila*와 *Malus sieversii* 등의 야생 사과들이 교잡종되거나 개량되어 만들어진 재배종 나무이다.
02. 재배종 품종은 훗날 신대륙 발견 후 미국으로 전파되었다.
03. 재배종 사과는 7,500개 이상의 품종이 있고 국내에도 다양한 품종이 있다.
04. 재배종 사과나무는 최대 4.5m 높이로 자라지만 야생 사과나무는 높이 9m까지 자라는 품종도 있다. 다만 야생 사과의 열매는 탁구공보다 작기 때문에 시판용 과일로는 적합하지 않다.
05. 사과나무는 칼륨 함량이 높기 때문에 나트륨 배출을 원활히 하여 혈압을 낮추는 효과가 있다. 사과 껍질을 식용하면 피부미용과 노화예방에 좋다. 최근 연구에 의하면 사과는 혈액순환, 호흡기 질환, 항암에도 유효한 성분이 있음이 알려졌다.

사과를 0.5cm 두께로 슬라이스한 뒤 바삭한 상태가 될 때까지 건조시킨다.

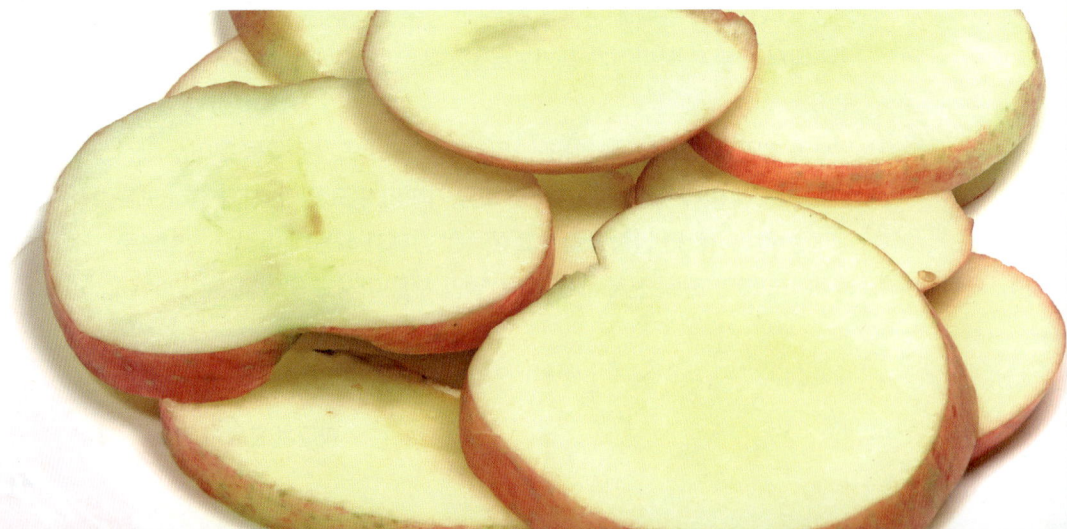

당뇨에 좋은
자두차 (자두 열매차)

장미과 *Prunus salicina* 꽃 : 5월 길이 : 10m

자두는 영어로 플럼(plum)이라고 하고, 자두를 설탕에 버무려 말린 것은 푸룬(Prune)이라고 한다. 가정에서 설탕 없이 말린 자두는 장기 보관은 어렵지만 차로 맛있게 음용할 수 있다.

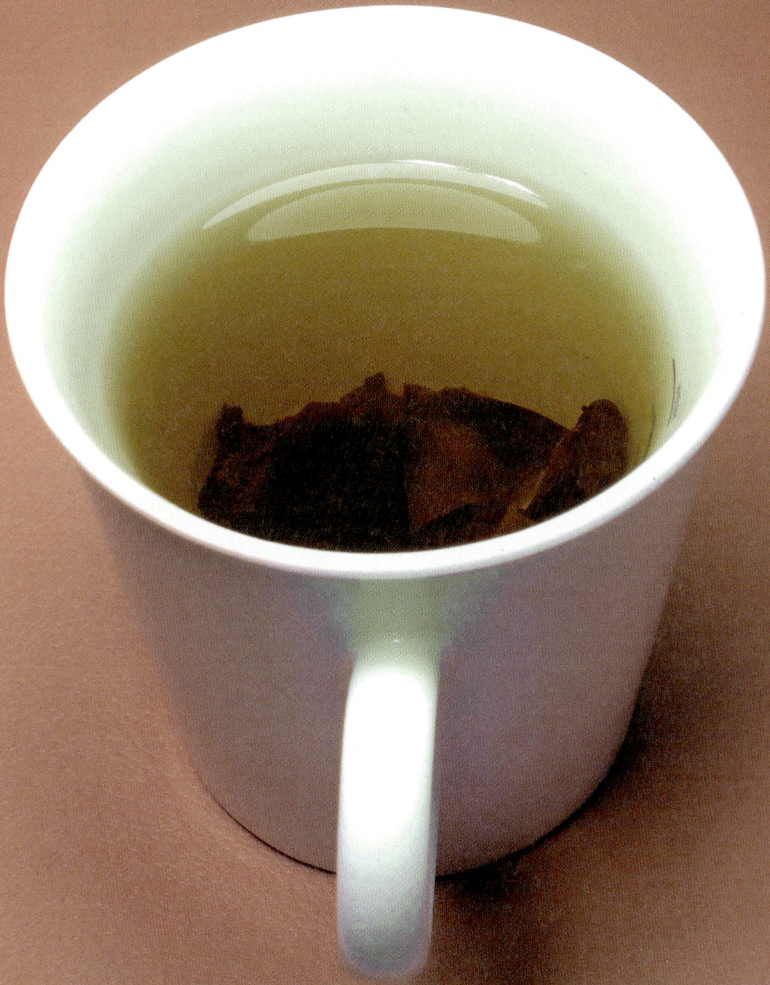

자두차(열매차) 만들기

자두나무의 열매인 자두를 건조시킨 후 분말로 만든 것을 차로 우려마신다.

자두차의 맛
연한 자두 향과 함께 시큼하고 미세한 단맛이 난다. 설탕을 가미해 먹는 것이 좋지만 당뇨 환자라면 설탕을 가미하지 않고 음용한다.

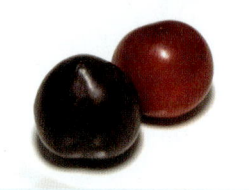

자두 열매는 7월 전후 자두 수확기가 되면 시장에 출하되어 가을까지 구입할 수 있다. 준비한 자두의 과육 부분을 칼로 자른 후 씨앗은 제거하고 과육 부분만 모아놓는다.

자연에서 건조시킬 경우 그늘에서 건조시키되 날벌레들이 꼬이지 않도록 망사로 덮어준다. 또는 식품건조기에 넣고 50~60도 온도에서 24시간 이상 건조시키는데 수량이 많을수록 건조 시간은 배로 늘어난다.

식품건조기로 건조시킨 경우 수분이 잔존하고 있을 수 있으므로 햇볕에서 다시 한 번 건조시킨다. 그 후 글라인더로 미세하게 분쇄한 후 밀폐 용기에 담고 냉동실에 보관한다.

필요할 때마다 티스푼으로 2~3스푼씩 뜨거운 물에 타 마신다. 기호에 따라 설탕이나 꿀을 가미한다. 또는 다른 음료에 자두 분말을 혼합해 마실 수도 있다.

자두나무의 특징과 영양 성분 백서

01. 자두나무는 높이 10m로 자라는 낙엽활엽관목이다. 국내는 전국의 농촌에서 정원수로 흔히 심어 기르고 과수작물로도 재배한다. 도심지 공원에서도 자두나무를 볼 수 있는데 대부분 서양자두나무 품종이다.

02. 오얏나무 밑에서 갓끈을 고쳐 매지 말라(李下不整冠)는 말은 남들에게 의심받을 일을 하지 말라는 뜻이다. 이때의 오얏나무는 자두나무를 말한다. 오얏나무는 한자로 이목(李木)이라고 한다.

03. 자두나무의 꽃은 대한제국 황실의 문장으로 사용되었다.

04. 자두나무는 열매, 뿌리, 가지, 종자를 약용한다. 간과 진을 보하고 당뇨, 해열, 해독, 임병에 효능이 있고 쇠약으로 인해 뼈가 후근거리는 증상에도 좋다.

건조시킨 자두 조각. 건과일은 손으로 접촉하면 곰팡이 발생 빈도가 높아지므로 소분할 때는 비닐 장갑을 끼고 소분해야 한다.

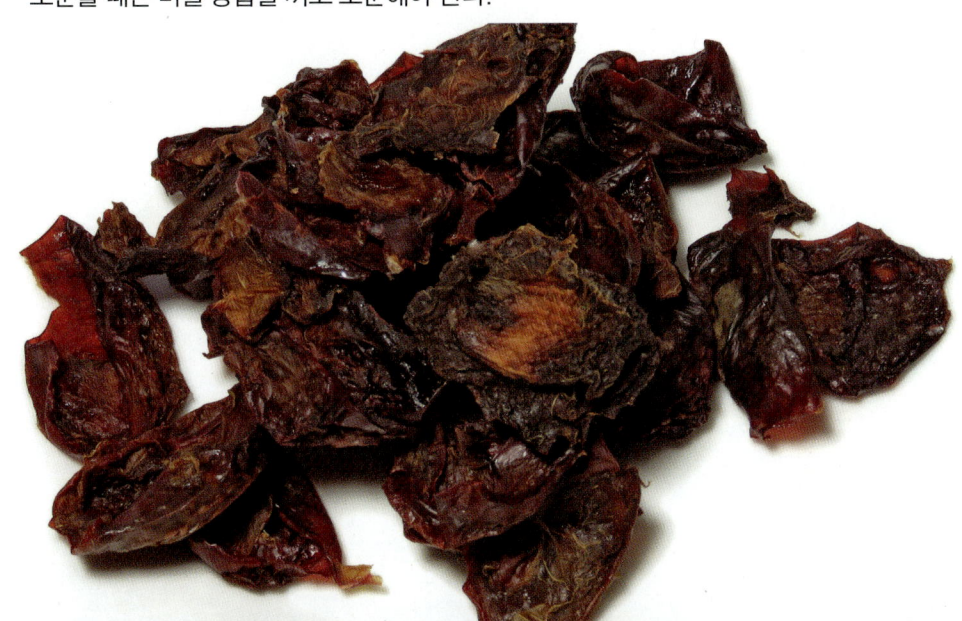

고혈압 예방에 좋은
살구차 (살구 열매차)

장미과 *Prunus armeniaca*   꽃 : 4월   높이 : 5m

영어로 애프리코트(Apricot)라고 불리는 살구는 서아시아의 아르메니아를 원산지로 하는 과일나무이다. 세계적으로는 중앙아시아와 지중해 부근 국가에서 많이 재배한다. 말린 살구는 생살구에 비해 모든 영양소가 2~5배 늘어나지만 비타민 C는 거의 사라진다.

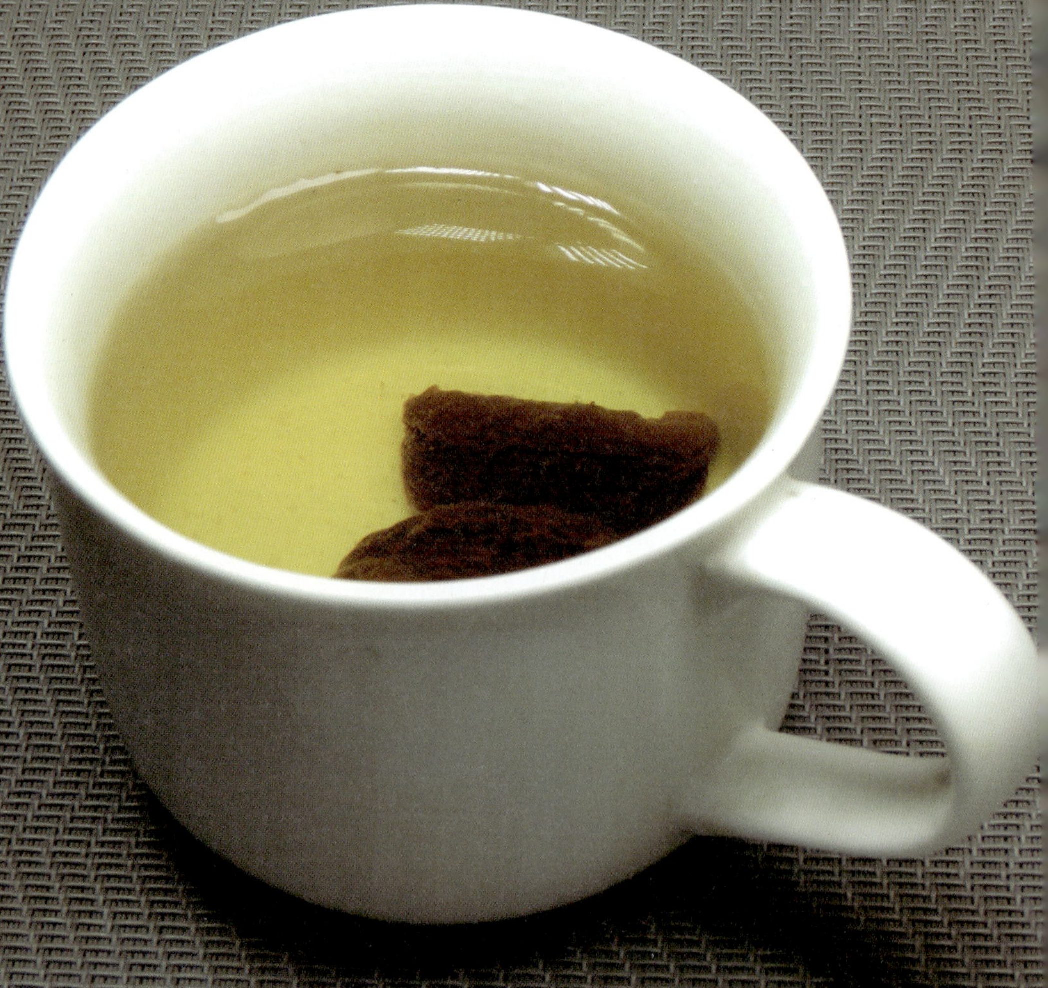

살구차(열매차) 만들기

살구차의 재료인 살구의 본격 출하 시기는 초여름이다. 이때 살구를 한 상자 구입해 건살구차를 만들어 본다.

살구차의 맛
살구차는 미세한 살구 향과 함께 약간 시큼하고 연한 단맛이 나는 음료이다. 잡맛 없는 청량음료라고 할 수 있다.

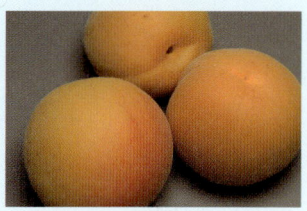

늦봄~초여름에 과일가게에서 살구를 구입해 준비한다. 깨끗이 세척한 후 과일을 4조각으로 나누어서 씨앗은 제거한다.

자연에서 건조시킬 경우 햇볕에 건조시키되 날벌레들이 꼬이지 않도록 망사로 덮어준다. 또는 식품건조기에 넣고 60~70도 온도에서 24시간 이상 건조시키는데 수량이 많을수록 건조 시간은 배로 늘어난다.

식품건조기로 건조시킨 경우 수분이 잔존하고 있을 수 있으므로 햇볕에 다시 한 번 건조시킨다. 그 후 글라인더로 미세하게 분쇄한 후 밀폐 용기에 담고 냉동실에 보관한다.

필요할 때마다 티스푼으로 1~2스푼씩 뜨거운 물에 타 마신다. 필요에 따라 설탕이나 꿀을 가미한다. 60% 건조시킨 말랑말랑한 살구는 비교적 물에 잘 녹기 때문에 분말을 만들지 않고 바로 우려먹을 수 있다.

과일차 분말차 만들기 247

살구의 특징과 영양 성분 백서

01. 서아시아 원산의 살구나무는 중국을 통해 우리나라에 전래된 낙엽활엽소교목의 과실수이다. 학자에 따라서는 서아시아 품종과 달리 중국에도 독자적인 품종이 있다고도 말한다.
02. 자두나무, 복사나무, 살구나무는 열매 모양과 잎 모양만 조금 다를 뿐 서로 비슷한 나무이다.
03. 모든 과일이 그렇듯 살구는 건조시킨 경우 고유 영양 성분이 2~5배로 늘어나 고영양성 먹거리가 된다. 살구의 경우 건조시킬 경우 비타민 A, E, 철분, 칼륨 영양소가 대폭 늘어난다.
04. 살구나무는 열매와 씨앗을 포함한 나무 전체를 약용한다. 거담, 지해, 해수, 낙태(유산), 눈병, 부종, 종창, 다식에 의한 의식불명에 효능이 있다 살구 건과실은 노화예방, 피부미용, 혈액순환, 고혈압 예방에 효능이 있다.

살구 건조 전 과정. 과일 분말차를 제조할 때는 기본적으로 씨앗은 제거해야 한다.

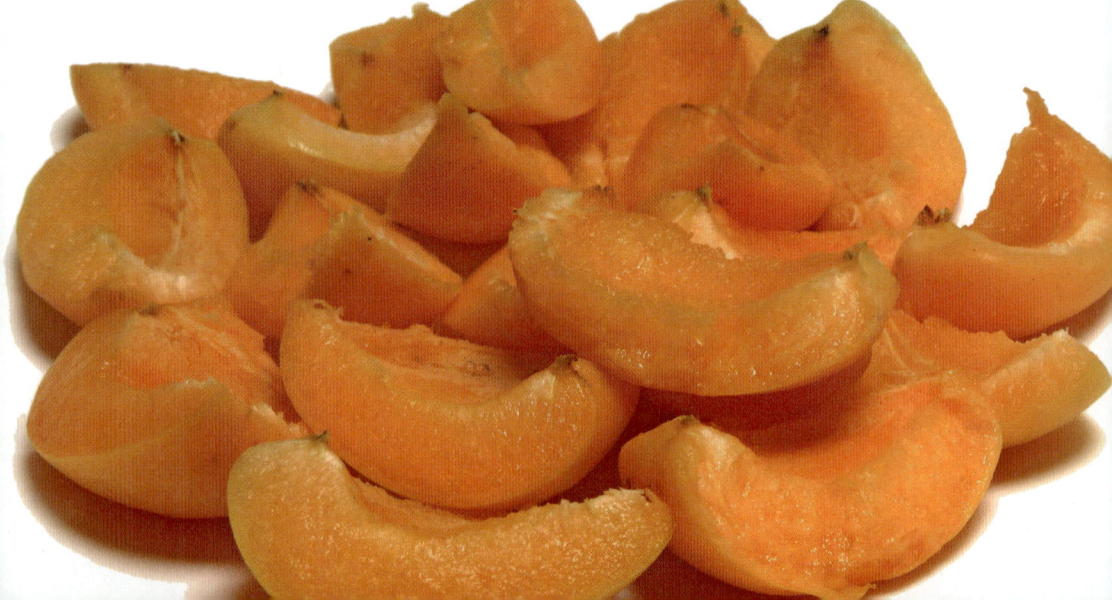

식욕부진에 좋은 청량음료
매실차(건매실차)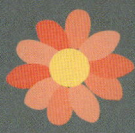

장미과 *Prunus mume* 꽃 : 4월 높이 : 4~6m

　중국 남부 원산의 매실나무의 열매를 매실이라고 부르고 꽃은 매화라고 부른다. 살구의 유사종이지만 열매의 색상이 녹색이고 신맛이 강한 것이 특징이다. 중국의 매실나무는 우리나라를 거쳐 일본에 전래되었다. 일본에서는 매실을 '우메', 소금에 절인 것은 '우메보시'라고 한다.

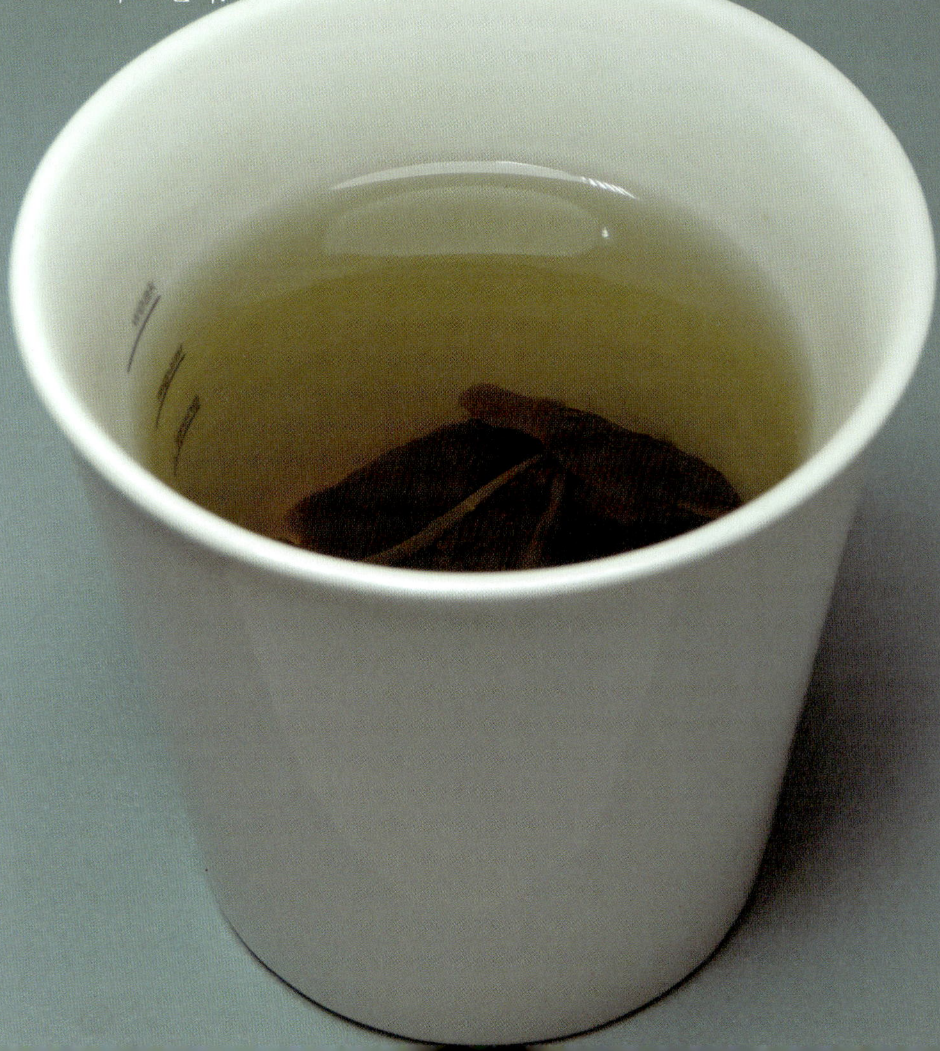

매실차(열매차) 만들기

매실의 출하기는 보통 초여름 6월이다. 매실은 건매실차는 물론 매실청이나 매실주 등의 쓰임새가 많으므로 한 박스 구매해 보자.

건매실차의 맛
건매실 열매차는 온화한 매실 향과 함께 시큼한 맛이 난다. 설탕으로 버무린 매실 청과 달리 단맛은 없는 신맛 음료라고 할 수 있다. 차갑게 하여 청량음료로 마시면 좋다.

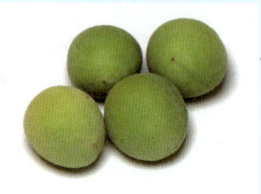

늦봄~초여름에 과일가게에서 매실을 구입해 준비한다. 깨끗이 세척한 후 매실까기 도구로 매실을 쪼갠 뒤 씨앗은 제거한다. 쪼개진 매실 과육은 2~4조각으로 나눈다.

자연에서 건조시킬 경우 햇볕에 건조시키되 날벌레들이 꼬이지 않도록 망사로 덮어준다. 또는 식품건조기에 넣고 60~70도 온도에서 24시간 이상 건조시키는데 수량이 많을수록 건조 시간은 배로 늘어난다.

식품건조기로 건조시킨 경우 잔여 수분이 있을 수 있으므로 이번에는 햇볕에 다시 한 번 건조시킨다. 그 후 글라인더로 미세하게 분쇄한 후 밀폐 용기에 담고 냉동실에 보관한다.

필요할 때마다 티스푼으로 1~2스푼씩 뜨거운 물에 타 마신다. 필요에 따라 설탕이나 꿀을 가미한다.

매실의 특징과 영양 성분 백서

01. 매실나무는 매화꽃이 피는 매화나무의 식물학적 정식 명칭이다. 꽃은 매화꽃, 열매는 매실, 꽃의 색상에 따라 '백매', '홍매', '청매'가 있고 겹꽃이 피는 '겹매' 품종 등이 있다.

02. 매실 열매는 부패 속도가 빠르기 때문에 구입 후에는 바로 매실청이나 매실주, 매실장아찌를 담그거나 건매실을 만드는 것이 좋다.

03. 매실은 설익은 청색일 때도 식용은 할 수 있지만 약간의 독성이 있으므로 보통은 매실장아찌를 담그거나 매실청을 만든 후 청량음료나 조미료로 섭취한다.

04. 매실의 영양 성분을 허투루 놓치지 않고 온전히 잘 먹는 방법은 장아찌가 아니라 매실청 같은 액기스로 먹는 방법이다.

05. 매실나무는 꽃, 뿌리, 줄기, 열매를 모두 약용하는데 간, 위, 담을 보하고 주요 효능으로는 식욕부진, 복통, 구충, 이뇨, 혈변, 명목, 부스럼, 현기증, 해열, 갈증에 좋다.

건조된 매실. 매실을 건조시킬 때 씨앗까지 건조시켜 보았다.

통조림으로 만드는 건과일차
황도차 (통조림 복숭아차)

장미과 *Prunus persica* 꽃 : 4월 높이 : 6m

복숭아는 영어로 피치(Peach)라고 부른다. 복숭아 열매가 열리는 나무는 복숭아나무가 아니라 '복사나무'가 정식 명칭이다. 따라서 복숭아꽃의 정식 명칭 역시 '복사꽃'이라고 부른다.

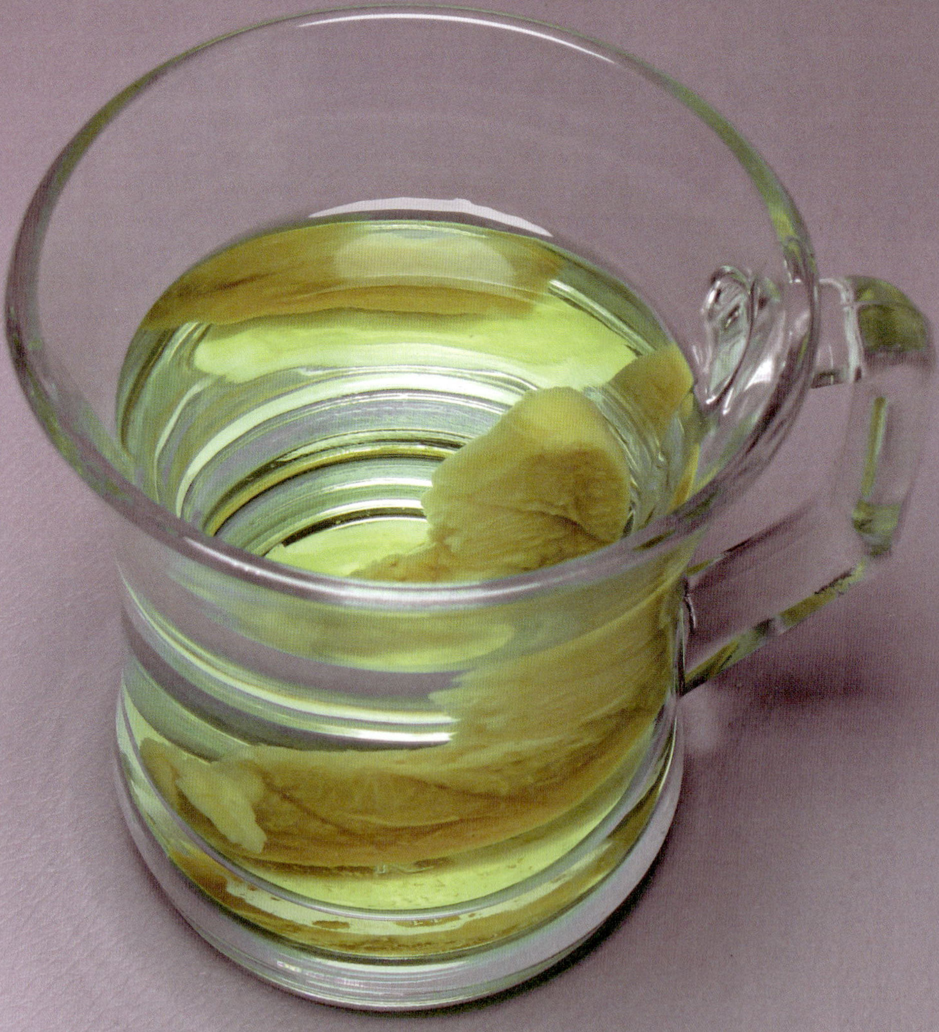

황도차(복숭아차) 만들기

　황도차는 통조림으로 나온 황도를 사용한 차를 말한다. 기본적으로 설탕과 약간의 방부제 성분이 있어 건조시킨 황도를 상온에 두어도 곰팡이 없이 비교적 오랫동안 유지된다.

황도 건과일차의 맛
미세하게 복숭아 맛과 함께 약간의 단맛이 나는 음료이다.

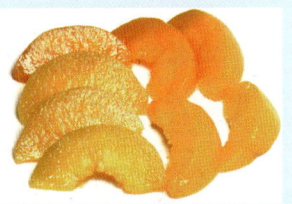

 연중 필요할 때 통조림으로 된 황도를 구입한다.

 자연에서 건조시킬 경우 햇볕에 건조시키되 날벌레들이 꼬이지 않도록 망사로 덮어준다. 당분이 많은 열매이므로 벌레들이 꼬이지 않도록 주의한다. 또는 식품건조기에 넣고 60~70도 온도에서 24시간 이상 건조시키는데 수량이 많을수록 건조 시간은 배로 늘어난다.

 식품건조기로 건조시킨 경우 수분이 잔존하고 있을 수 있으므로 이번에는 햇볕에 다시 한 번 건조시킨다. 그 후 글라인더로 분쇄한 후 적당히 소분한 뒤 냉동실에 보관한다. 황도는 당절임 식품이라 다른 건과일에 비해 상온에서도 잘 부패하지 않지만 가급적 냉동실에 보관한다.

 필요할 때마다 티스푼으로 2~3스푼씩 뜨거운 물에 타 마시거나 다른 음료에 설탕 대용으로 넣어 마신다.

복숭아(복사나무)의 특징과 영양 성분 백서

01. 장미과의 복사나무는 높이 6m로 자라는 낙엽활엽소교목이다. 복숭아 과실이 열리는 이 나무의 정명은 복숭아나무가 아니라 복사나무이다. 중국 원산의 복사나무는 우리나라에는 삼국시대에 전래된 것으로 추정되며 그 후 전국에서 심어 재배하였다.

02. 과육의 색이 흰색이면 백도, 노란색이면 황도 복숭아라고 한다. 천도 복숭아는 열매 표면에 털이 없는 품종이다.

03. 복숭아나무는 귀신을 쫓는 나무라고 하여 가정집에서는 정원수로 심지 않는다. 가정집에서 복숭아나무를 심으면 조상님의 혼령이 집에 들어오지 못하기 때문이라고 한다.

04. 복사나무의 열매, 줄기, 뿌리, 잎, 꽃, 씨앗을 약용한다. 부종, 혈액순환, 소화, 변비, 관절염, 타박상, 말라리아, 심복통 등에 약용한다. 꽃과 열매는 둘 다 식용하는데 특히 혈액순환에 좋다.

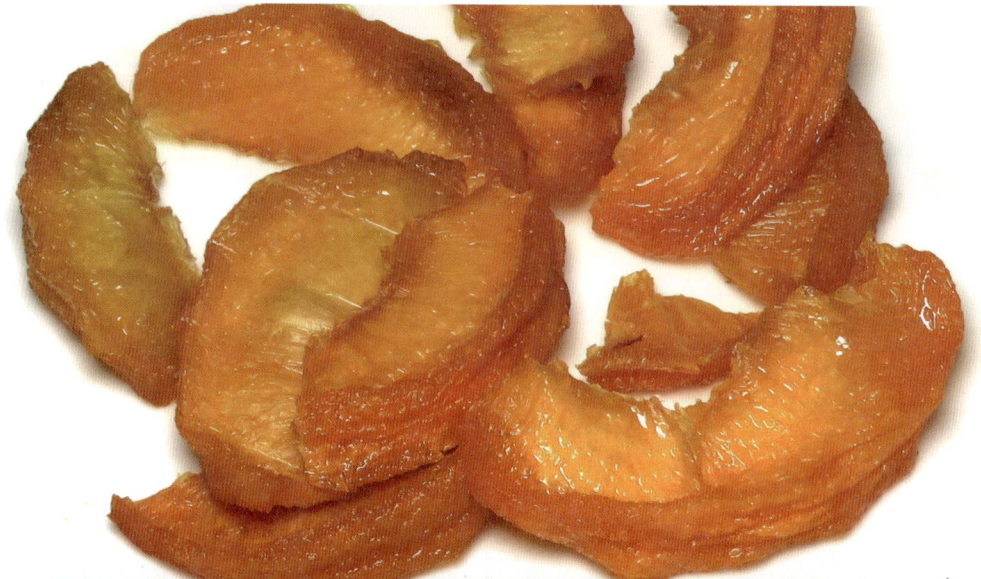

건조시킨 황도. 기본적으로 설탕에 절인 제품이라서 건조품도 윤기가 흐른다.

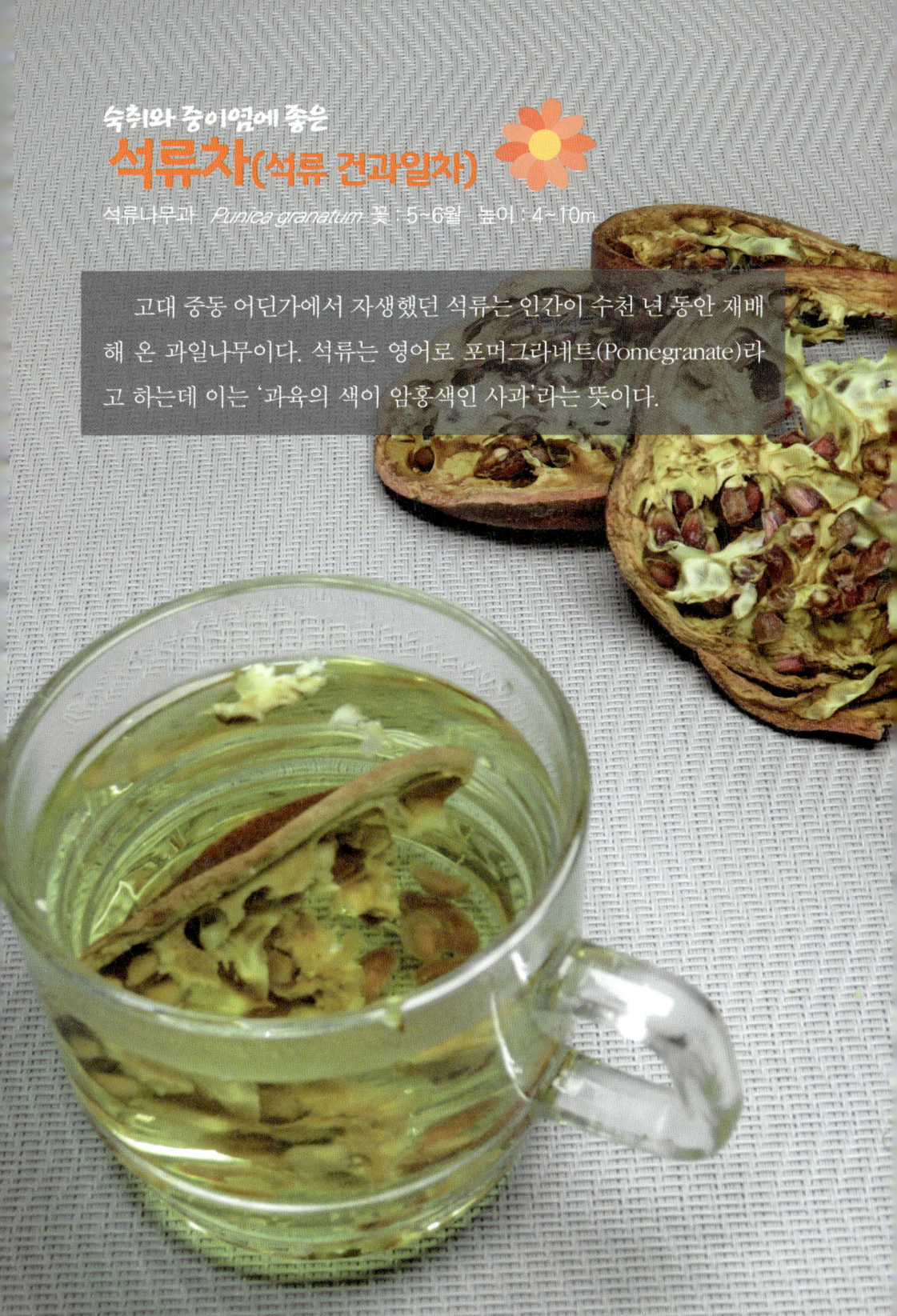

숙취와 중이염에 좋은
석류차(석류 건과일차)

석류나무과 *Punica granatum* 꽃 : 5~6월 높이 : 4~10m

고대 중동 어딘가에서 자생했던 석류는 인간이 수천 년 동안 재배해 온 과일나무이다. 석류는 영어로 포머그라네트(Pomegranate)라고 하는데 이는 '과육의 색이 암홍색인 사과'라는 뜻이다.

석류차 만들기

　석류차 또한 보통은 설탕 시럽으로 재어 만든다. 이는 당분 함량이 높기 때문에 당뇨 환자나 비만인에게는 좋지 않다. 달지 않으면서도 석류 고유의 맛을 즐기기 위해 건과일차를 만들어 보자.

석류 건과일차의 맛
석류 특유의 강한 시큼한 맛에 은은한 단맛이 곁들여진 차이다. 잡맛이 없으므로 많이 만들어 놓은 뒤 손님상에 내올 수 있는 차이다.

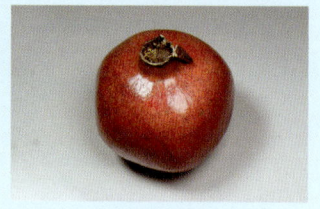

가을~겨울에 석류 열매가 농산물시장에 출하되면 구입해 준비한다. 깨끗이 세척한 후 0.5cm 두께로 슬라이스한다.

자연에서 건조시킬 경우 응달에서 건조시키되 날벌레들이 꼬이지 않도록 망사로 덮어준다. 또는 식품건조기에 넣고 50~60도 온도에서 12시간 이상 건조시키는데 수량이 많을수록 건조 시간은 배로 늘어난다.

식품건조기로 건조시킨 경우 습기가 남아 있을 수 있으므로 햇볕에 한 번 더 바삭하게 건조시킨다. 석류 슬라이스는 차로 우릴 때 잘 우려지는 차이므로 분말을 만들 필요는 없지만 필요한 경우 글라인더로 갈아서 분말을 만든다. 건분말은 상온에 1개월 이상 보관하면 곰팡이가 생기므로 반드시 냉동실에 보관한다.

필요할 때마다 1~2티스푼을 타서 마신다. 건슬라이스 조각의 경우에는 반 조각 정도를 뜨거운 물에 우려마시거나 주전자로 끓여 마신다. 단맛이 있으므로 별도의 당분을 첨가하지 않아도 된다.

석류나무의 특징과 영양 성분 백서

01. 낙엽활엽소교목인 석류나무의 원산지는 중동에서 인도 사이의 지역이다. 우리나라에서는 2m 높이로 자라지만 원산지에서는 10m로 자라는 석류나무도 있다.
02. 석류(石榴)의 이름은 중국에서 지은 나무 이름이다. 이는 안석국(安石國, 파르티아왕국)에서 전래된 나무라는 뜻이다.
03. 크고 큼직한 미국산 석류 열매. 알고 보면 미국이나 중남미는 18세기경 스페인을 통해 석류 씨앗을 전래받았고 그 후 재배하던 것이 지금처럼 큰 열매를 수확하게 되었다.
04. 석류 농사가 활발한 중남미와 중동 지역에는 석류 과실(씨앗)을 올린 크리미한 수프 요리가 있다.
05. 석류는 과일과 꽃을 포함해 전체를 약용할 수 있다. 지혈, 혈변, 탈항, 골정(정액이 저절로 흐르거나 나오는 증상), 질출혈, 코피, 토혈, 중이염, 치통, 위장병, 설사, 개선피부염, 숙취에 효능이 있다. 또한 살충, 구충에 효능이 있다. 타박상이나 나병에는 석류나무 잎을 찧어 바른다.

건조시킨 석류. 이 상태로 스낵처럼 섭취할 수 있다.

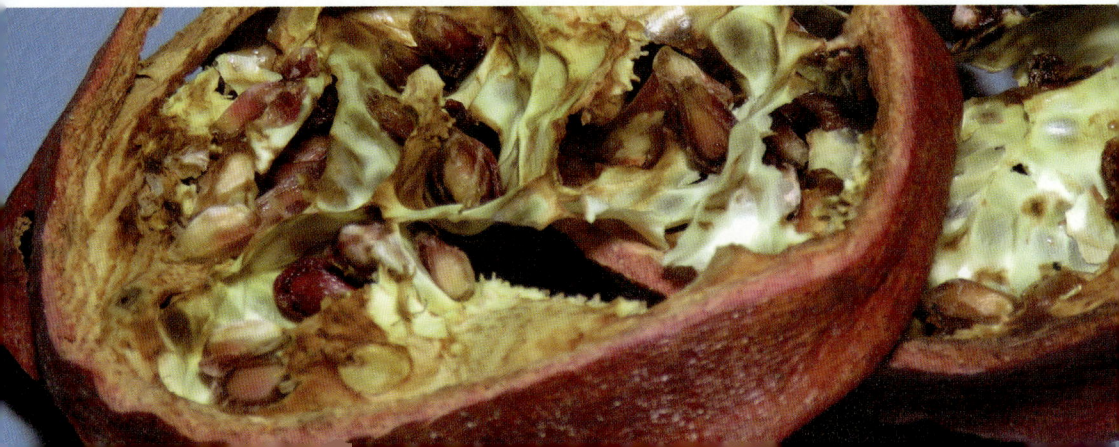

천연 이뇨제인 수박차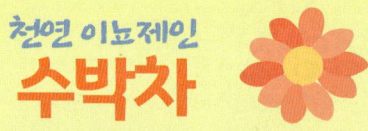

박과 *Citrullus vulgaris* 꽃 : 5~6월 길이 : 3m

아프리카 원산의 수박은 고대 이집트에 전래된 후 재배되기 시작하였으므로 수천 년 전부터 인간은 수박을 재배해 온 셈이다. 수박의 영문 명칭은 수분을 많이 함유한 멜론이란 뜻에서 '워터멜론'이라고 부른다.

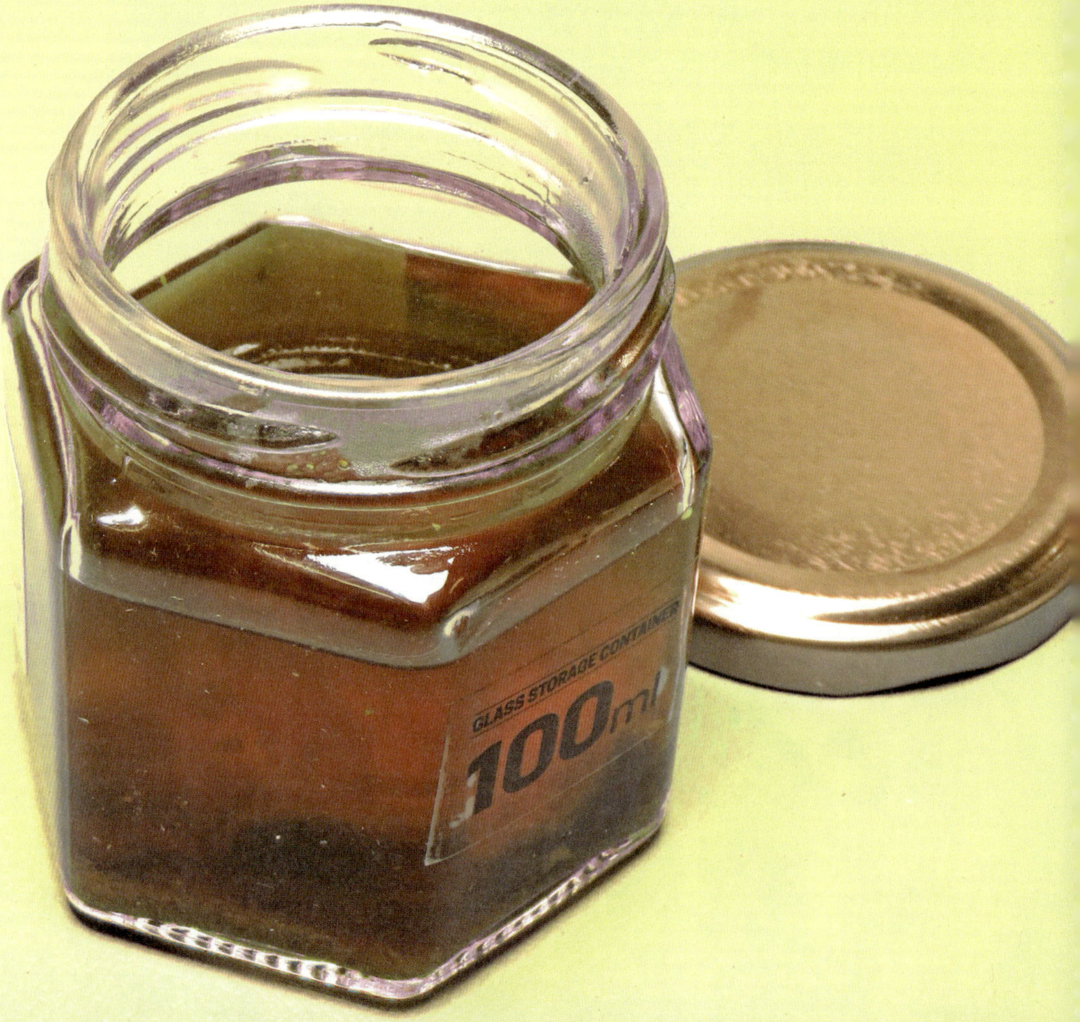

수박차(열매차) 만들기

수박차는 60% 건조한 것을 주전자에 넣고 끓여 마시거나, 또는 완전 건조시킨 수박 조각을 분말로 다시 분쇄하여 준비한다.

수박차의 맛
수박 향이 나고 은은한 단맛과 특유의 쓴맛이 난다. 언뜻 보면 수박바와 비슷한 맛이다.

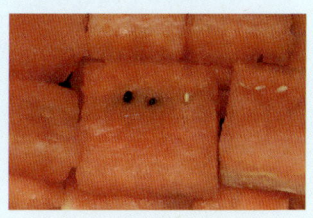

여름 수박철에 수박을 구입해 준비한다. 수박 껍데기는 제거하고 안쪽 육질 부분을 건조시키기 좋은 크기로 2cm 이하 두께로 슬라이스한다.

자연에서 건조시킬 경우 햇볕에 건조시키되 날벌레가 꼬이지 않도록 망사로 덮어준다. 또는 식품건조기에 넣고 60~70도 온도에서 24시간 이상 건조시키는데 수량이 많을수록 건조 시간은 배로 늘어난다.

식품건조기로 건조시킨 경우 햇볕에 다시 한 번 바삭거릴 때까지 건조시킨 후 글라인더로 분쇄해 분말을 만든다. 고유 당분이 높은 과일 분말은 상온에서 보관시 곰팡이가 생기므로 반드시 냉동실에 보관한다.

필요할 때마다 2~3티스푼을 뜨거운 물을 부어서 마신다. 기호에 따라 설탕, 꿀, 감초를 조금 가미할 수도 있다. 60% 건조시킨 말랑말랑한 수박은 비교적 물에 잘 녹기 때문에 분말을 만들지 않고 바로 우려먹을 수 있다.

수박의 특징과 영양 성분 백서

01. 아프리카가 원산지인 수박은 전 세계에 1천여 품종이 있는 덩굴식물이다.
02. 원래의 수박은 당도가 낮았지만 개량을 거듭하면서 지금의 당도가 높은 수박이 탄생하였다.
03. 씨 없는 수박은 콜히친 처리하여 재배한 수박인데 수분 처리를 하는 재배 과정이 어렵고 비용이 많이 들어서 지금은 거의 재배하지 않고 있다.
04. 수박은 기원전 2천 년에 고대 이집트에서 이미 재배한 기록이 있다. 고대 이집트는 가뭄기에 수분을 섭취할 수 있는 과일이라는 점에서 수박을 장기 저장할 방법을 연구하기도 했다.
05. 수박은 과일뿐 아니라 잎, 줄기, 씨앗도 약용할 수 있다. 주요 효능으로는 폐와 장에 좋고 해열, 이뇨, 핍뇨, 부종, 갈증, 만성 천식, 해수, 가슴답답증에 좋다.

건조시킨 수박. 70% 건조한 것은 아주 맛있는 스낵이다.

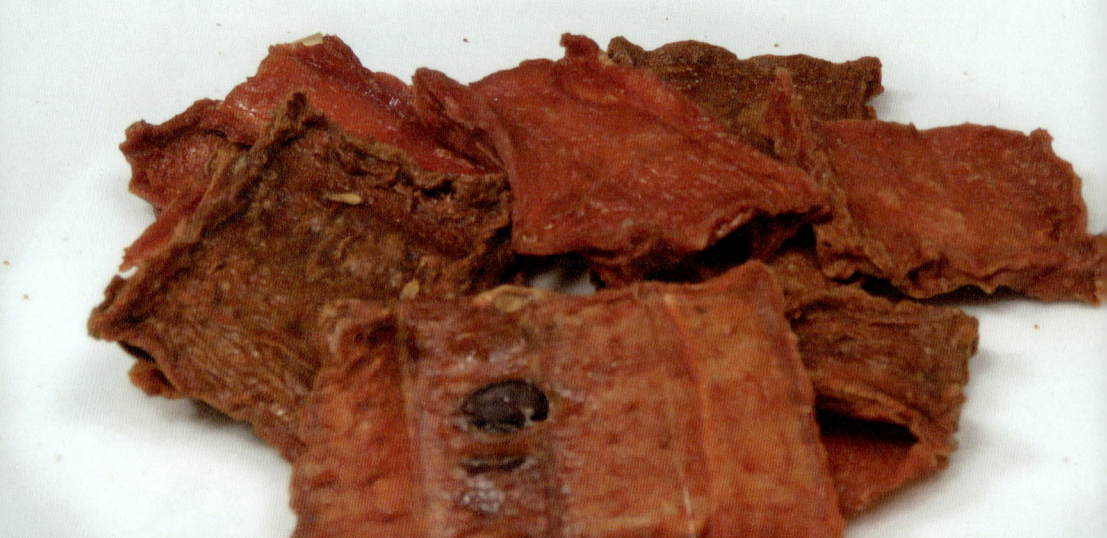

허약체질에 좋은
포도차

포도과 *Vitis vinifera* 꽃 : 6~7월 높이 : 3m

지구상에는 약 1만여 종의 재배종 포도 품종이 있다. 이들은 과일로 식용되거나 와인, 주스로 가공되어 판매되기도 한다. 때로는 건포도 같은 말린 과일로 가공되어 제빵, 제과에도 사용되고 씨앗은 포도씨유를 만든다.

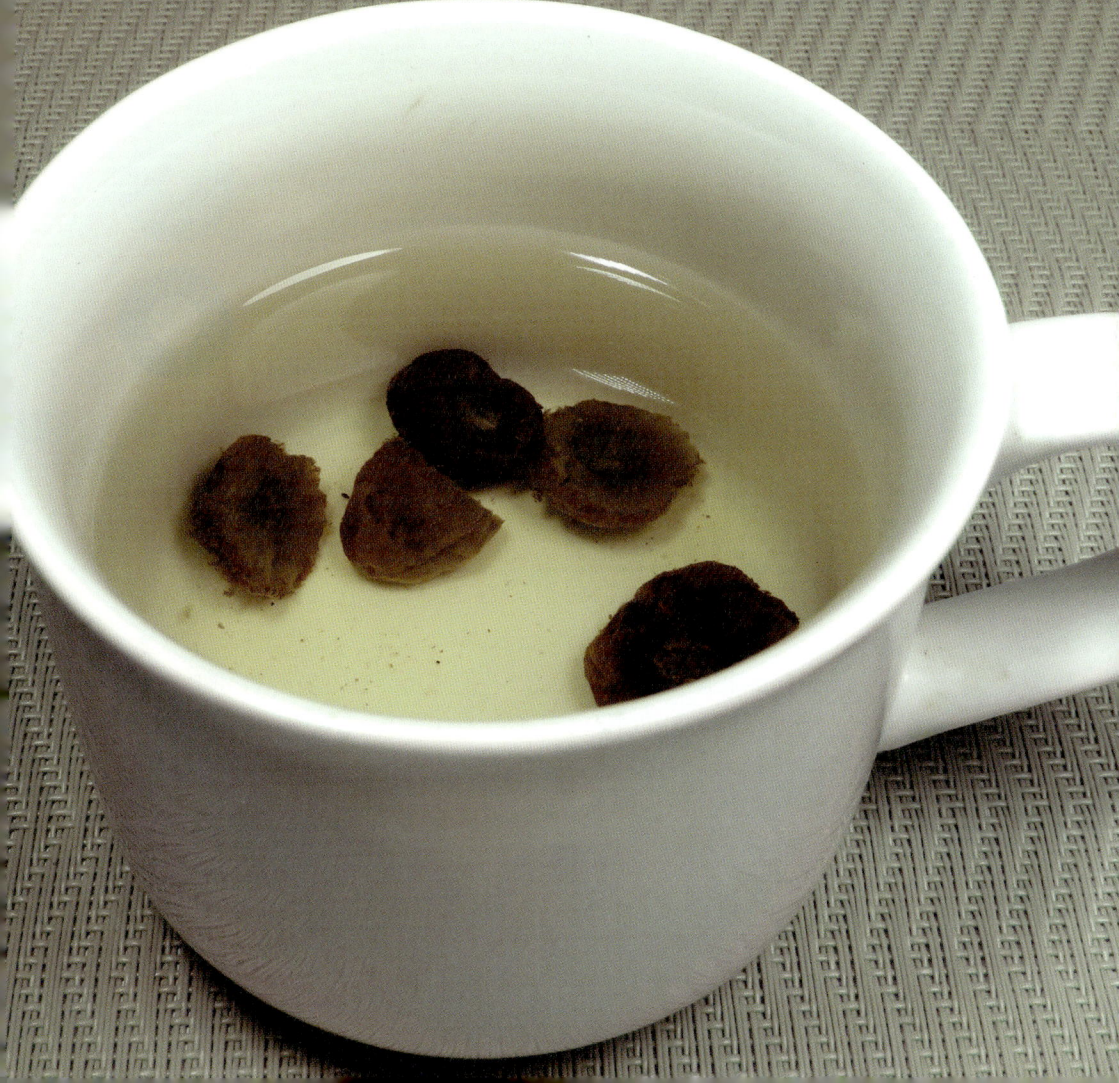

포도차(열매차) 만들기

포도 열매차는 포도를 건조시킨 후 분말을 내어 마시는 차를 말한다. 당분 함량이 높으므로 상온 보관시 곰팡이가 잘 생긴다. 가급적 냉동실에 보관하도록 하자.

포도차의 맛
은은하게 포도 주스 맛이 난다. 온화하고 순한 맛으로 마실 수 있는 음료이다.

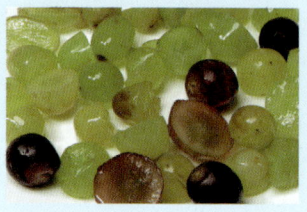

가을 포도 수확기에 포도를 구입한다. 깨끗이 세척한 후 물기를 털어낸 후 빠르게 건조되도록 여러 조각으로 나누되 껍질을 버리지 않는다.

자연에서 건조시킬 경우 햇볕에 건조시키되 나방이나 날파리들이 꼬이지 않도록 망사로 덮어준다. 또는 식품건조기에 넣고 60~70도 온도에서 24시간 이상 건조시킨다.

식품건조기로 건조시킨 경우 바싹 마르도록 햇볕에 한 번 더 건조시킨다. 그 후 글라인더로 분쇄한 후 적당히 소분하여 냉동실에 보관한다. 눅눅한 상온에 보관하면 곰팡이가 잘 생기므로 주의한다.

필요할 때마다 티스푼으로 1~3스푼을 뜨거운 물에 타서 마신다. 단맛이 필요할 경우 꿀이나 감초를 조금 넣어준다. 60% 건조시킨 말랑말랑한 포도는 비교적 물에 잘 녹기 때문에 분말을 만들지 않고 바로 우려먹을 수 있다.

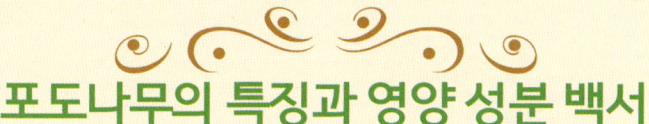

포도나무의 특징과 영양 성분 백서

01. 포도는 지중해 일원~중앙아시아 원산의 덩굴식물이다. 지금의 우리가 먹는 포도는 개량을 거듭해서 만든 재배종 포도이다.

02. 포도는 중국을 통해 고려시대에 우리나라에 전래된 것으로 추정된다. 우리나라에서 포도가 본격적으로 재배된 것은 1900년대 초 미국 품종을 도입하면서부터이다.

03. 기원전 3,000년에 길가메시 서사시에 포도 와인이 등장하는 것으로 보아 인류의 포도 재배는 그 이전부터 있었던 것으로 추정된다. 인류는 선사시대 때부터 이미 포도를 인지해 식용했다.

04. 포도는 17세기경 식민지 원정대에 의해 미국과 호주로 전파되었다.

05. 포도는 열매뿐 아니라 뿌리, 잎을 약용할 수 있다. 기와 혈을 보하고 허약체질과 허약한 폐를 개선하고 해수, 도한, 류머티즘, 전립선염, 부종, 요통, 위통, 이뇨, 손발이 뻣뻣하고 추운 증세, 충혈된 눈, 종기, 피로회복에 좋다.

건조시킨 포도. 60% 건조한 것은 아주 맛있는 스낵이다.

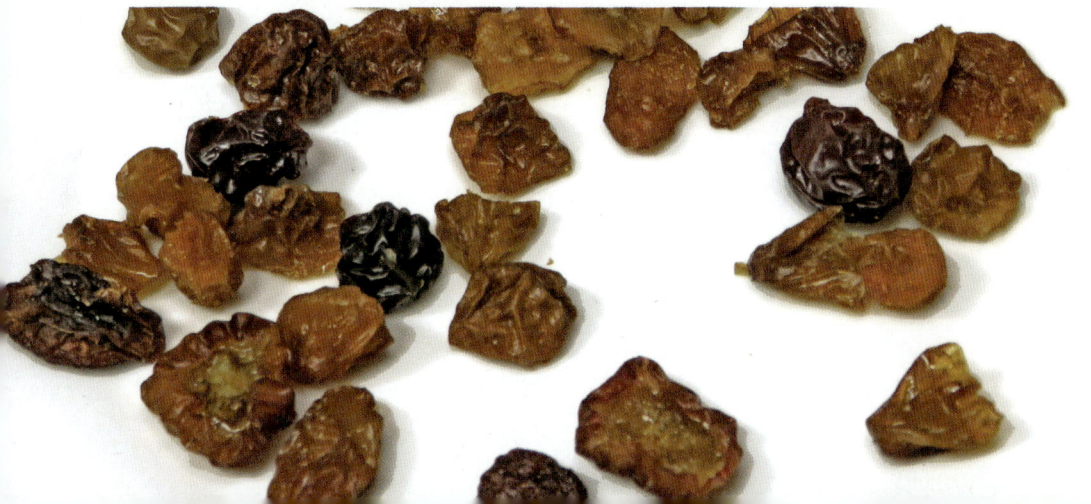

구수한 감맛 과일차
감차

감나무과　*Diospyros kaki*　꽃 : 5~6월　높이 : 4m

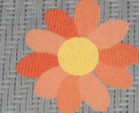

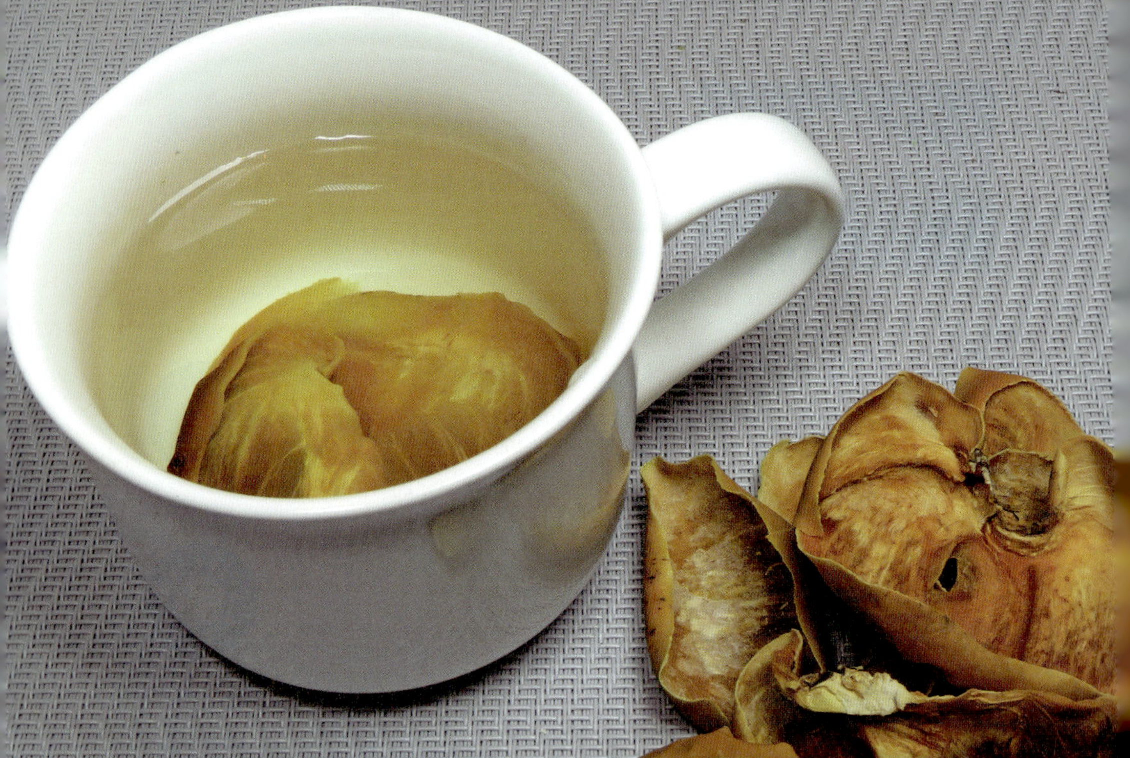

말린 감 열매로 만든 차이다. 분말차가 아닌 경우 주전자에 감 조각과 생강을 넣고 같이 끓이면 연하게 달콤한 생강 감차가 탄생한다. 기호에 따라 우유를 혼합해서 즐긴다.

감차(열매차) 만들기

감차는 감 열매를 건조시킨 후 차로 우려마시는 차이다.

감차의 맛
- 말린 감으로만 차를 우리면 은은한 감 향과 함께 미세한 떫은 맛이 난다. 감잎차와 비슷한데 조금 더 강한 맛이다.

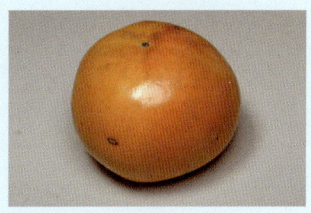

가을~겨울에 감 열매가 출하되면 홍시가 아닌 딱딱한 감 종류를 구입해 준비한다. 깨끗이 세척한 후 얇은 두께 0.5cm 이하의 조각으로 슬라이스한다.

자연에서 건조시킬 경우 햇볕에 건조시키되 날벌레들이 꼬이지 않도록 망사로 덮어준다. 또는 식품건조기에 넣고 60~70도 온도에서 24시간 건조시키는데 수량이 많을수록 건조 시간은 배로 늘어난다.

식품건조기로 건조시킨 경우 습기가 남아 있을 수 있으므로 햇볕에 한 번 더 바짝 건조시킨다. 감 조각은 뜨거운 물에 비교적 잘 우려지지만 커피처럼 빨리 우려내려면 감 조각을 글라인더로 갈아서 분말로 만든다. 약간의 당분이 있기 때문에 상온에 보관하면 곰팡이가 생기므로 냉동실에 보관한다.

필요할 때마다 1~2티스푼을 타서 마신다. 슬라이스 조각의 경우에는 주전자로 끓여 마신다.

과일로도 먹고 차로도 마시는
블루베리차

진달래과 *Vaccinium corymbosum* 꽃 : 5~6월 높이 : 1.5~3m

블루베리 열매를 말린 후 분말로 만든 차가 블루베리차이다. 블루베리 단독으로 우려내거나 녹차와 혼합해 즐길 수 있고 칵테일과 혼합할 수도 있다. 또한 블루베리 잎도 찻잎처럼 차로 우려낼 수 있다.

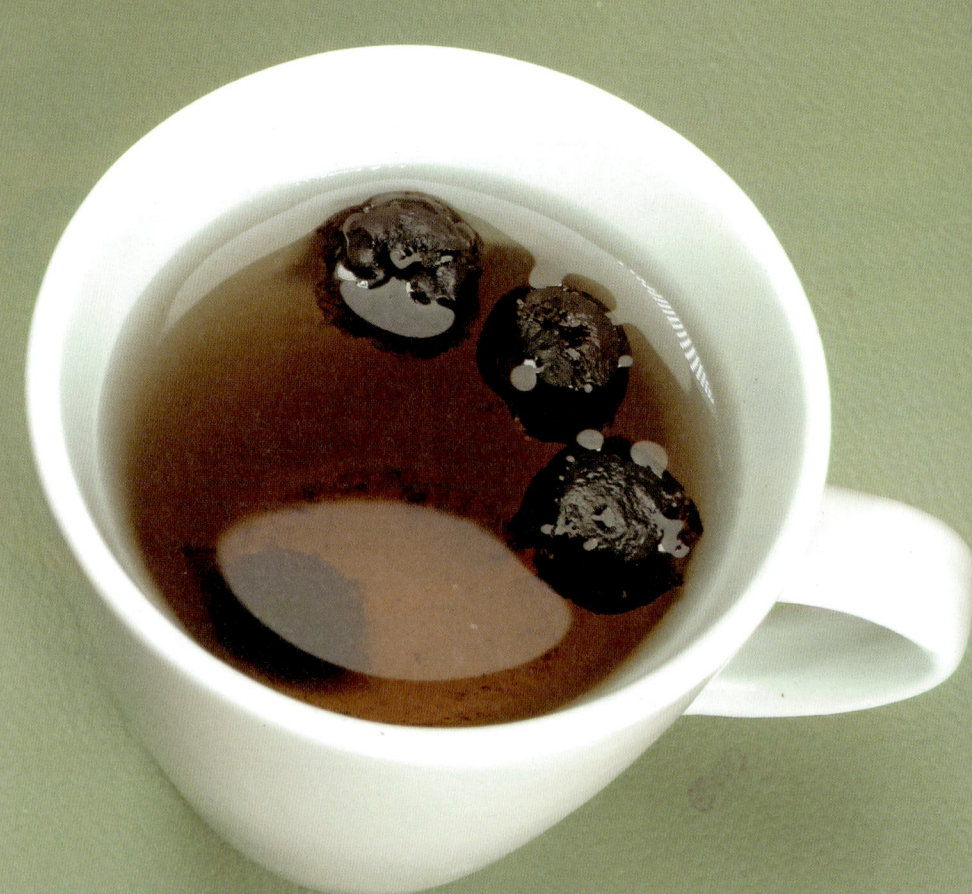

블루베리차(열매차, 잎차) 만들기

블루베리의 열매를 건조시킨 뒤 분말로 만든 천연 분말차이다.

블루베리 열매차의 맛
은은하게 블루베리 맛이 나는 차이다. 블루베리 건열매는 단단하기 때문에 뜨거운 물에 잘 우려지지 않는다. 따라서 분말차로 분쇄하는 과정이 필요하다.

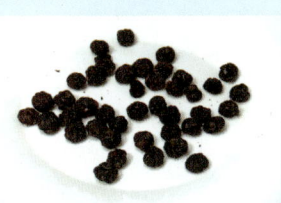

 블루베리 철에 싱싱한 생블루베리를 구입해 준비한다. 다른 철에는 냉동 블루베리를 구입해 준비하면 저렴한 비용으로 재료를 준비할 수 있다.

 자연에서 건조시킬 경우 햇볕에 건조시키되 날벌레가 꼬이지 않도록 망사로 덮어준다. 또는 식품건조기에 넣고 60~70도 온도에서 24시간 이상 건조시키는데 수량이 많을수록 건조 시간은 배로 늘어난다.

 식품건조기로 건조시킨 경우 다시 한 번 햇볕에서 바싹 마르도록 건조시킨다. 글라인더로 갈아서 분말을 만든다. 밀폐 용기에 담은 뒤 냉동실에 보관한다.

 필요할 때마다 블루베리 분말을 뜨거운 물에 타 마신다. 필요한 경우 설탕이나 꿀, 감초 등을 조금 가미해 준다.

과일의 왕
파파야차

파파야과 *Carica papaya* 꽃 : 2~4월   높이 : 6m

　파파야는 열매를 건조시킨 후 분말차 형태로 음용할 수 있지만 원산지에서는 파파야 잎을 녹차처럼 우려서 마시기도 한다. 파파야를 많이 재배하는 몇몇 국가에서는 아예 파파야 잎차로 가공된 제품도 판매하고 있다.

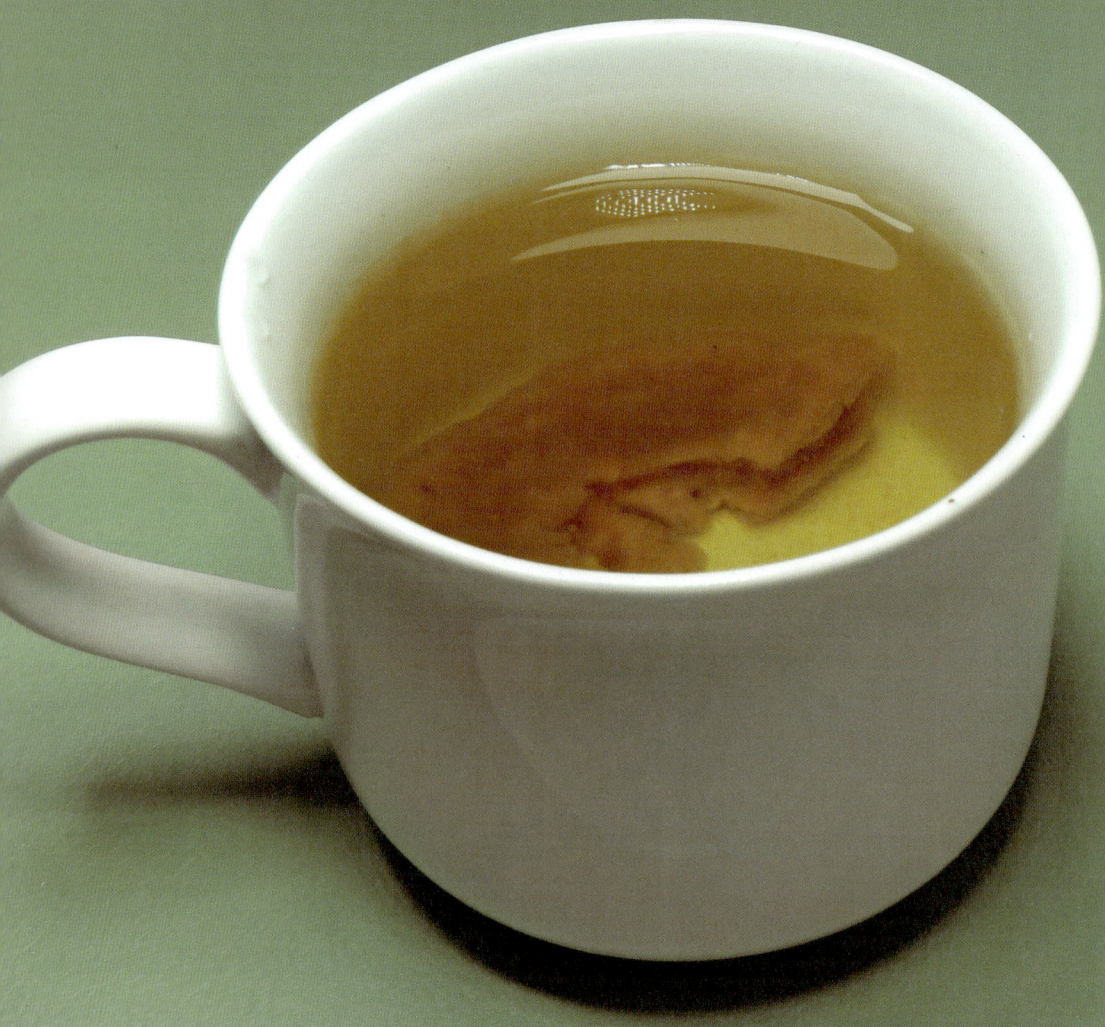

파파야차(열매차, 잎차) 만들기

파파야는 봄~여름에 농산물 시장에서 볼 수 있지만 흔한 과실은 아니다. 제철이면 대형마트에서 판매하므로 인터넷으로 구매하거나 냉동 파파야를 준비하는 것도 좋다.

파파야차 맛

파파야차는 연하고 순하며 미세하게 단맛이 나는 차이다. 특별하게 인상적이거나 독특한 맛은 아니다. 약간의 당분이 있으므로 녹차나 민트차에 설탕 대용으로 넣을 수도 있다.

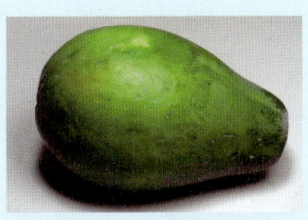

여름에 인터넷에서 파파야를 구입해 준비한다. 깨끗이 세척하여 과일을 2조각으로 나누어 씨앗은 제거한 뒤 0.5cm 두께로 슬라이스한다.

자연에서 건조시킬 경우 햇볕에 건조시키되 날벌레들이 꼬이지 않도록 망사로 덮어준다. 또는 식품건조기에 넣고 60~70도 온도에서 24시간 이상 건조시키는데 수량이 많을수록 건조 시간은 배로 늘어난다.

식품건조기로 건조시킨 경우 수분이 잔존하고 있을 수 있으므로 이번에는 햇볕에 다시 한 번 건조시킨다. 그 후 글라인더로 미세하게 분쇄한 후 밀폐 용기에 담고 냉동실에 보관한다.

필요할 때마다 티스푼으로 1~3스푼씩 뜨거운 물에 타 마신다. 경우에 따라 설탕이나 꿀을 가미한다. 60% 건조시킨 말랑말랑한 파파야는 비교적 물에 잘 녹기 때문에 분말을 만들지 않고 바로 식용하거나 뜨거운 물에 우려먹을 수 있다.

파파야의 특징과 영양 성분 백서

01. 파파야는 중남미 열대지역 원산의 상록활엽소교목이다.
02. 파파야는 암수딴그루이지만 자웅동체 나무도 있으므로 3가지 성이 있는 나무이다.
03. 파파야는 영하 2도에서는 치명적이므로 우리나라에서는 보통 온실에서 재배한다.
04. 파파야 열매는 두 가지 방식으로 섭취할 수 있다. 완전히 익은 노란색 열매는 과일처럼 식용할 수 있다. 완전히 익지 않은 그린파파야(녹색 파파야)는 호박 같은 채소로 취급하여 각종 국물 요리나 볶음 요리, 샐러드 요리의 재료로 사용한다.
05. 파파야 열매는 비타민 C와 리코펜 함량이 높아 피부미용, 노화 예방에 좋고 심혈관 질환을 예방한다. 파파야 잎은 말라리아, 천식에 약용한다.

파파야를 말리기 전 슬라이스한 모습

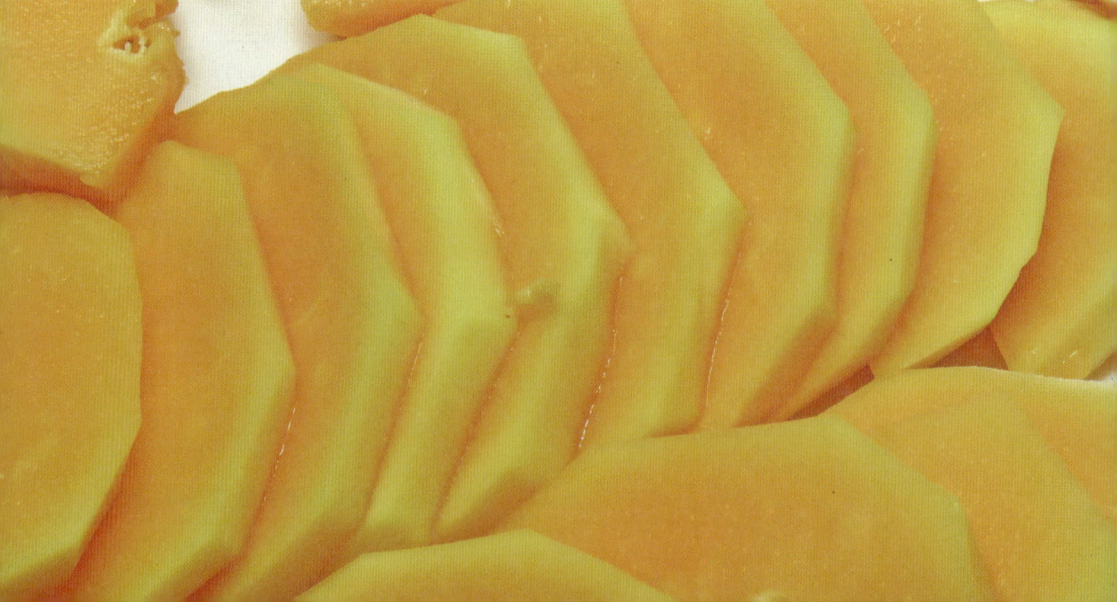

혈액순환에 좋은
파인애플차

파인애플과　*Ananas comosus*　꽃 : 6~8월　높이 : 0.5~1.5m

브라질, 파라과이의 열대 우림 강가에서 자생하던 파인애플은 약 4천 년 전 페루와 멕시코 일대로 전래되었다. 유럽인 중에서는 15세기 말 콜럼버스가 맨 처음 파인애플의 존재를 알게 된 사람이다.

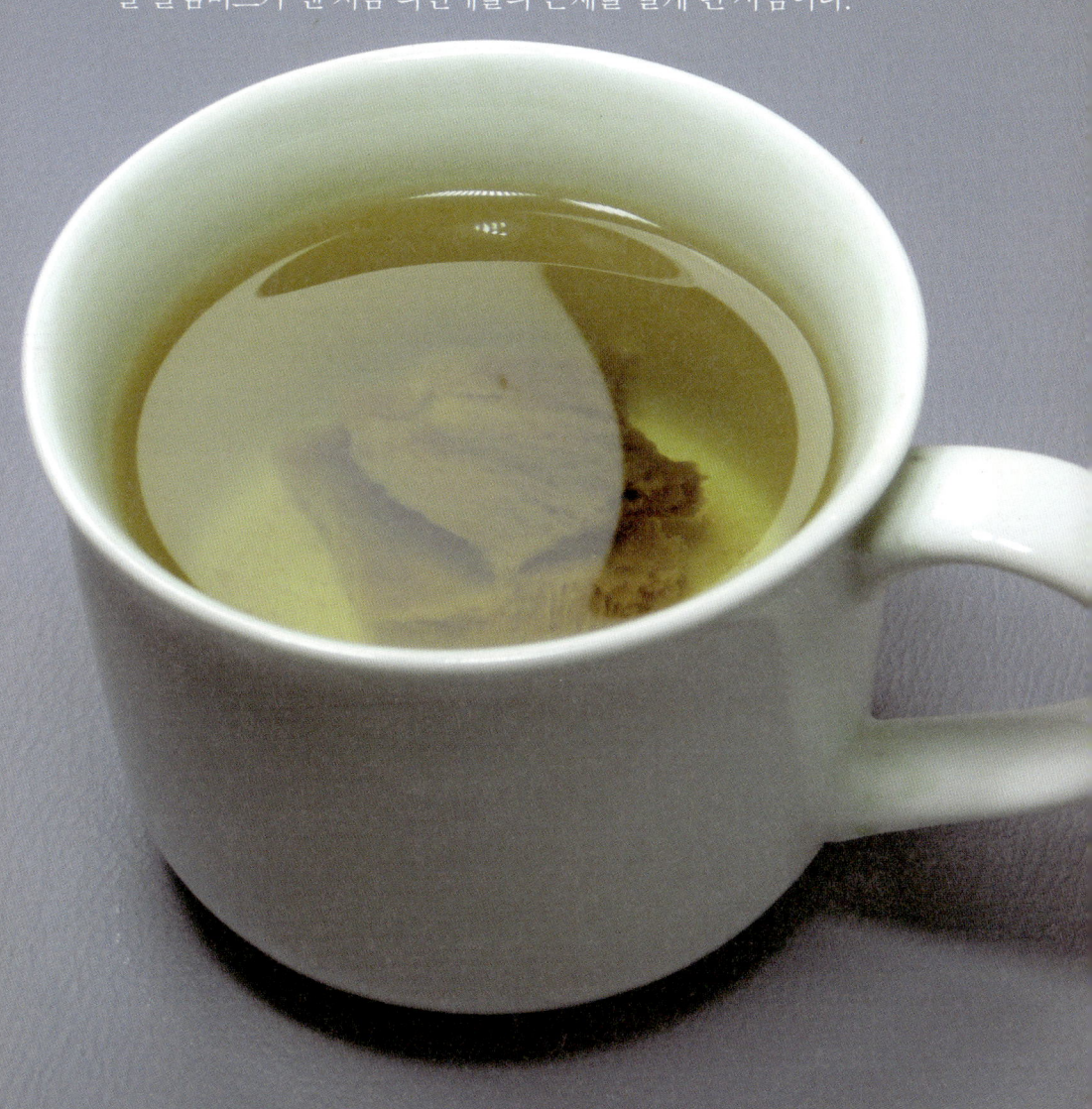

파인애플차(열매차) 만들기

파인애플을 연중 필요할 때 구입해 준비한다. 냉동 파인애플을 준비하는 것도 생각해 볼 만하다.

파인애플차의 맛
파인애플차는 약간의 단맛과 시큼한 맛, 그리고 미세하게 쓴맛이 나는 차이다. 간단히 정리하면 파인애플 아이스크림 맛과 비슷하다.

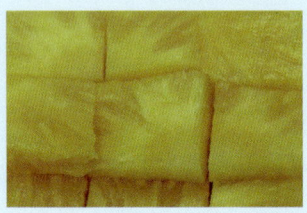

연중 필요할 때 파인애플을 구입해 준비한다. 껍데기를 칼로 벗겨 안쪽 과육을 1~2cm 두께로 슬라이스한 후 이것을 사각형 깍두기 모양으로 분할한다.

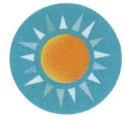
자연에서 건조시킬 경우 햇볕에 건조시키되 날벌레들이 꼬이지 않도록 망사로 덮어준다. 또는 식품건조기에 넣고 60~70도 온도에서 24시간 이상 건조시키는데 수량이 많을수록 건조 시간은 배로 늘어난다.

식품건조기로 건조시킨 경우 수분이 잔존하고 있을 수 있으므로 이번에는 햇볕에 다시 한 번 건조시킨다. 그 후 글라인더로 미세하게 분쇄한 후 밀폐 용기에 담고 냉동실에 보관한다.

필요할 때마다 티스푼으로 1~3스푼씩 뜨거운 물에 타 마신다. 필요에 따라 설탕이나 꿀을 가미한다. 60% 건조시킨 말랑말랑한 파인애플은 비교적 물에 잘 녹기 때문에 분말을 만들지 않고 바로 우려먹거나 간식으로 먹을 수 있다.

파인애플의 특징과 영양 성분 백서

01. 파인애플은 열대남미를 원산으로 한 여러해살이풀이다.

02. 남미 원주민들은 오래 전부터 파인애플을 재배해 식민지 개척 후인 17세기경에야 유럽에 전래되었다. 유럽에서 정원수로 보급된 파인애플은 한동안 온실에서만 재배할 수 있어 보급이 어려웠고 이 때문에 파인애플은 부유함의 상징으로 여겨졌다.

03. 파인애플은 심은 지 1년 반 뒤에 잎 중앙에서 꽃대가 올라온 다음 자잘한 꽃들이 개화하는데 나중에 이 꽃들마다 과실이 된 후 무리지어 뭉치면서 집합과 형태의 열매인 파인애플이 된다.

04. 파인애플은 선인장 같은 다육식물처럼 CAM 광합성을 하는 식물이다. 따라서 밤에 침실의 공기를 정화할 수 있는 매력적인 공기정화 식물이다.

05. 파인애플은 비타민 C, 설탕, 망간 함량이 상대적으로 높다. 파인애플에 함유된 브로멜라인 효소는 고기를 부드럽게 절일 때 좋고 노화예방, 혈액순환, 소화촉진에 좋지만 알레르기 성질과 항응고약에 민감한 성질이 있어 과다 섭취를 피해야 한다.

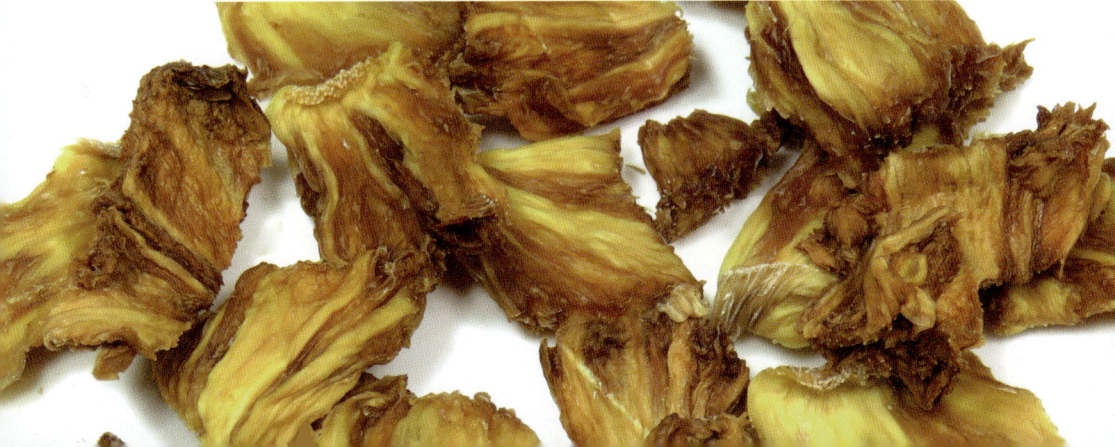

파인애플 건과일. 60% 건조시킨 것은 아주 맛난 간식거리이다.

노화예방에 좋은
체리차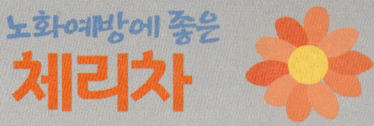

벚나무과 *Prunus avium* 꽃 : 3~4월 높이 : 15~32m

> 말린 체리를 분말로 분쇄한 후 뜨거운 물에 우려마시는 분말차이다. 해외에서는 체리를 설탕으로 재워 청을 만든 뒤 아이스 티 형태로 많이 마신다. 설탕을 가미하지 않아도 되는 점이 체리 분말의 장점이다.

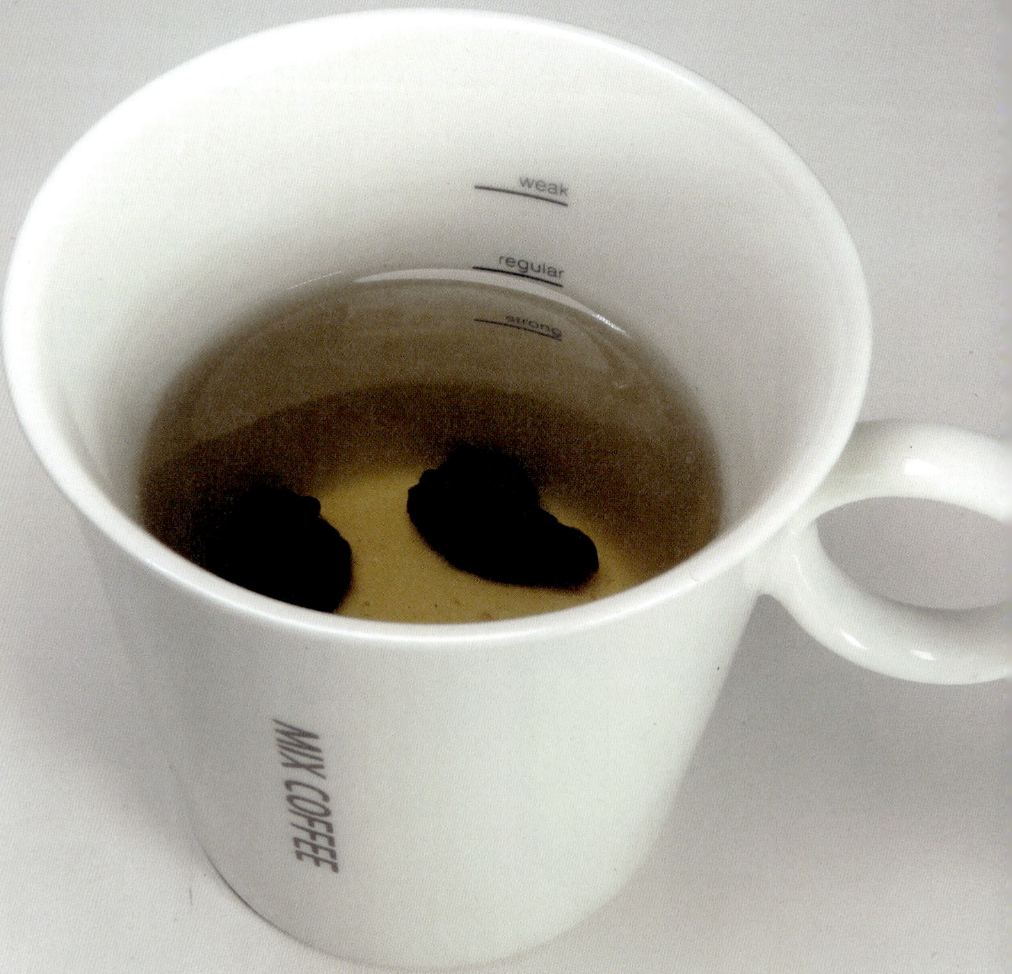

체리차(열매차) 만들기

체리 열매는 건조시킨 후 뜨거운 물에 우릴 때 잘 우려지지 않는다. 그러므로 주전자에 넣고 끓여 먹거나 또는 건조시킨 체리를 분말로 다시 분쇄하는 작업이 필요하다.

체리차의 맛
연하게 체리 향이 나고 단맛이 적으므로 꿀이나 설탕 또는 감초를 가미해 마신다.

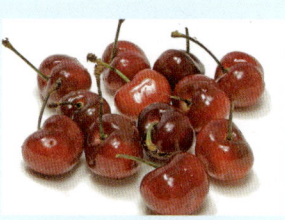

봄~여름이 해외에서 수입한 체리의 제철이다. 체리를 깨끗이 세척한 후 칼로 2~3조각으로 절단하면서 씨앗은 제거한다.

자연에서 건조시킬 경우 햇볕에 건조시키되 날벌레들이 꼬이지 않도록 망사로 덮어준다. 또는 식품건조기에 넣고 60~70도 온도에서 24시간 이상 건조시키는데 수량이 많을수록 건조 시간은 배로 늘어난다.

식품건조기로 건조시킨 경우 햇볕에 완전 건조시킨 후 글라인더로 분쇄해 분말을 만든다. 당분 함량이 높은 과일 분말은 상온에서 보관시 곰팡이가 생기므로 밀폐 용기에 담은 뒤 냉동실에 보관한다.

체리 분말을 필요할 때마다 2~3티스푼을 넣고 뜨거운 물을 부어서 마신다. 기호에 따라 설탕, 꿀, 감초를 가미할 수도 있다. 과일의 경우 보통 60% 건조시키면 말랑말랑하고 쫀득한 상태가 되는데 이것을 주전자에 넣고 푹 달인 차를 마셔도 맛있다.

양벚나무의 특징과 영양 성분 백서

01. 우리들이 체리라고 부르는 열매는 양벚나무나 신양벚나무의 열매인 버찌를 말한다. 양벚나무와 신양벚나무는 국내 벚나무에 비해 열매 크기가 크고 먹음직스럽게 보이는 것이 특징이다. 이들 나무의 열매는 국내 벚나무의 버찌와 구분하기 위해 체리라고 부른다.
02. 양벚나무의 원산지는 유럽~지중해~중동~북아프리가 일원이고 이를 스위트 체리라고 부른다.
03. 신양벚나무의 원산지는 유럽과 남서아시아 일원이고 열매의 맛은 단맛이 많은 양벚나무와 달리 신맛이 많다.
04. 미국의 토종 벚나무는 세로티나 벚나무(Prunus avium)인데 열매 색상이 검은색으로 익는 것이 특징이다.
05. 벚나무는 이른 봄에 꽃이 먼저 돋아나는 품종과 잎이 먼저 돋아나는 품종이 있다. 양벚나무는 꽃과 잎이 동시에 출현한다.
06. 익지 않은 체리는 약간의 독성이 있으므로 식용은 완전히 익은 체리에 한정한다.
07. 양벚나무와 열매는 약용 효능이 있다. 대표 효능으로는 이뇨, 항균, 노화예방, 시력개선, 면역력 개선 기능이다.

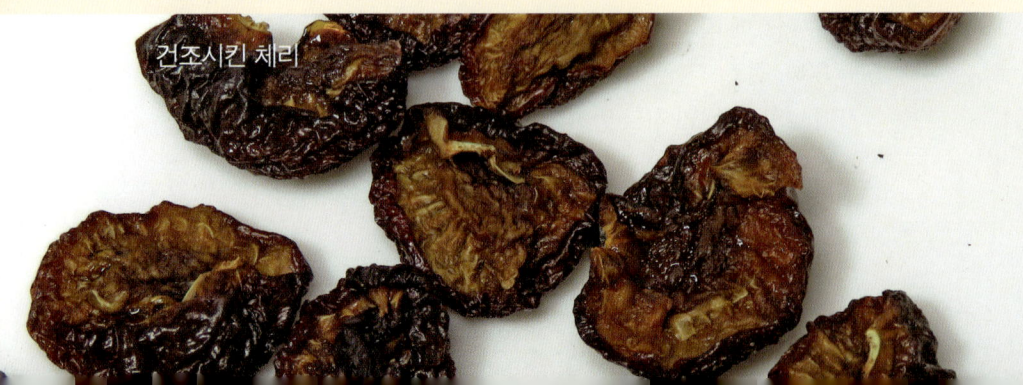

건조시킨 체리

노화예방, 강장에 좋은
애플망고차

옻나무과　*Mangifera indica*　꽃 : 2~3월　높이 : 30m

말린 망고를 분말로 분쇄한 후 뜨거운 물에 우려마시는 분말차이다. 싱싱한 망고를 믹서로 갈아서 설탕으로 재워 청을 만든 뒤 아이스 티 형태로도 마신다. 망고와 녹차의 혼합차는 꽤 흔한 방법이다.

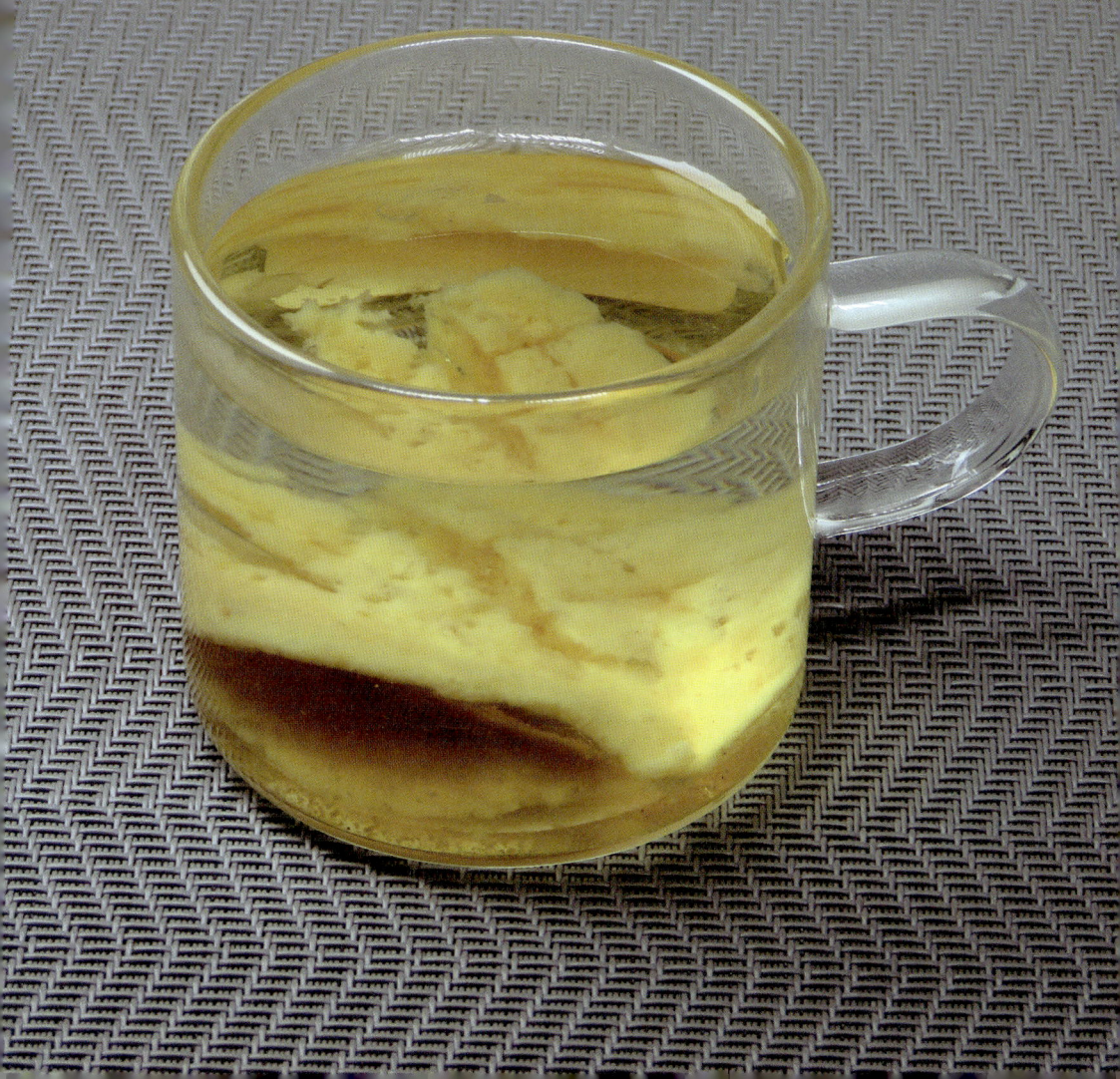

애플망고차(열매차) 만들기

애플망고차는 애플망고의 열매를 건조시킨 후 분말을 내어 마시는 차를 말한다. 설탕 함량이 높으므로 상온 보관시 곰팡이가 잘 생기므로 냉동실에 보관하는 차이다.

애플망고차의 맛
미세한 망고 향과 함께 은은한 단맛이 나는 순한 맛의 음료이다. 다른 음료의 설탕 대용으로 넣거나 녹차와 혼합차로 마시는 것은 좋은 생각이 된다.

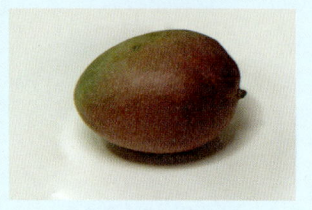

수입산 애플망고를 구입한다. 깨끗이 세척하여 물기를 털어낸 후 빠르게 건조되도록 0.5cm 이하의 얇은 조각으로 나눈다.

자연에서 건조시킬 경우 햇볕에 건조시키되 날벌레들이 꼬이지 않도록 망사로 덮어준다. 또는 식품건조기에 넣고 60~70도 온도에서 24시간 이상 건조시키는데 수량이 많을수록 건조 시간은 배로 늘어난다.

식품건조기로 건조시킨 경우 수분이 잔존하고 있을 수 있으므로 햇볕에 다시 한 번 건조시킨다. 그 후 글라인더로 분쇄한 후 밀폐 용기에 담고 냉동실에 보관한다. 상온 보관은 곰팡이가 생기므로 주의한다.

필요할 때마다 티스푼으로 1~3스푼씩 뜨거운 물에 타 마시거나 다른 음료에 설탕 대용으로 넣어 마신다. 약간 단맛이 난다. 60% 건조시킨 말랑말랑한 망고는 비교적 물에 잘 녹기 때문에 분말을 만들지 않고 바로 우려먹을 수 있다.

애플망고의 특징과 영양 성분 백서

01. 애플망고는 망고의 개량종인 어윈(Irwin) 품종을 말한다. 껍질의 색상이 노란색인 망고와 달리 애플망고는 껍질의 색상이 붉은색에 초록색이 섞여 있다. 과육의 색은 둘다 노란색이고 거의 똑같다.
02. 망고와 애플망고 둘 다 건과일차를 만들 수 있는데 애플망고차가 더 맛있다. 망고를 건과일차로 만들려면 애플망고 건과일차를 만드는 방법을 참고한다.
03. 망고 열매에서 씨앗은 15%를 차지하고 나머지는 과육과 껍질이 차지한다.
04. 망고는 옻나무과 식물이므로 알레르기를 일으킬 수 있다. 열매의 경우 껍질에 알레르기 성분인 우루시올이 있으므로 열매 껍질을 함께 식용하지 않도록 한다.
05. 망고는 비타민 B와 C의 함량이 높은 과일이다. 노화예방, 소화촉진, 강장에 효능이 있고 항암, 항당뇨에 유용한 성분이 함유되어 있다. 남미 원주민들은 잎을 달여서 낙태약으로 사용하였다.

애플망고나 망고를 건조하기 전 모습(두 과일의 과육은 거의 똑같다.)

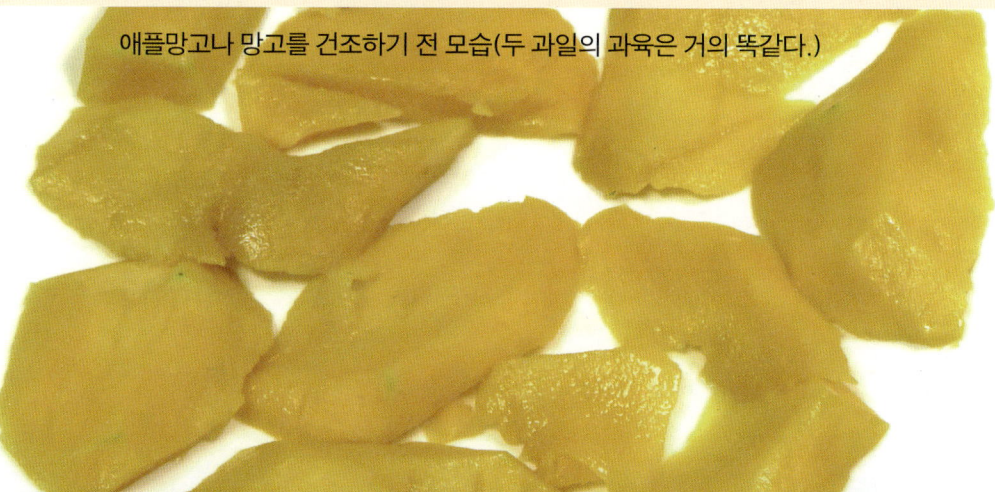

당뇨, 혈액순환에 좋은
여주차

박과 *Momordica charantia* 꽃 : 6~7월 길이 : 5m

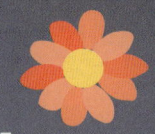

    열대 아프리카 원산의 여주는 선사시대에 동남아시아로 전파되었고 지금은 동남아시아 일원에서 식용으로 흔히 재배한다.
    열매에는 사마귀 모양의 돌기가 있고 단면을 자르면 속은 비어있고 과육은 얇고 속에는 씨앗이 들어있다. 열매는 녹색에서 노랗게 성숙하고 부드러운 과육은 때론 쓴맛이 강하지만 식용할 수 있다. 식용 시기는 쓴맛이 덜할 때인 어린 열매인데 보통 색이 녹색에서 붉은색으로 변하는 시기이고 이때는 날것을 샐러드로 섭취할 수 있다.

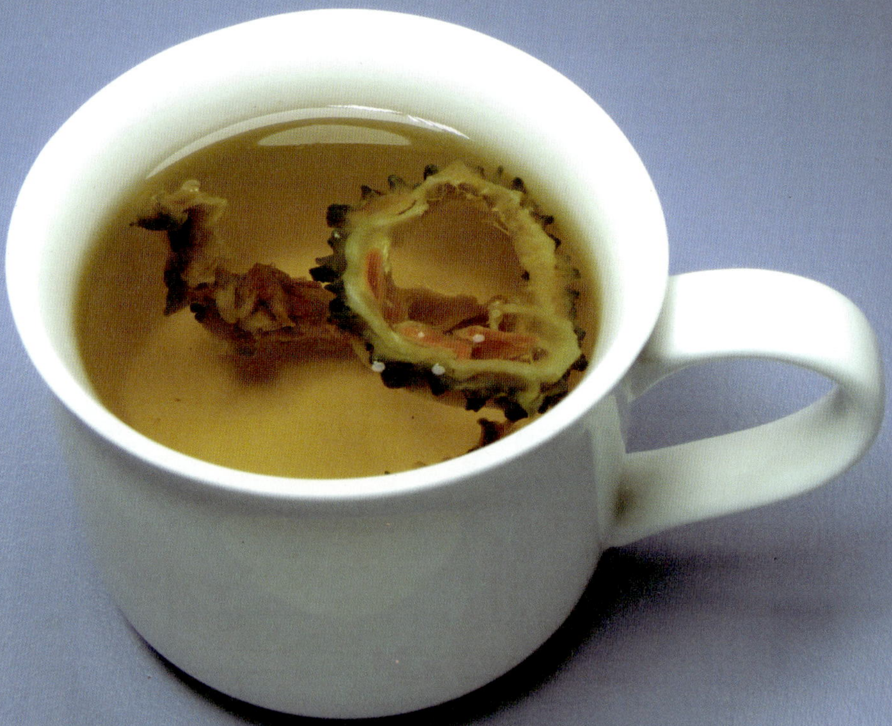

여주차 만들기

여주의 어린 열매나 건조시킨 것을 차로 우려마시는데 열매뿐 아니라 꽃, 잎, 줄기, 뿌리도 차로 우려마실 수 있다.

여주차 맛
연한 숭늉과 비슷한 맛의 차이다. 해독, 명목, 청열, 위병, 열병에 효능이 있고 심한 치통에도 좋다. 많이 끓인 뒤 냉장고에 보관하면서 보리차 대용으로 마신다.

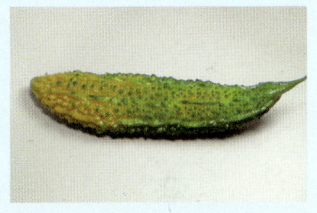

9월 전후 여주 수확기가 되면 시장에 출하되어 가을, 겨울까지 구입할 수 있다. 또는 건조시킨 여주를 구입해 준비한다. 준비한 여주를 두께 0.5cm의 링 모양으로 슬라이스한다.

자연에서 건조시킬 경우 그늘에서 건조시키되 날벌레들이 꼬이지 않도록 망사로 덮어준다. 또는 식품건조기에 넣고 50~60도 온도에서 12시간 이상 건조시키는데 수량이 많을수록 건조 시간은 배로 늘어난다.

식품건조기로 건조시킨 경우 수분이 잔존하고 있을 수 있으므로 이번에는 햇볕에서 다시 한 번 건조시킨다. 그 다음 글라인더로 듬성하게 분쇄하여 적당한 분량으로 소분한 후 냉동실에 보관한다.

필요할 때마다 티스푼으로 2~3스푼씩 뜨거운 물에 타 마시거나 다른 음료에 설탕 대용으로 넣어 마신다. 약간의 단맛이 난다.

여주의 특징과 영양 성분 백서

01. 여주는 박과의 덩굴성 한해살이풀로 덩굴 길이는 1~5m 로 자라고 담장을 기어오른다.
02. 여주는 '수세미'라고도 불리는 '수세미오이'와 비슷하지만 여주는 열매에 돌기가 있고, 수세미는 돌기가 없는 점이 다르다.
03. 여주는 열매를 포함해 줄기, 뿌리, 잎, 꽃, 종자를 전부 약용할 수 있다.
04. 여주의 전초는 명목, 번갈, 열사병, 이질, 충혈, 종기, 악창, 단독, 청열, 치통, 해독, 위병에 효능이 있다. 또한 여주의 씨앗 등에는 당뇨의 혈당수치를 낮출 수 있는 인슐린 성분이 함유되어 있어 당뇨에 특히 좋을 뿐 아니라 혈관에도 좋은 유효성분이 함유되어 있어 성인병 예방에도 효능이 있다.

건조시킨 여주 열매

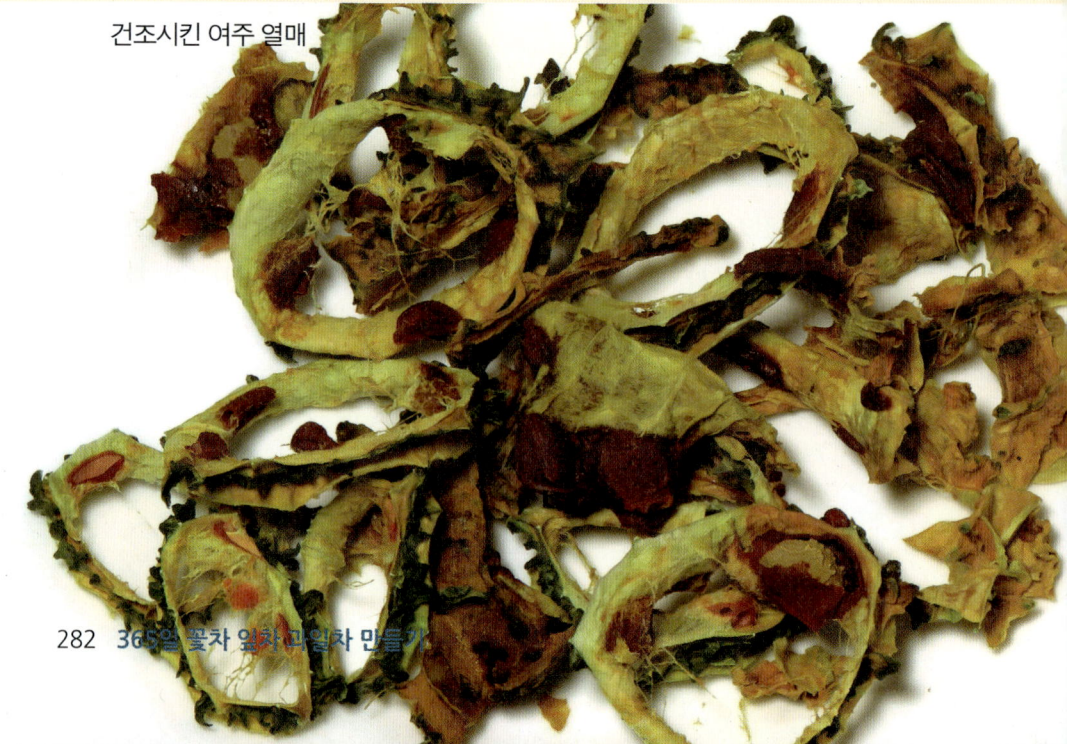

그 외에 분말차를 만들 수 있는 과일들

아보카도

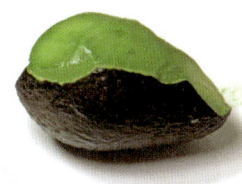

　　아보카도를 건조시킨 후 분말로 만든 차이다. 아보카도 자체가 특별하게 강한 맛이 아니므로 분말차도 강한 맛은 아니다. 분유 비슷한 느낌일 수도 있다.

키위

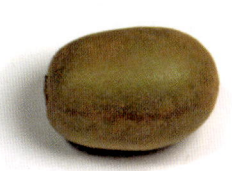

　　키위를 건조시킨 후 분말로 만든 차이다. 키위 특유의 신맛이 강하다. 이 분말은 육류의 잡냄새를 제거할 목적으로도 사용할 수 있다.

바나나

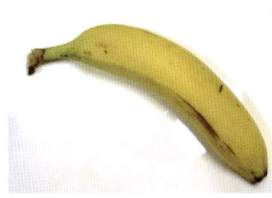

　　바나나를 건조시킨 후 분말로 만든 차이다. 바나나 맛에 탄수화물 느낌이 많은 차이다.

멜론

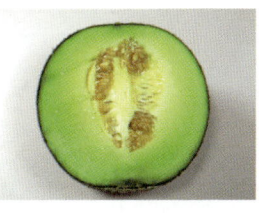

　　멜론을 건조시킨 후 분말로 만든 차이다. 맛있는 과일차 중 하나이다.

찾아보기

갈퀴나물 꽃차 95
감국차 43
감나무 잎차 204
감로차 208
감차 208, 264
갓 꽃차 76
건조 방법의 선택 25
고광나무 꽃차 157
과꽃차(과꽃 꽃차) 55
국화차 43
귤 껍질차 220
귤차 223
꽃잔디 꽃차 137
꿀풀 꽃차 107
노랑제비꽃 꽃차 128
달리아 꽃차 49
달맞이꽃 꽃차 37
당개지치 꽃차 104
대파꽃차 64
데이지 꽃차 58
딜차(딜잎차) 189
떡갈나무 꽃차 172
뜰보리수나무 꽃차 169
라벤더 허브티(꽃차, 잎차) 67
라임차(라임 잎차) 228
레몬 과일차 225
레몬그라스 허브티 180
레몬차(레몬 잎차) 225
레몬밤 195
로젤 꽃차 34
루드베키아 꽃차 52
멍덕딸기 꽃차 146
매실차(건매실차) 249
맥문동 꽃차 98
모감주나무 꽃차 175
모과차(모과 건차) 234

목련차(목련 꽃차) 151
무궁화 꽃차 166
물레나물 꽃차 131
바질(잎차, 꽃차) 201
방아잎나물 꽃차 113
배초향 꽃차 113
백선차(백선 꽃차) 116
뱀무 꽃차 122
벌개미취 꽃차 88
벌깨덩굴 꽃차 110
보리수나무 꽃차 169
복분자 열매차 237
복숭아차 252
부추꽃차 64
블루베리 꽃차 160
블루베리차 266
사과차(사과 건과일차) 240
사루비아 꽃차 70
산딸기 열매차 237
산딸기 꽃차 146
살구차(살구 열매차) 246
상수리나무 꽃차 172
샐비어 꽃차 70
석류차(석류 건과차) 255
셀러리 허브티 183
수박차 258
수세미차(수세미오이차) 280
씀바귀 꽃차 91
아까시 꽃차 163
아카시아나무 꽃차 163
애플망고차 277
양지꽃 꽃차 119
양파꽃차 64
양파차 215
엉겅퀴 꽃차 85
여주차 280

열무 잎차 209
오레가노차(잎차, 꽃차) 186
오렌지차 223
원추리 꽃차 134
원추천인국 꽃차 52
유채 꽃차 76
이태리파슬리 198
잇꽃 꽃차 46
잎차와 허브티는 무엇일까? 19
자두차(자두 열매차) 243
자몽차(자몽 과일차) 231
장딸기 꽃차 146
장미 꽃차 140
저장 용기의 선택 29
전호 꽃차 101
제비꽃 꽃차 125
조뱅이 꽃차 82
지면패랭이 꽃차 137
지칭개 꽃차 79
진피차 220
차이브 허브티 64
체리차 274
캐모마일 허브티 40
큰뱀무 꽃차 122
파 뿌리차 212
파인애플차 271
파파야차 268
페퍼민트차 192
포도차 261
하고초 꽃차 107
함박꽃나무 꽃차 154
해당화 꽃차 143
해바라기차(해바라기 꽃차) 61
홍화 꽃차 46
황도차 252
히비스커스 허브티 34

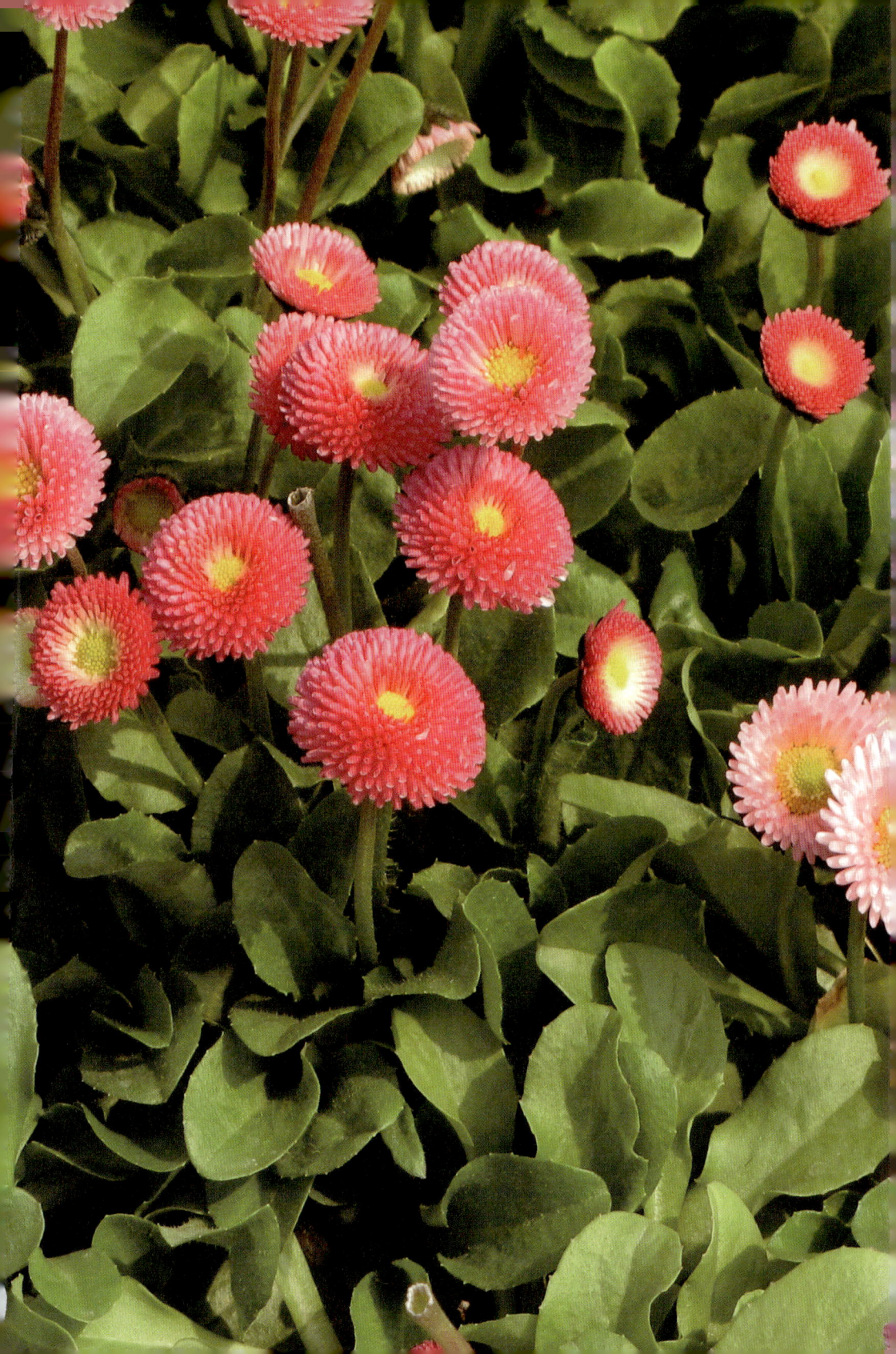

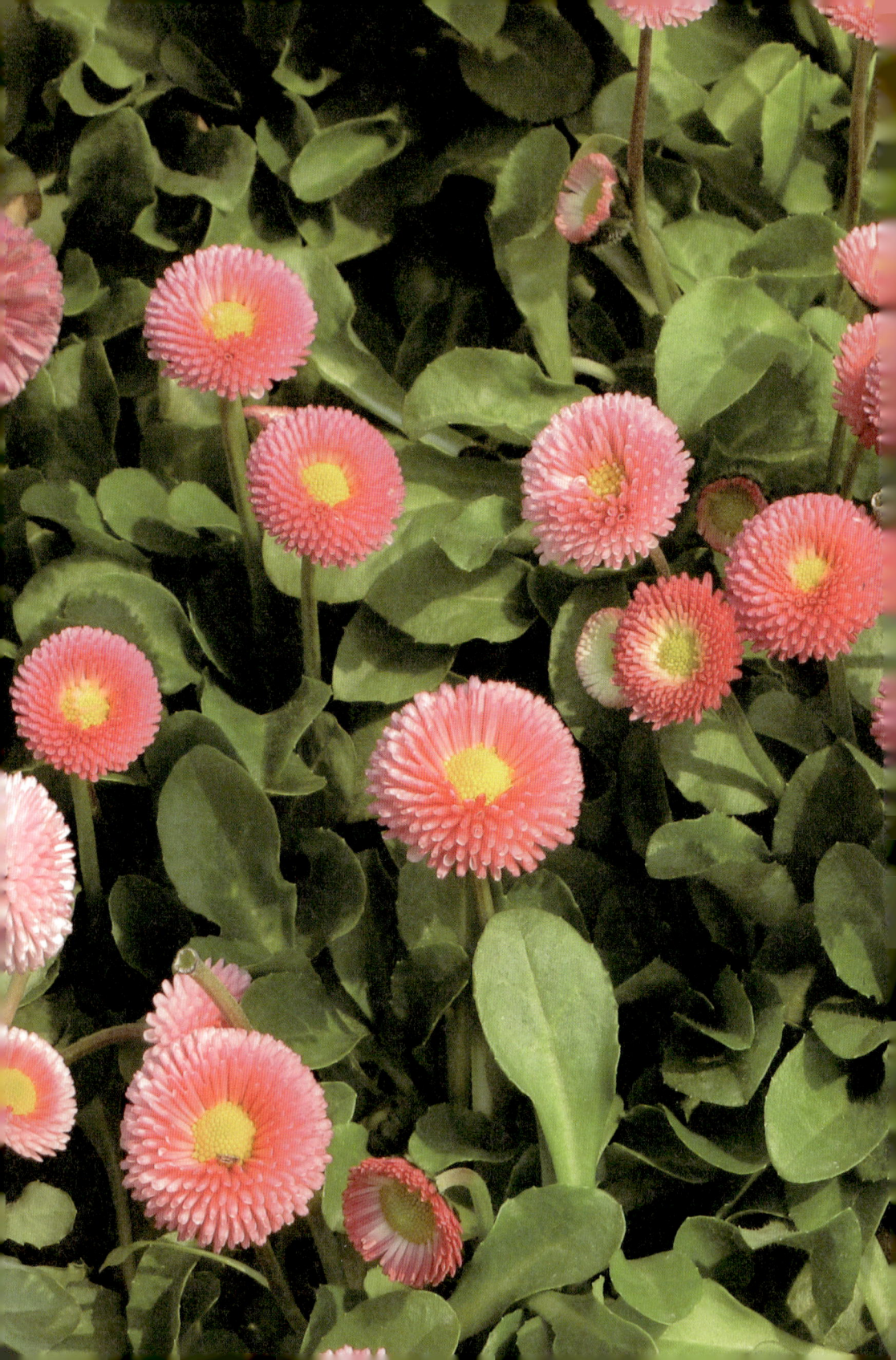